発刊にあたって

この書は、平成13年に古代中国における鍼灸・手技療法に関して、『鍼灸手技療法史研究　古代中国における鍼灸・手技療法の発祥と発展』としてまとめたものを受けて、我が国における鍼灸・手技の発展状況を、現行の基をなしていると思われる1500年代から1700年代に焦点をあてて検討したものであります。

吉田松陰の言葉に「古を執りて今を論じ難ければ皆空論なり。」(『講孟劄記』)とありますように、現今の我が国の鍼灸・手技療法を論じ将来に備えるには、歴史を訪ねて論じられなければ、地に足が付いていない、いわゆる空論となり無味乾燥な議論となってしまいます。

この立場から、長い歴史の流れにあって、現行の基盤を成したと思われる近世に的をあてたものであります。

しかし、限られた分野を断片的に捉え、しかも資料不足のために推察の域を脱し得ないことも多岐にわたっております。一つの仮説として捉えていただき、後人の研究の端緒となれば幸いです。

本書をまとめるにあたって、佛教大学大学院文学研究科日本史学専攻の中井真孝教授、渡辺忠司教授ならびに原田敬一教授の各先生には細部にわたってご助言をいただきました。

また、本居宣長記念館の吉田悦之主任研究員、津山洋学資料館の小島徹学芸員など多くの方から多数の資料を提供していただきました。さらに伊藤メディカルの社長伊藤勝則氏には鍼製作の専門家の立場より本居宣長記念館に所蔵されている金製の鍼について調査に協力していただき、調査結果を報告書としてまとめていただいております。

末筆ながら、本書をまとめるにあたりご助言ご指導いただいた関係の方々に感謝申し上げるとともに、終始目となり手となってアシストしていただいた石塚和美さんをはじめ、筑波技術大学点訳・朗読後援会、つくば並木点訳の会など、ご支援ご協力をいただいた皆様に重ねて深く感謝申し上げます。

平成19年12月12日　著者　和久田哲司

目　次

緒言　研究の主題と方法

1　研究の指針

我が国は古くから大陸文化の影響を受けつつ日本固有の文化を形成してきた。医療の面においても400年代前後から朝鮮半島の医術が伝来し、600年代初頭から中国大陸と直接交通して中国医学を取り入れてきた。以来1500年代頃まで各時代の中国医学を模倣しつつ徐々に日本的な展開を見せていた。

日本の医学が独自の方向に向かう転機となったのは1500年代以降のことである。室町時代の1400年代末に中国の金元時代に栄えた李朱医学が田代三喜らによって再受容され、その後、曲直瀬道三らによって日本に広く普及するに至った。これらは1700年代に「古方派」が台頭してからは「後世派」と呼ばれた。「古方派」は、「後世派」の陰陽論や五行説は観念的であると批判し、後漢の張仲景の著した『傷寒雑病論』を基本とする実証的な流派である。以後、1700年代後半には病体に対して庇護的に治療する「後世派」と「攻撃的に治療する「古方派」とを折衷する「折衷派」も登場した。さらに、オランダ医学の実証主義と、いわゆる漢方医学とを和合させる一派も生まれるに至った。

本邦の医療は、このように中世末期に中国医学を再受容して、近世において新たな発展をみたのである。

その中で、鍼灸療法ならびに手技療法(按摩療法など)も、我が国特有な「後世派」「古方派」および「折衷派」、さらには「漢蘭折衷派」と、単なる技術のみではなく治療理念の発展をみて、現行の鍼灸・手技療法の基盤をなして成立してきたのである。

現行の鍼灸・手技療法の発展状況を見ると、近代以後とそれ以前とは質的にも量的にも大きく異なっている。特に、現在行われている中国医学(中医学)における鍼灸、手技療法との相違は多大である。

こうした現今の我が国の鍼灸療法ならびに按摩などの手技療法の大きな相違は、どこから来るのであろうか。その相違の本質と構造は日本社会の歴史過程の中に、その要因が根ざしている。この歴史的文化的背景に根ざす特性を正確に理解し、将来への方向を認識するためにはその発展過程を明らかにすることが必須であると考える。

このような問題意識に立脚して我が国における鍼灸、手技療法の特性を歴史的に考察することが研究の主たるねらいである。

本研究が目指すところは、現行の日本鍼灸・手技療法に置いているが、その出発点は、すでに近世の社会にこれを求めることができる。したがって、研究の第1の視点は我が国の近世における鍼灸・手技療法の受容状況とその発展の歴史過程にあると考えられる。そこで、研究の第1歩を当然、古代、中世の発展過程に置きつつ、近世、特にその1500年代から1700年代にかけての受容と発展の状況を解明するを意図し、そこから近・現代への展望を導くことを目指すこととした。

2　研究の対象

鍼灸・手技療法の起源は中国にその起源が求められる。我が国への受容は、先ず古代中国の医療として受容され、鍼灸・手技は、その一部として徐々に導入されたと考えられる。鍼灸・手技に関する歴史は、中国の医療の一部として捉えられ、医療、律令、文学、風俗、思想などの歴史の中で取り上げられてきた程度であった。近代以降では医療史、あるいは医学史の一事象として示されることが大勢であった。医療史として研究されたものは富士川游氏(以下、氏名の敬称を略す)『日本醫学史』(1)を初め多数見られる。東洋医学の通史的なものは石原保秀の『東洋医学通史』(2)など医史学として多岐にわたっている。それに反して、鍼灸史、手技療法史としての歴史書は皆無に近い。

近世において、中国医学の再受容期になると、その由来に触れるものも多少見られるようになる。手技療法書である太田晋斎の『按腹図解』の凡例(3)に、

「一、導引按腹(の術)和漢とも古昔ありて後世中絶せしとみゆ。漢土の書には素問異法方宜論、霊枢官能編(原文は「霊枢官態編」)、金匱要略などの書に導引按蹻の名(目)見えたり。然れども其術は如何なる事とも知るべからず。荘子に出し熊経鳥伸或いは華陀の五禽の戯の如きは後世に謂う独り按摩の類ひなるべし。...(後略)」

と、中国から本邦における導引、按腹ならびに腹診法などの状況を回顧しているのが、その一例である。

近代以降では廣瀬日出治の『鍼灸の歴史』(4)は、鍼灸に視点をおいて著述されたものであり、雑誌に掲載された山本徳子の『資料でたどる日本鍼灸史』(5)などがある程度である。

やはり、鍼灸・手技療法に関連して、医療史はもとより文学史、風俗史、思想史、法制史などの研究諸分野からの論究が見られるのみである。

鍼灸史としてまとめられた廣瀬日出治の『鍼灸の歴史』は、各年代における鍼灸の状況を見解を示しながら概説したものであるが、資料からの原典批判は見られない点もあって科学的な研究とは言いがたいものも含まれている。山本徳子の『資料でたどる日本鍼灸史』では、基本資料に基づいて概説する点において参考となる点が多い。しかし、両書とも手技療法に関する記述が含まれていないことは惜しまれる点でもある。

ところで鍼灸・手技療法の発展過程において、我が国の特徴的な問題として視覚障害者との関わりを無視することはできない。こうした視覚障害者に関する本格的な歴史研究としては、民俗学の立場からまとめられた中山太郎の『日本盲人史』(昭和九年)、同『續日本盲人史』(昭和十一年)(6)がある。両書は、盲人に関する資料を広く収集し古代から明治初年にわたる視覚障害者史をまとめたものである。その後、多少の補正の研究が見られるが、視覚障害者史としては包括的な、今日においても他に類を見ない書と言えるものである。加藤康昭は、これらの書は豊富な資料に基づく今日にいたる唯一の盲人史の書としてその価値を高く評価しつつも、中山太郎の書は「盲人文化史」を目指しながら、なお盲人の各分野での羅列に止まり、それらを統一する盲人史独自の立場が不足しているとしている。そして加藤は、歴史の発展段階において社会構造が生み出す盲人問題に基本的な視点を据えて盲人史を追求する立場を取ることを目的に『日本盲人社会史研究』(昭和四十九年)

を著した。これは近・現代の基をなすところの、近世における視覚障害者の歴史的各段階において、視覚障害者およびその家族の生活問題を中核にして全体社会との関わりを論究するものである(7)。

本研究が対象とする時期は、主として1500年代(室町時代末)から1700年代(徳川幕藩体制の中期)の範囲としている。

それは中国医学の一般医書、鍼灸ならびに手技療法に関する書籍、思想史、風俗史などの立場から、さらに発祥の源流を古代中国を初め、我が国に伝承された古代、中世にまで遡ることが肝要であろうが、最初に述べたように研究の最終目標が、近・現代における我が国特有の鍼灸・手技療法にあるために、その研究対象の視点を近世に向けているものである。なお、近世的な発展を理解する上で、古代において中国から我が国に鍼灸・手技療法がもたらされて中世に至った系譜を見るとともに、近代受容されたマッサージ療法との関わりについても触れることとなる。

このような近・現代史を思考する近世の鍼灸・手技療法の状況を把握する方法としては、単なる医療技術史としてのみに止まらず、近世における全般的な思想背景を踏まえるとともに、視覚障害者が果たした役割をも考察対象とすることとなる。したがって、視覚障害者に対する民間の習俗・意識などにも触れることとなろう。

本研究では近世を次の2つの時期に分けて比較検討する。その第1は、中国医学再受容期であると目される1500年代後半から1600年代前半のいわゆる室町末期から近世初頭における鍼灸・手技療法の受容状況であり、その第2は1600年代後半から1700年代に渡る幕藩体制が確立した元禄・享保期頃までで、思想的にも古学・国学のように日本人的な特徴が見られる日本独自の発展期と考えられる時期の鍼灸・手技療法の施行状況である。

本論文における構成は、第1章において、我が国にもたらされた中国医学の古代から中世における鍼灸・手技療法の受容状況を概観し、次いで近世に再受容された中国医学における鍼灸・手技療法を、その最も基本である鍼の素材や形状から製作技術の変遷を考察する。そして、第2章以降において、治療上必須の「経絡経穴」の応用状況、さらに実際に応用された症病についての考察を通して、近世の受容と発展状況を明らかにする。また、日本において発達した鍼手法である管鍼法の刺鍼方式など技術の発展の特性にも触れる。

こうした近世初頭における受容状況と、中期に至る発展状況を比較検討した結果から、第3章において、その発展には視覚障害者が深くかかわっていたことと、当時の日本人的な魂の芽生えといった思想的な背景が強く影響していたことを明らかにする。

その結果として、第4章では、近世の前期に鍼術の発展普及に最も貢献があったと考えられる杉山検校和一の鍼術の原典である『杉山流三部書』の中より、医学理論を示している『医学節用集』「脉之事」から脈論を取りあげる。この脈論と各種の当時の脈診書を比較して見ることによって、近世初頭から中・後期に亘る鍼術を取り巻く医学思潮を明らかにして、日本特有の鍼灸療法が発展してきた経緯を示したい。

最後に、こうした流れに乗りながら民間療法として広く普及した手技療法「按摩」「導引」

は、古代中国における起源から発展状況を見ると『素問』血氣形志篇第二十四(8)に、

「形樂志苦．病生於脉．治之以灸刺．形樂志樂．病生於肉．治之以鍼石．形苦志樂．病生於筋．治之以熨引．形苦志苦．病生於咽嗌．治之以百藥．形數驚恐．經絡不通．病生於不仁．治之以按摩醪藥．」

とあるように、『黄帝内経』などの取り扱いは灸、鍼、薬、熨引(導引)あるいは按摩、醪薬などと病邪の侵す部位によって対等に用いられていた。中国医学は元来『素問』移精變氣論篇第十三に、

「黄帝問曰．…今世治病．毒藥治其内．鍼石治其外．…」

といわれるごとく、治法を「薬物は病邪を身体の内部から攻め、鍼石などの物理療法は外から攻める」との内治と外治とに大別し、外治には鍼灸・手技療法などを一体化して捉えるのが本来の姿であり、いわば鍼灸・手技療法は三位一体として行うのが最適といえる(9)。そこで、第5章において、手技療法(「按摩、導引、マッサージ等」)についての施行状況をも考察する。

以上が本論文の研究主題の目指すところであり、その具体的な方法の要点である。

注

(1) 富士川游『日本醫学史』、裳華房、1904年

(2) 石原保秀『東洋医学通史』－－漢方・針灸・導引医学の史的考察－－：自然社、原著発行1933年、新編発行1979年

(3) 太田晋斎『按腹圖解』、文政十年(1827)初版、1977年復刻第一版、医道の日本社

(4) 廣瀬日出治『鍼灸の歴史』、さんぷりんと発行、1967年

(5) 山本徳子『資料でたどる日本鍼灸史』、「医道の日本」連載、2000年~2003年

(6) 中山太郎『日本盲人史』、成光館出版部、1934年
同『續日本盲人史』、昭和書房、1936年

(7) 加藤康昭『日本盲人社会史研究』、未来社、1974年

(8)『黄帝内経素問』血氣形志篇第二十四、「鍼灸医学典籍集成1」、p239、オリエント出版社、1985年

(9) 和久田哲司『鍼灸・手技療法史研究--古代中国における鍼灸・手技療法の発祥と発展〈特に手技療法と他の治法との関係について〉』、前田印刷、2001年

第1章　中国医学の受容と鍼灸・手技療法の発展

第1節　我が国古代における中国医学の伝来と鍼灸・手技療法

1　中国医学の伝来

我が国において今日広く行われている鍼灸・手技(按摩)療法は、大和朝廷期に中国から、早期には朝鮮半島経由で伝来したと考えられる。

中国医学の伝来に関しての最古の記述は、従来『古事記』の允恭天皇段に記されている、

「此時、新良國主、貢進御調八十一艘。爾御調之大使、名云金波鎭漢紀武、此人深知藥方。故、治差帝皇之御病。」

の記録とされている。

すなわち、允恭天皇(在位412～453)の御代(414年)に、新羅から御調の大使(医師)が訪れて天皇の病を治したという記述である。同様に『日本書紀』には、使いを新羅に遣わして良医を求め、天皇の病を治療させたとある。

鍼灸に関しての最初のものは、富士川游の『日本醫学史』によれば、『日本書紀』の允恭天皇紀の、

「即選吉日、跪上天皇之璽、雄朝津間稚子宿禰皇子謝曰、我之不天、久離篤疾、不能歩行、且我既欲除病、独非奏言、而密破身治病猶勿差」

とある箇所(1)において、允恭天皇が皇太子の時に病を癒すために密かに「破身治病」したという。この「破身」が鍼治療であろうというものである。この時期は、朝鮮から医師が来朝する前であるから、おそらくは切開のような瀉血法を述べたものであろう。

中国においても『史記』「扁鵲倉公列伝」(紀元前91年頃)に、

「扁鵲乃使弟子子陽厲鍼砥石．以取外三陽五會．有間．太子蘇」

と、扁鵲は弟子の子陽に厲鍼を砥石でとがせて三陽五會という経穴に刺したという記録がある。古代には刺入する鍼というより瀉血(切開)のような処置が初めであると考えられる。沖縄や南方地域では「入れ墨」の習慣があった(『魏志倭人伝』)から、身を破る方法は我が国にもあったものか、検討を要するところである。

次に、中国医学の伝来については『日本書紀』に欽明天皇(在位539～571)十四年(553)、百済から医博士、易博士、暦博士などを来朝させたとある。

鍼灸に関する伝承記録は、『新撰姓氏録』に見える。

「和薬使主。出自呉国主照淵孫智聡也。天国排開広庭天皇(諡欽明)御世、随使大伴佐弖比古、持内外典、薬書、明堂図等百六十四巻、仏像一躯、伎楽調度一具等入朝。男善那使主、天万豊日天皇(諡孝徳)御世、依献牛乳。賜姓和薬使主、奉度本方書一百卅巻、明堂図一、薬臼一、及伎楽一具、今在大寺也」(左京諸蕃下)

と、医博士など来朝するようになっての9年後、欽明天皇二十三年(562)には呉の人、知聡が大伴狭手彦に随って、内外の典、薬書、明堂図など164巻を携えて来朝したという。現在、この記述が中国医学の公式な伝来とされている。しかし『日本書紀』には、欽明天皇の二十三年に大伴狭手彦が高麗を打ち破って珍宝を得て帰国したことのみが示されている。

内外の典、薬の書、明堂の図など、その内容については未だ明らかではないが、いずれ

にしても中国医療が朝鮮半島経由で伝来したことを物語っている。

そのなかで、手技療法(按摩・導引)などの記録が明確に見られないのはなぜであろうか。中国では導引・按摩(自按摩)は道教の思想に影響されて不老不死を求める「養生方」として、医療から離れ、一般庶民の中に発展して行ったことが原因しているのであろうか。

内外典とは一般に、内典は仏教経典、外典は仏教以外の経典すなわち儒教・道教等の典籍を示すものとされているが、『明堂の図』は経絡経穴を表したものか、あるいは道教の思想に基づく哲学的なものをも含まれ養生方も示されていたものか、興味あるところである。

この「明堂図」の内容については、平安時代に編纂された『医心法』から見て、経絡経穴を表したものであったと考えられる。『医心法』は、鍼博士・丹波康頼が永観二年(984)に編纂した全三十巻である。そのうち巻二は、全て鍼灸に関するもので、12項目からなる。その最終項目に「明堂図」について述べられている。12項目の第一「孔穴主治法」には経穴の数が、頭部68穴、面部39穴、頤下部2穴、頸部20穴、肩部26穴、手部120穴、背部79穴、胸部43穴、腹部74穴、側胸部20穴、足部169穴の合計660穴(明堂経穴649穴、諸家方穴11穴)が示されている(日本古医学資料センター監修「鍼灸医学典籍大系23」より)。文献からの引用は「明堂図」「蝦蟇経」「素問」「小品法」など多数あげられているが、この時代に「明堂図」と記載されていることは、『新撰姓氏録』に記されていた『明堂図』は経絡経穴の書であったといえよう。

2　鍼灸術・手技療法の受容

さて、鍼術の治療法についての記載が初めて見られるのは山本徳子によれば『日本書紀』の皇極天皇(在位642～645)四年の時、高麗での話として鞍作得志は虎から鍼術を学んだというものである(2)。この7世紀になって、ようやく鍼治療の有効性が本邦でも知られるようになったことを物語る記事といえよう。

鍼灸、手技療法が本格的に日本の文献に表れるのは律令の法令中である。それは、日本初の本格的な律令である『大宝律令』(大宝元年・701年制定)を修正して制定された『養老令』(養老二年・718年制定)の醫疾令第二四である。

この中に、医博士・医師・医生などの医療に関する官職とともに、針博士・針師・針生、按摩博士・按摩師や按摩生の官職が設けられていたことが記されている。

実際にはどの程度行われていたかは不明ではあるが、古代中国において体系化された鍼灸・按摩療法の治法技術は、奈良時代までには他の治法とともに中国から海を越えて直接我が国に伝来していたものと思われる。

以来、唐代との交流が打ち切られた後は、一般の文化が日本化して行くと同様、医学の面においても独自の発展をみせることとなる。

3　平安時代の鍼灸・手技療法

前記した平安期の針博士であった丹波康頼(10世紀頃)が著わした『医心方』(984年)は現存する我が国独自の医書の初めであるが、丹波康頼自らの見解はほとんどなく、漢代以降隋唐にわたる多数の医書から引用して編纂されたものである。この編纂は当時の医書が消失した現在、その内容が示されていることから、その内容が推察できるなど大きな業績となっている。取り扱われた内容は薬療法が主体で、鍼灸については全30巻のうち巻二の「忌針灸部」のみである。しかも、鍼治法より灸治法が多く見られ、巻二七養生編として一巻を割いている。この薬を主とし、灸治、養生方に重きを置く編集の姿勢は当時の医療に対する姿を物語り、後の医療の傾向を暗示している。

平安時代では、いわゆる漢方薬方や鍼法、灸法は、『源氏物語』などの文学、日記類などには、ほとんど登場してこない。事実、『源氏物語』では、病の快癒に薬湯を用いているケースはわずか2、3ヶ所で見られるが、その他では加持祈祷が専ら用いられており、僧侶の人数を増すことによって、病の治効を高めようとする場面がしばしば見られる(3)。

さらに、按摩術なども、法令から姿を消し、『栄花物語』に見るように「腹取のおみな御皆」として表現されており、女性の専門の者が庶民の間で活躍していたようであった(4)。こうした状況についても、なお専門書より離れた世俗のものの状況の検討が必要であろう。

4　鎌倉から室町時代の鍼灸・手技療法

鎌倉期には僧侶であった梶原性全(1266～1337)が薬方と灸法を中心とした『万安方』『頓医抄』を著している。この2医書の編纂も、鎌倉当時の学識者であった僧侶による灸法中心の僧医による医療の姿を象徴的に表しているといえよう。

平安・鎌倉期の医師は、なぜ鍼法を用いず湯液主体とし、それに灸法を併用していたのであろうか。薬物を草根木皮から手に入れることや灸法の素材である艾を蓬より制作することは、鍼を鉄材から製作し酸化して錆びないよう保存する技術に比べれば比較的容易であったことが起因しているのではなかろうか。

こうした医療の僧医による薬方と灸法主体の傾向は、後の中世から近世への時代に受け継がれている。

なお、手技療法については第5章を参照されたい。

第2節　中世末期の中国医学の再受容と近世における鍼灸・手技療法の萌芽

1　田代三喜と中国李朱医学

1500年代頃まで中国との多少の交流を通して各時代の中国医学を模倣しながら、当時の我が国の国情を背景に僧医による庶民的な医療が芽生えていた。その中から、中世末期に中国医学再受容の端緒となったのが田代三喜(1465～1537)であった。

田代三喜は15歳の時、医を志し、妙心寺派に入って僧侶となった。長享元年(1487) 22歳の時、明に渡り、留学すること十有二年、李朱医学を学び、またその頃すでに日本より明に留学して医を行っていた僧医月湖について修業している。三喜は明応七年(1498)月湖の著書『全九集』や『済陰方』その他の医書を携えて帰国した。帰国後は、鎌倉において我が国で最初となる医を開業している。後に、三喜の高名を聞いた古河公方の足利成氏に招請されて下総(茨城県)の古河に移っている。これによって「古河の三喜」とも愛称されるようにもなっている。当時一泊の旅程にある足利学校にも出向いており、67歳の時、初代曲直瀬道三が三喜を訪れて医を習ったとされているが、この間の事情についてはあまり明らかではない。

富士川游『日本醫学史』に、「我が邦名医多しといへども、像祀せらるるは、古来ただ鑑真と田代三喜あるのみ」と記されているように、三喜は室町時代の末に、『局方』の学のみが行われていた時代に生まれ、明に渡り初めて李朱医学を唱えて医を実践した。実に我が国における李朱医学の開祖とされる。

矢数道明は『近世漢方医学史』の中で、『三帰廻翁医書』(『三帰十巻書』)は三喜の代表的著書の集大成されたもので、三喜によって日本化された李朱医学の全貌を知る珍書であり、書誌学的にもきわめて貴重であると述べている。さらに、三喜の医説の特徴は、すべての病因を風と湿との二邪に帰し、寒暑燥火も風湿の消長によって起こる現象であるとした。病変は血・気・痰であると解説している(5)。

しかし、田代三喜の医説と鍼灸・手技療法とのかかわりについては未だ明らかではない。

2　曲直瀬道三の東上

足利学校で出会った三喜から7年間にわたって医学を学び、これを普及させた曲直瀬道三(1507～1594)は、名は正盛(あるいは正慶)、字は一渓、翠竹院(もと雖知苦斎)と号した。永正四年(1507)九月十八日、京都上京柳原に生まれ、父は堀部氏(勝部とも)、母は目賀田の女で、幼くして両親を失う。8歳で江州守山大光寺に、13歳の時、永正十六年(1519)八月十五日に母方の関係で京都相国寺の蔵集軒に入り、喝食となる。享禄元年(1528)、22歳の時関東に下り、下野足利学校に入校して六世痒主文伯に師事した。学僧として足利学校に遊学中、田代三喜の名声をきき三喜に師事して中国金元の医学(とりわけ李朱医学)を学んだ。天文十四年(1545)、39歳で京都に帰り翌年還俗して医を専業とした。そして李朱医学の日本化をはかり、医学校の啓迪院を開いた。全国から医生を集め新しい医学教育を行い、その学風は全国に広まった。この道三の医学教育はわが国の医学教育の始まりにして画期的なものであった。

フロイスの『日本史』や『イエズス会日本年報』に道三のキリスト教入信の記事があり、77歳で洗礼を受けたとされている。天正十三年(1585)八月発のルイス・フロイスの書簡に道三の入信の経緯が記されており、道三がキリシタンになったことは一万人の信者を得たより大きな力であり、時の天下をとっていた羽柴秀吉がキリシタンとなったより影響力が大きかったと述べられている。また800名の門弟を擁していたとも書かれている。さらに、将軍足利義輝に重用され、医学面だけでなく茶道、香道の文化面を通じて多くの戦国大名と交友があり厚遇されたという。医書として『啓迪集』『鍼灸集要』や『道三切り紙』など多数ある(6)。近世医学の創始者と目される曲直瀬道三の医学と近世に萌芽した鍼灸・手技療法との関わりについては、『鍼灸集要』や『鍼灸指南集』および脈診書『診脉口伝集』を通して検討すべき課題である。

3　手技療法の再評価

一方、医療の原点と目される手技療法(按摩・導引)は、近世になって庶民の間に広く普及していくとともに、医療としての価値も再評価されるようになっていった。

中国漢方古典である『素問』、『霊枢』には按摩法が鍼灸や醪薬とともに活用されていた。現今の按摩術の基をなしていると思われる江戸時代の『導引口訣鈔』の導引根源の訓や按摩人を選ぶの訓などでは(7)、

「已病を治せず、未病を治す」(『素問』第二)

「緩節柔筋には導引行気をせしむべし」(『霊枢』第七十三)

を引用し、また『按摩手引』の附言には(8)、

「張介賓曰。按摩は気血を巡らすを要とす。(中略)内経にもまたしか言へり」

とあり、『按腹図解』においてもその序に

「我醫道も又唐土より傳へしにこそ然れば導引按蹻の技も同じく傳来しにやあらん

(中略)醫籍の親と崇る内経といふ書に見えたり」

とある。

いずれも我が国における按摩療法は鍼灸と同様、『黄帝内経』を基本として今日に至っていることがわかる。

しかし、現在の我が国の按摩療法は、明治期に導入されたマッサージ術が科学的であるという一方的な理由によって、西洋医療的な按摩法に変容されてきている。

実は江戸時代の絵図には、ヨーロッパのマッサージ術からの影響と解されるものもすでに伺われる(9)。古代から育まれてきた我が国の按摩技術の特性を歴史的に明らかにして、その優れた技術を継承して、今日の医療に応用して行く必要があろう。

第3節　近世日本における鍼術の発展

現代中国における鍼およびその手法は、我が国現行の鍼灸・手技療法の手法と大きく相違する。その由来が、我が国中世末の中国からの再受容期、近世における発展期にあると考えられる。その要因の一つに視覚障害者がその役割を果たしてきたものと考えられ、これに付随して日本特有な鍼と製作技術が生じたものと推察される。

そこで、鍼術の生命とも言える「鍼」と刺入方式など「刺鍼技術」ならびに現存する鍼(本居宣長記念館所蔵)のものの調査結果を踏まえて、近世における使用鍼の状況を検討した。

1　国内・国外から見た鍼

近世初頭の曲直瀬道三が著した鍼灸書『鍼灸集要』(1563年)の「鉄鍼聚」(10)には、

「本草馬啣鉄無毒或作醫工針也

按本草柔鉄即熟鉄也有毒故用馬啣

以馬属午属火火尅金解鉄毒故用以作針」

とある。また、打鍼術の中興の祖とされる初代御園意斎(1557～1616)は、金銀の鍼を作り従来の鉄鍼に較べて柔軟な刺激を与えることができることを知ったという(11)。

そして、ほぼ百年後の岩田利斎『鍼灸要法指南』(1686年)巻一　第六十一「鉄鍼のこと」(12)には、

「鉄ニハ少毒アリ喜テ用ヘカラス但シ馬ノ轡ニ作ル所ノ鉄ヲ作ヘシ」

と曲直瀬道三とほぼ同意の文を引用している。これらのことは、初め鉄の鍼が用いられていたことを示している。

しかし、江戸時代中期の菅沼周圭(1706～1764)の『鍼灸則』(1766年)の「凡例」(13)には、

「一　諸病予所用之鍼乃毫鍼也而世人好華以金銀作之
予只用鉄鍼以覚其有奇効也最至刺皮肉甚亟而
不傷気血醫人謂鉄鍼有毒以不用然鉄之有毒予
未之見也
一　出血予所用之鍼乃三陵鍼也和醫皆以和鋼鉄作之
出血之後其創甚痛南蠻所来為可可選用矣」

とあり、菅沼周圭の頃には「醫人謂鉄鍼有毒以不用」と金鍼銀鍼が主流で鉄鍼は周圭が「鉄之有毒予未之見也」として積極的に用いていた様子が伺われる。また、瀉血に用いる「三陵鍼」には南蛮からの鋼鉄で作る鍼を推奨している。

こうした記述を裏付けるものとして、当時我が国を訪れていたポルトガル宣教師やオランダ商館の医師の書簡などの記録に見聞した鍼術に関する記述が見られる。1562年から1597年に没するまでの35年間、我が国に滞在したルイス・フロイスが著した『日欧文化比較』(1581年)の第3章「児童およびその風俗」の22には、

「日本では血液を採ることはない。むしろ火の塊で焼く」

と、また同じく第9章「病気・医者および薬」の2に、

「我々は瀉血療法を行う。日本人は草による火の塊を用いる。」

同その3に、

「我々の間では男子は腕に刺絡をするのが習いである。日本人は水蛭を用い…」

とある(14)。このようにいずれも灸の報告はあっても鍼治療の記録は見られない。

また、ヴォルフガング・ミヒェルの「16・17世紀のヨーロッパへ伝わった鍼術について」(15)の記述を参考にして、海外からの我が国の鍼術についての見聞を整理してみると次のようになる。

神父ロレンソ・メヒカは、1584年1月6日付けの手紙に、

「彼らは病気になると、どんな痛みに対しても腹や腕、背中などに銀製の鍼を刺す。」
(1598年発行、日本布教の書簡集)

と書いている。また、イエズス会が1603年に長崎で刊行したポルトガル語の辞典『日葡辞書』には、鍼灸関係の見出語が多数見られ、打鍼、留鍼、銀鍼、金鍼、平鍼などの用語があげられている。(土井忠生他編訳『邦訳　日葡辞書』)

オランダ人ウィレム・テン・ライネは1675～76年まで出島商館に滞在していた。その間に、日本の医学、医術について情報を収集して、1682年にロンドンで論文集を出版している。その中には経絡の図や、鍼灸に関する記述が含まれており、単純に刺す、親指と人差し指の先で回して刺す(捻鍼法)および槌で軽くたたいて刺し入れる(打鍼法)の3種の技法をあげているという。

さらにエンゲルベルト・ケンペルは出島オランダ商館医として1690年と92年に日本に滞在し、1694年、ライデン大学に「10の異国見聞」を博士論文として提出し、1712年には『廻国奇観』として発刊した。1727年には『日本誌』として上記内容を含めて集大成を刊行した。その10項目の論文のうち、第9項「日本で行われている鍼術による疝気治療法」、第10項「艾を焼灼剤とする艾灸の話」で、鍼灸術による日本での疝気治療を紹介し、特に日本で開発された刺入法式である打鍼と管鍼について記述するとともに、鍼や鍼箱なども

図式をもって詳解している。(今井正編訳『日本誌』原本1727年刊)

これらの鍼に関する日本の記録とヨーロッパに報告された内容からみれば、鍼療法についてはフロイスの1581年の記録には「灸治」があるのに「鍼治」の記述が見られない。これに比して、メヒカの1584年の書簡には銀製の鍼で多くの治療を観察していたことから、16世紀末期に4年あまりのうちに急速に鍼治が広まっていったことが推測される。
如何なる理由で鍼術が急速に普及していったのであろうか。それは手軽に銀鍼・金鍼が手に入るようになったことが大きく影響していたと考えられる。

中世末期の再受容期には鍼の材質は「馬の轡」のような鉄から作られており、細工の手間と保存に苦慮して、だれでもが簡単に銀鍼を手に入れることは出来なかったであろう。それが、1500年代末期には、細工の容易な銀・金が手に入りやすくなって、銀製・金製の鍼が製作されるようになり、容易に鍼が入手出来るようになったことが起因していると考えられる。

この間の事情は、当時の日本銀産出の動きを見れば解る。『朝鮮王朝実録』など朝鮮、スペイン、ポルトガルなどの外国の文献には、1500年代初め頃まで日本は銀の輸入国だったが、石見銀山(開鉱山　1512年)に「灰吹法」が導入された後、一転して銀の輸出国に変わっており、日本の銀産高はおよそ20万kgで、世界の銀産出量の3分の1を占めていたと言われている(石見銀山資料館編「大航海時代と日本銀」)。また、鉱山に関する記録にはジョアン・ロドリーゲス『日本協会史』に

> 「日本の国土には多くの鉱山があって、あらゆる種類の金属を産出する。主要なものは全土にある銀山であって、中国地方の石見、北の海にある佐渡島、その多くの地にある金山というのがそれである。」(16)

と示されている。

これらから見て、1500年代、1600年代初頭には我が国には十分な銀と金があって、鍼の材料には事足りていたと言えよう。

さらに注目すべきは全盲の杉山和一(1610～1694)によって開発された我が国独自の刺鍼方式である「管鍼法」は、ライネの記録には見られないのに、ケンペルの記述に見られることは、1675年以降同92年までの15年余りの短期間に全国に普及していった状況が伺われる。

また、江戸中期の菅沼周圭の頃には三稜鍼などは南蛮鉄が使われていたことがわかる。

2　絵図から見た鍼の変遷

近世に著作された鍼灸書などには鍼や刺法を絵図をもって解説しているものが多数見られる。これらの絵図から近世における鍼の形状ならびに刺入法、特に刺入方式の変遷について見てみる。

絵図1－1　張介賓：『類経図翼』「九鍼の図」明代、1624年。「九鍼」のみを描いて解説している。このうち、「毫鍼」の形状が日本の鍼の基本形となっている。

絵図1－2　岩田利斎：『鍼灸要法指南』1686年。「九鍼」の絵図を掲載する。絵図はないが、撚鍼法、打診法、管鍼法の3刺鍼方式の解説文を掲載している。

絵図1－3　岡本一抱：『鍼灸抜粋大成』1698年。九鍼の図および撚鍼法、打診法、管鍼法の絵図を初めて掲載する。九鍼の図は、ほぼ『類経図翼』と同じである。

絵図1－4　寺島良安：『和漢三才図会』「鍼毉（はりたて）」1712年。我が国最初の百科事典、絵図をもって鍼家の療治のスタイルを紹介している。口に銜えて鍼を温めて刺入（温鍼）する図である。口に銜えた鍼の柄の形が頭の丸く中太のいわゆる竜頭形をして描かれている。

絵図1－5　エンゲルベルト・ケンペル『廻国奇観』（原本）1712年。同『日本誌』1727年（今井正編訳『日本誌』）にも、ほぼ類似の絵図が掲載されている。ケンペルは1690年と1692年に我が国に訪れている。見聞はこの時のものである。鍼管と竜頭形の鍼が僅かに観察される。

絵図1－6　本郷正豊：『鍼灸重宝記綱目』1718年。ほぼ絵図2－3　岡本一抱：『鍼灸抜粋大成』と同じ絵図を掲載する。（九鍼と3刺鍼方式）。

絵図1－7　藤林良伯：『按摩手引』1799年。按摩療法を日本で初めて絵図をもって解説した書。巻末に「鍼術」を絵図をもって説明し、「管鍼法」が一番刺入しやすい刺法と述べている。

絵図1－8　未詳：『合類鍼灸医便』。江戸後期の作と思われる。九鍼と3刺鍼方式を掲載。

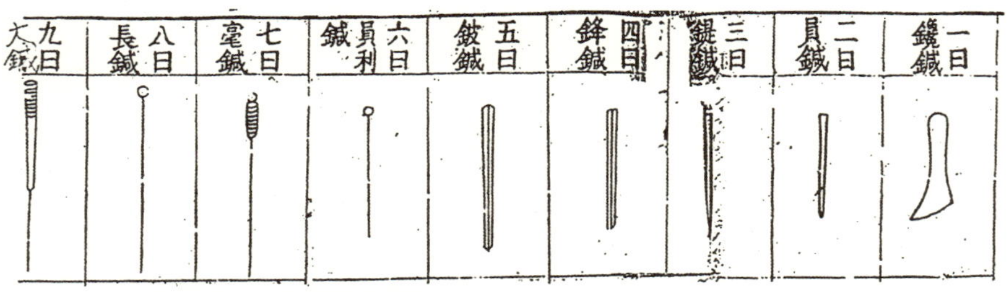

図1-1　九鍼の図（張介賓『類経図翼』（1624年））

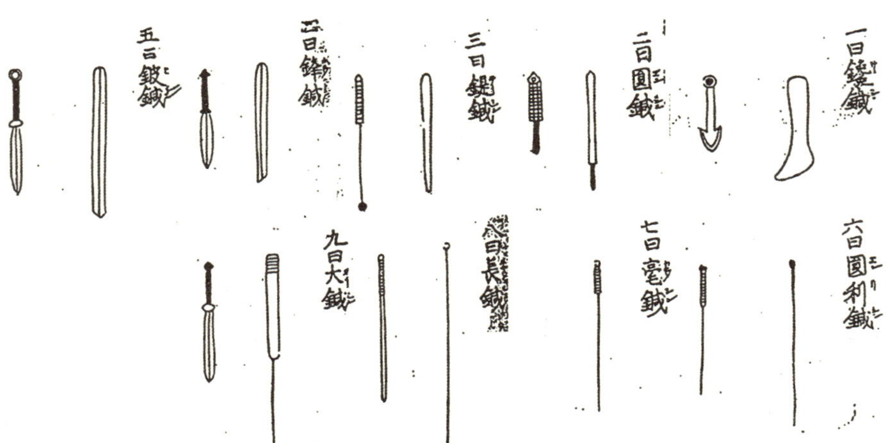

図1-2　九鍼の図、打鍼・管鍼のこと（岩田利斎『鍼灸要法指南』（1686年））

絵図1－9　坂井豊作：『鍼術秘要』1865年。九鍼や3刺鍼方式は掲載せず、管鍼法による鍼の刺入練習の刺法と肩上部や背部、足部など各局所の刺鍼法を絵図をもって説明する。今日、多用される「毫鍼」の刺法を示し実用的具体的な書となっている。

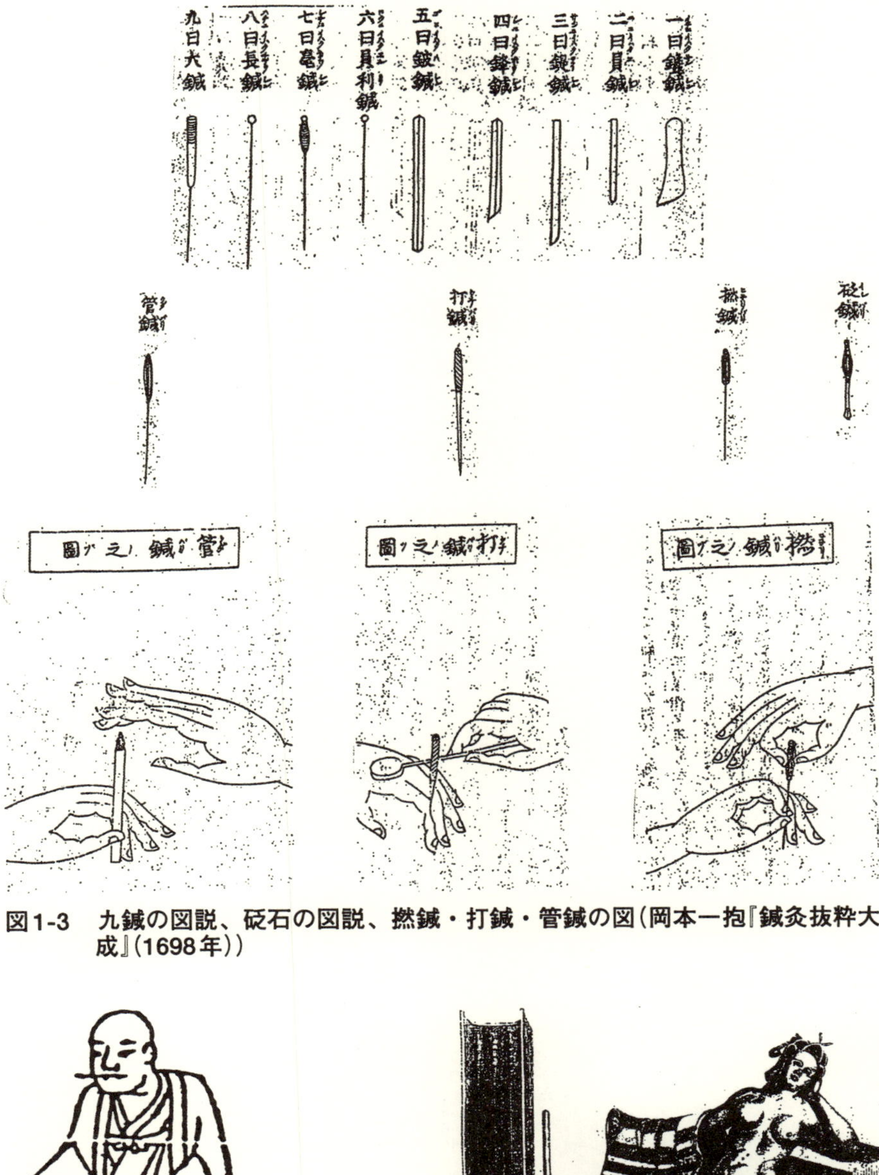

図1-3　九鍼の図説、砭石の図説、撚鍼・打鍼・管鍼の図（岡本一抱『鍼灸抜粋大成』（1698年））

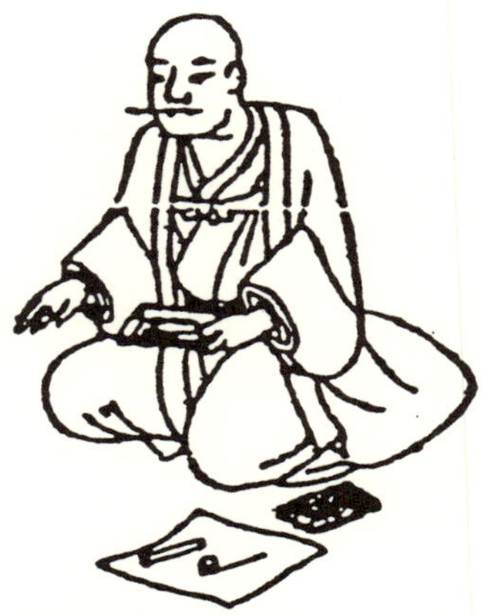

図1-4　鍼磐（寺島良安『和漢三才図会』（1712年））

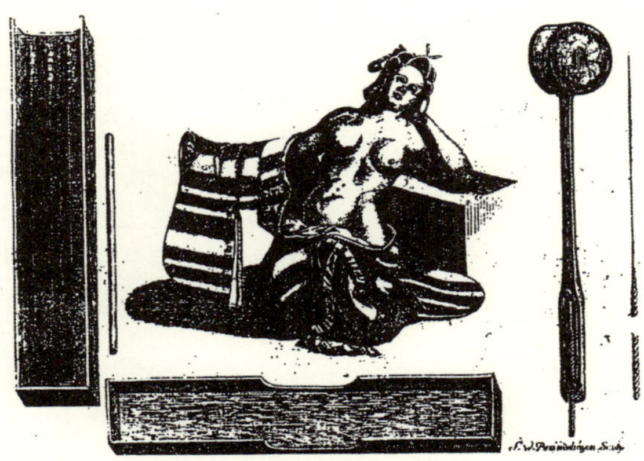

図1-5　日本の鍼の図（エンゲルベルト・ケンペル『廻国奇観』（1712年））

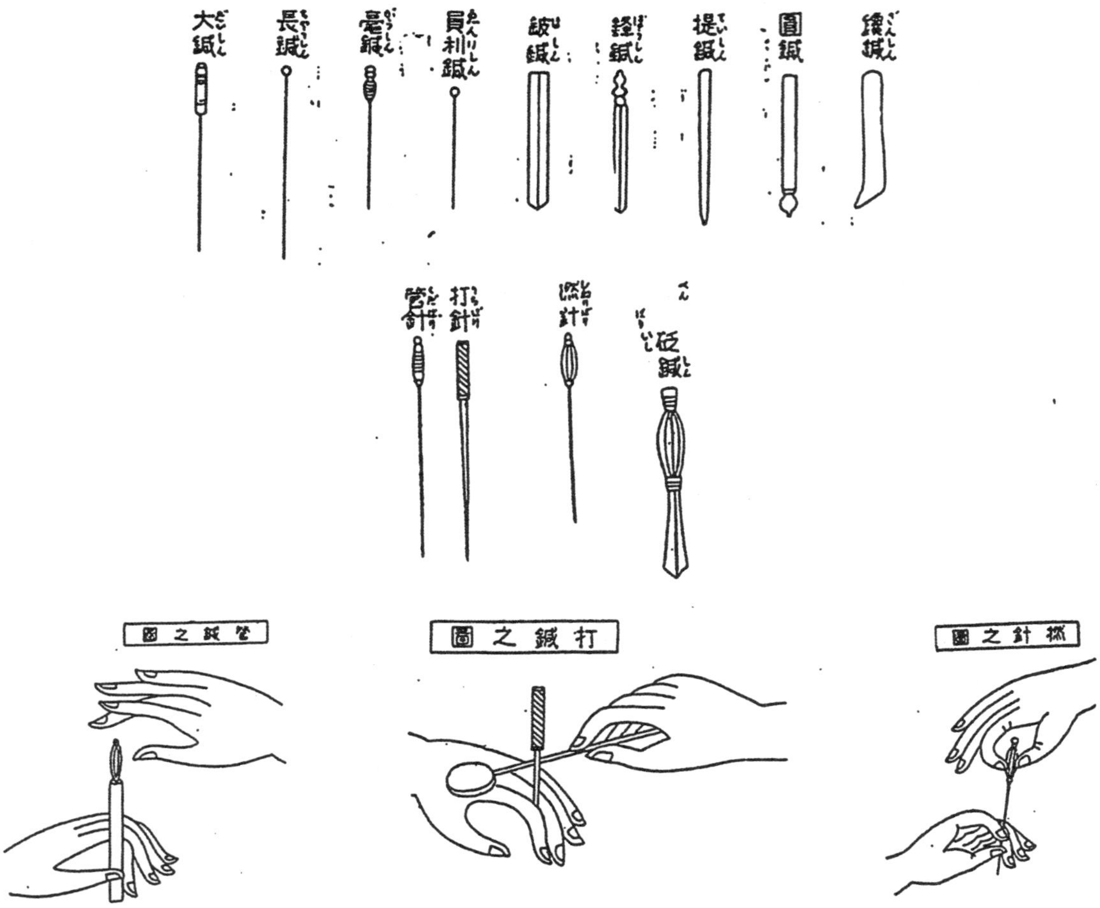

図1-6　九鍼の図、撚鍼・打鍼・管鍼の図（本郷正豊『鍼灸重宝記綱目』（1718年））

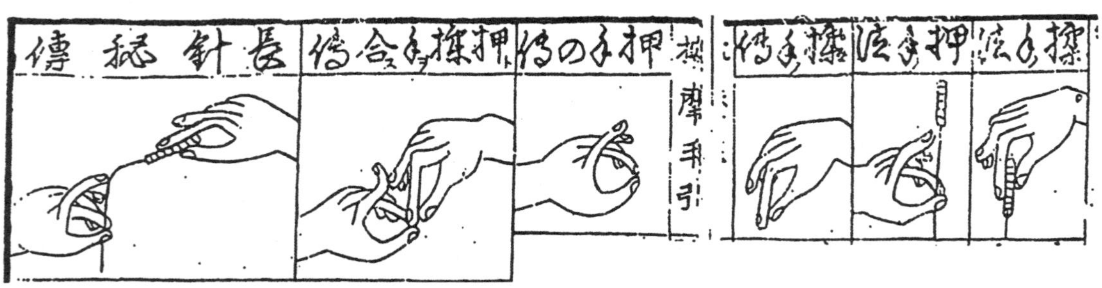

図1-7　鍼術修行の図（藤林良伯『按摩手引』（1799年））

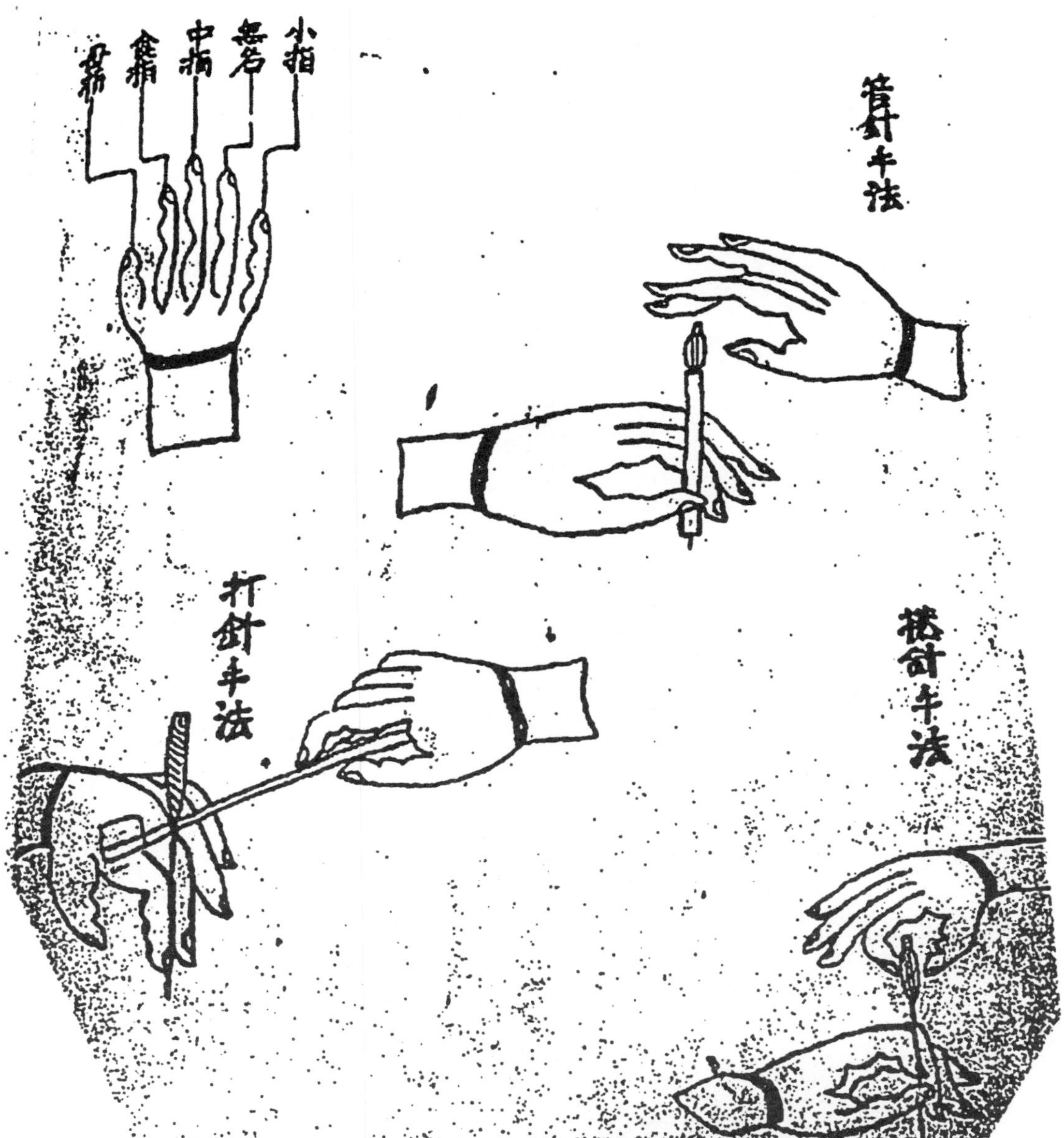

図1-8　管鍼・撚鍼・打鍼の図（未詳『合類鍼灸医便』）

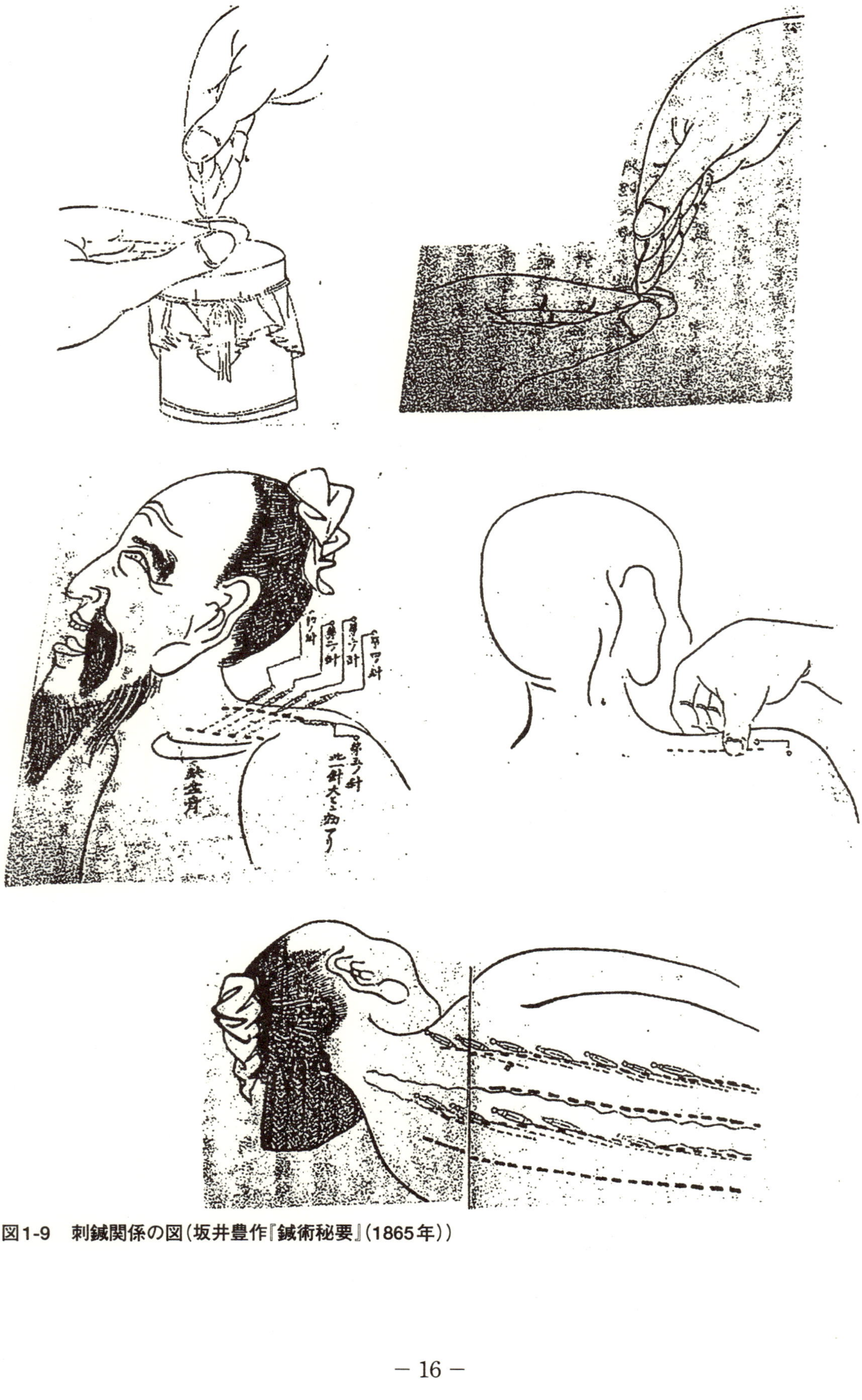

図1-9　刺鍼関係の図（坂井豊作『鍼術秘要』（1865年））

次に「管鍼法」について記述されているものを山本徳子「資料でたどる日本鍼灸史〈27〉――管鍼術をめぐって2」に、以下の9種の書をあげている(17)。
①1680年：『鍼灸抜粋』「管鍼之事」著者未詳(岡本一抱の説あり)　諸版あり。
②1681年：『鍼灸秘書』「管鍼之事」伝、柴田一角
③1686年：『鍼灸要法』「管鍼ノ事」岩田利斎
④1693年：『杉山真伝流』「管鍼之術」撰、島浦和田一
⑤1695年：『鍼灸要歌集』「管鍼之手法」安井昌玄(1693年の序文)
⑥同　上：『広益鍼灸抜粋』「管鍼之事」李僊校、巻末に岡本一抱著「鍼灸抜粋付録」
⑦1699年：『鍼灸抜粋大成』「管鍼ノ手法」岡本一抱(1698年の序文)
⑧1718年：『鍼灸重宝記』「管針の手法」本郷正豊
⑨1794年：『杉山流鍼術』「管鍼之事」伝、島浦和田一　写本

これらのうち、注目されるのは、早期の①1680年：『鍼灸抜粋』「管鍼之事」および②1681年：『鍼灸秘書』「管鍼之事」の2書である。編集年代が1680年と1681年であるから、ライネの1675年の見聞からわずか数年後となっている。

以上のことから、鍼の形状は、これらの鍼灸書の絵図から見て、当初は『類経附翼』にあるように九鍼の図に習い中国のものをそのまま写して用いていた。従って、「九鍼」のうち、痛痺を取り除く「毫鍼」の鍼柄(竜頭)の部分の形が竜の頭のように丸形に中太の細い柄を付けた形状を模倣して製作していた。1600年代に入って管鍼の刺法の開発で次第に毫鍼が頻用されるようになると、鍼柄の形は鍼管を通して刺入するために筒型のもの、細身のものへと日本特有な形状に移っていった。

東南アジアのベトナムで行われている鍼術も、中国と同様古くから行われてきた。用いられている鍼は、「管鍼法」の影響を受けていないため、中国の形状とほぼ同型のスタイルをして今日まで用いられてきたことからも日本の鍼の発達過程を知ることができよう。(写真1－1参照)

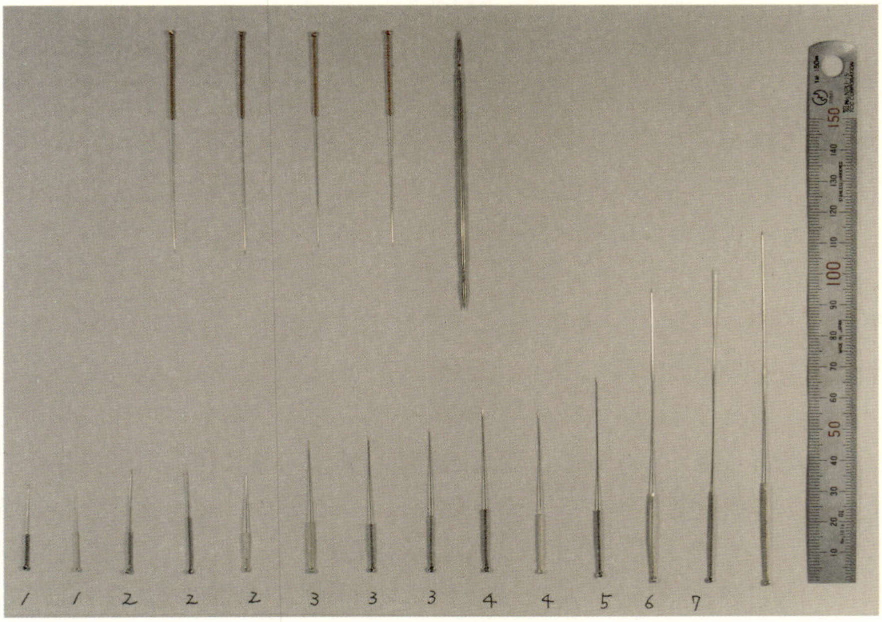

写真1-1　ベトナムの鍼

次に、視覚障害者である杉山和一が開発したとされる「管鍼法」がライネの見聞した1675年には未だ普及しておらず、①1680年：『鍼灸抜粋』、②1681年：『鍼灸秘書』にすでに掲載されていることは、和一が江戸に「杉山塾」を開いた1670年頃以降、その刺入方式の有効性が滲透していったと考えられる点である。そして1600年代末の岩田利斎：『鍼灸要法指南』(1686年)、岡本一抱『鍼灸抜粋大成』(1698年)以降の鍼灸書などには、「捻り鍼(撚鍼法)」「打ち鍼(打鍼法)」「管鍼(管鍼法)」の刺鍼の3方式が解説されていることは、1680年代以降数年のうちに晴盲を問わず鍼家の間に頻用されるに至ったことを物語っている。それが1800年代の江戸時代末期になると絵図1－9　坂井豊作：『鍼術秘要』(1865年)に見るように、日本の刺鍼方式は「管鍼法」が主流となっていて、至極当然に当時の刺法を反映した実用的な鍼術解説となっていると解されるものである。

3　近世中期の鍼「本居宣長記念館所蔵の鍼」

三重県松坂市にある本居宣長記念館に蔵されていた2種類の鍼と鍼管および鍼箱は、従来本居宣長(1730～1801)の長男春庭(1763～1828)が失明して鍼医を志した際に使用していたものが残存していたと考えられていた。

春庭は幼い時から父の指導を受けて勉学し、学問を継ぎ、国学史上に大きな功績を残している。29歳の頃眼病を患いはじめ、寛政六年、32歳の頃にはついに失明してしまった。そのため春庭は京都に出向き、井川玄定に鍼術を習い、松坂において鍼医として2年余り開業していたという(18)。その後、結婚するが家督を父の養子大平に譲り、専ら学問に専念し国学史上に貢献した。

一方、父本居宣長は23歳で上京し、医学を学んで松坂に帰り、28歳で医者を開業した。宣長は初め漢学を学ぶために、堀景山に師事し、次いで堀元厚に入門したが、堀元厚が死去したため、法橋武川幸順の門に入った。武川家は代々小児科を継承する家で、法橋、後に法眼の位にあり、幸順は後の後桃園天皇である英仁親王の御典医となった人である。こうして武川家に入門した宣長は、順次医学書を読み、医者としての修業を積んだのであった。従って、宣長は李朱医学に基づく小児科医であったとされて来たが、必ずしも小児科だけでなく、残存する『濟世録』などの宣長の記録から、内科領域の治療をも行っていたことがわかる(19)。

しかし、平成十四年十月十四日に筆者が春庭の鍼の調査に本居宣長記念館を訪れた際に、偶然のことから宣長の使用していたとされる医療箱の最下段の引き出し中より鍼床に刺された4本の鍼が新たに見つかった。

この医療箱の由来については大野晋の『本居宣長全集第19巻』解題に、示されている。それによると、この薬箱は、高さ28.1 cm、幅34.7 cm、奥行き22.2 cmのものである。これは、宣長が紀州侯に召し抱えられ五人扶持を得る者としての体裁から作成されたものとされている。宣長が召し抱えられたのは寛政四年で、寛政六年に和歌山に召されて、御針医格として十人扶持に加増されている。その寛政六年十一月の、紀州藩の医師の格づけの表が残されているが、その末尾に針科二人の名が見える。一人は七十五俵扶持の岩田道仙で、最後に、「十人扶持　本居春庵」とある。このように、医師としては軽い扱いであるが、宣長は和歌山では、医師としてではなく学問の進講が主であったという(20)。

しかし宣長が鍼医の格付けで召し抱えられたのは、単に文学の講師とするための別法であったのであろうか。なぜ鍼医としての格付けであったのか。若干の疑問が残るところである。

そこで、医療箱の4鍼と春庭使用の鍼について、鍼製作の専門家の目を通して検討を試みた。

主な検討事項は、

①医療箱内の鍼床・4本の鍼と、春庭使用の鍼、鍼管および鍼箱の測定と特徴。

②医療箱内の4本の鍼および鍼床と、春庭使用の鍼・鍼管および鍼箱との比較。

③本居宣長の医療と鍼治療法との関係

④近世の現存する鍼としての評価

などである。

調査結果を資料「本居宣長・春庭翁医療鍼、4本の鍼報告書」(資料編参照)から整理すると、

①4本の鍼は鍼体の長さが75.20 mm～44.10 mmで、いずれも長さが異なる。尖形はすりおろし形であり、鍼柄はいずれも丸頭に中太で、撚鍼用の鍼である。

②春庭使用の鍼は、2種類の鍼箱に、17本と12本と分納されていたが、両者は混ざり合ってしまっているおそれがある。合計29本で見てみると、鍼体の長さは54.0 mm～50.9 mmで、尖形は柳鍼・松葉鍼形である。鍼柄は、ほぼ筒型で、管鍼法用の鍼である。

鍼の太さ、鍼柄(軸)の形状から種類分けができるので、制作者が各群で異なることが予想される。

鍼管は1本のみであるが、長さ68.0 mm、外径3.0 mm、内径2.0 mmの銀製の丸形である。

現今の鍼管の長さは基本的には鍼(鍼体+鍼柄)の全長より3 mm短く製造されるが、関西では3 mm、関東は5 mm短くすると言われていることから、ほぼ関西系の鍼管でいわゆる1寸6分鍼用鍼管と思われる。

①②との比較から、医療箱内の4本の鍼は、長さや尖形が異なること、鍼管が見られないことから、春庭の鍼とは明らかに相違する。

③宣長の残存する資料中には鍼に関する記述が見られるが、『濟世録』『賣藥の効能書と處方覺』などの医療に関する資料には具体的な鍼治療の記載は見られない。

④医療箱の鍼および春庭の鍼は銀製と金製の2種類の鍼がともに見られる。前記の「1.国内・国外から見た鍼」において、菅沼周圭の『鍼灸則』(1766年)の「凡例」に、

「一　諸病予所用之鍼乃毫鍼也而世人好華以金銀作之」

と述べる状況が一致している。

以上のことから、新たに見つかった4本の鍼は、

①鍼床の材質および鍼の形状から春庭使用のものと同時代のものであると思われる。(正確には鍼の成分分析によって検証する必要がある。)

②視覚障害の春庭は鍼管を使用していたため、尖形は「やなぎ、まつば」型の鍼を用いて

いた。これに対して医療箱内に見つかった4本の鍼は、長鍼や尖形が異なることから、撚鍼法による晴眼者が用いたものと思われる。

③宣長の医療は李朱医学を継承すること、天皇の腫物に鍼が有効であることや経穴書を読んでいたなどの記載があることから、鍼療法に関しては理解があったと考えられる。

④宣長の医療は専ら漢方薬を用いていたこと、鍼灸療法についての具体的な記載がないこと、春庭が失明して鍼治療を試みたのは宣長65歳以降であることから推察して、宣長が鍼を頻用していたとは考えにくい。

⑤近世の鍼として紹介する河口信広氏所蔵「図録　日本医事文化史料集成」(21)には、春庭らが使用していた管鍼法用の鍼は見られないが、医療箱にあった鍼とほぼ一致する鍼が近世の鍼として示されている。鍼床の違いを除けば、あまりにも類似していることからセットとして撚鍼用鍼が多数作成されていたとも考えられる。(写真1－2)

4　我が国の使用鍼の経緯

以上の考察から、我が国で用いられていた鍼は、近世初期には「鉄鍼」について曲直瀬道三の書と岩田利斎の書に同様の記述があり、また打鍼術の中興の祖とされる御園意斎は金鍼を作らせたとある。中期の菅沼周圭は自ら鉄鍼を使うが一般的には金鍼、銀鍼が用いられていることを述べている。事実、本居宣長、春庭が使用していた鍼は、金鍼、銀鍼であった。

また、当時日本を訪れたポルトガル人やオランダ人の目には金鍼、銀鍼を用いて治療する姿が映り、それをヨーロッパ世界に報告している。

これらのことから、近世に再受容された鍼術に用いられた鍼は、早期には鉄を素材としていたが、かなり早い時期から金鍼、銀鍼が主流となっていたことがわかる。

日本で杉山和一が開発したとされる管鍼の刺法は、ライネの報告にはなくケンペルの報告に見られることは、1675年頃にはまだ十分普及しておらず、1690年代には外国人の目に映るほど広く用いられるようになったことを物語っている。

今日、残された文献の絵図と本居宣長、春庭が用いたと見られる鍼からみて、当初は中国の鍼の形状を手本に製作されていた鍼は、江戸中期にはすでに日本特有な鍼の形状が工夫されていたことが理解される。春庭も2年余り開業していたことを考え合わせれば、この時期までに金鍼、銀鍼は一

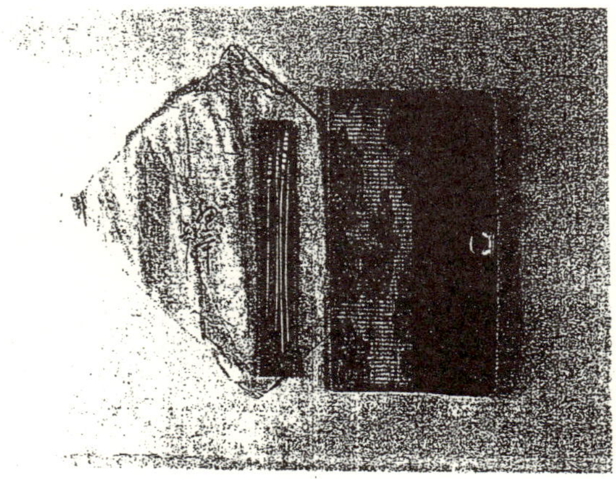

28
河口信　刺絡用具

写真1-2　河口信　刺絡用具(河口信広氏所蔵)

表1-1　本居宣長の医療箱内の4本の鍼と春庭の鍼との比較

	医療箱の鍼	春庭の鍼
材質	銀・金	銀・金
鍼柄	丸頭・中太	筒型
鍼体	75.20mm～44.10mm	54mm以下
鍼尖	すりおろし	柳鍼、松葉鍼
鍼管	なし	68mm(銀製1種)
鍼床	布製鍼床	木製鍼箱
外観	絵図に類似	筒型の独自形

般庶民の治療に用いられていたといえよう。

現在、前述の近世の鍼として紹介されている河口信広氏所蔵「図録　日本医事文化史料集成」に掲載されているものは、本居宣長記念館に所蔵されているものと非常に類似している。残念なことに、写真に示された鍼類についての所在や近世のいつごろのものであるかは編集者の逝去などによって今日その由来は不明である。

こうして製作されるようになった日本独特な鍼は、どのように作成されたのであろうか。そのルーツを調べるために、先人から受け継がれてきた今日の製造者数軒に当たってみたが、残念なことに関東大震災や第2次世界大戦の被害で、残存する史料がほとんど失われてしまっている。伝承として、その多くは「飾り職人」であったとの解答を受けている。今後、残存する鍼の成分分析などをも含めて調査し、さらなる科学技術史の見地から検討していきたい。

注

(1)坂本太郎他校注『日本書紀　上』「巻十三　充恭天皇」、p433、岩波書店、1993年
(2)山本徳子「資料でたどる日本鍼灸史〈3〉」、医道の日本第676号、2000年
(3)『源氏物語』葵上の段など
(4)『栄花物語』　巻三九「布引の瀧」
(5)大塚敬節・矢数道明編『近世漢方医学書集成』第1巻「田代三喜」、p5-39、名著出版、1979年
(6)大塚敬節・矢数道明編『近世漢方医学書集成』第2～5巻「曲直瀬道三」、名著出版、1979年
(7)宮脇仲策『導引口訣鈔』、正徳三年(1713)、復刻：盛文堂、1982年
(8)藤林良伯『按摩手引』、天保六年初版(河内屋和助蔵)、復刻：医道の日本社、1976年
(9)「和漢三才図会」　按摩導引の図(資料編参照)
(10)曲直瀬道三『鍼灸集要』鉄鍼聚、(1563年)、「鍼灸医学典籍集成7」、p51、オリエント出版社、1985年
(11)京都府医師会編『京都の医学史』「第13篇第2章　御園家の系譜、第4節歴伝」、p1148、思文閣出版、1980年
(12)岩田利斎『鍼灸要法指南』「巻一第六十一鉄鍼ノコト」、「鍼灸医学典籍集成7」、p323、オリエント出版社、1985年
(13)菅沼周圭『鍼灸則』凡例、(1766年)、「鍼灸医学典籍集成8」、p759、オリエント出版社、1985年
(14)ルイス・フロイス著、岡田章雄訳注『ヨーロッパ文化と日本文化』、岩波書店、1991年
(15)ヴォルフガング・ミヒェル「16・17世紀のヨーロッパへ伝わった鍼術について」、九州大学学報第3号、1998年
(16)浜口乃二雄訳「大航海時代叢書IX」、岩波書店、1984年
(17)山本徳子「資料でたどる日本鍼灸史〈27〉－－管鍼術をめぐって2－－」、医道の日本第718号、2003年
(18)足立巻一『やちまた』、河出書房新社、1978年
(19)『本居宣長全集』第20巻、筑摩書房、1975年：第7章(一)の本居宣長の医事には、以下のように分析されている。「病症メモ記載437名中、「二」とか「三」とかの年齢記載者が233名で55％弱にのぼる。また、年齢は記さぬが、さきにも例示した「ネツ　チチノマズ」「ガコウ」「キョウフウ」などと乳幼児の病症を記すものがかなり多く、併せると、症記載全体の60％以上にもなる

と思われる。自分の疾患を訴えることができない、という意味で、当時小児科のことを唖科と称したか、優先的に小児の症をメモする宣長さんはまさに唖科の医師である。小児科専門医でなかったというのは、地方の町医であったというにすぎない。」

(20) 大野晋『本居宣長全集第19巻』解題、筑摩書房、1973年

(21) 日本医史学会編『図録　日本医事文化史料集成』「河口信　刺絡用具」「鍼」、p49-50、三一書房、1978年

第2章　近世における鍼灸療法の発展

同じ中国伝統医学の理論を背景にしていながら、我が国において今日まで行われてきた鍼灸療法と、今日の中国で行われている中医学としての鍼灸療法とは、様々な面において相違している。特に鍼療法に関しては使用する鍼をはじめ、刺鍼点としての経絡経穴の部位や使用方法、刺鍼技術などの手法、さらには鍼治療の対象病症の相違にまでも及んでいる。

こうした日中の相違は、我が国近世での中国医学の再受容と鍼灸・手技療法の萌芽からその発展過程にあると考えられる。

そこで、本章では、鍼灸治療を行うに際して最も基礎となる経絡経穴の施行状況の変化ならびに実際に「鍼灸療法が、どのような症病に対して行われてきたか」を明らかにして鍼灸療法の、伝承と発展状況を見ようと思う。

まず、1500年代末から1600年代の鍼灸療法として、我が国伝統医学中興の祖といわれ、李朱医学を日本的に発展させた名医・曲直瀬道三が受容した鍼灸療法の動向から、近世に萌芽した道三学の鍼灸療法の状況を見る。

次に曲直瀬道三から、およそ100年後の1600年代後半に鍼灸療法を全国的に普及させた杉山和一の杉山流鍼術の鍼灸療法を中心に、発展状況を明らかにする。

そして、この1世紀余りの間での鍼灸療法の施行状況とを比較して、日本独自の鍼灸療法への糸口を考察しようと思う。

なお、使用した鍼灸書ならびに関係医書については、本章末の43ページに【経絡経穴ならびに対象症病に関する使用文献】として、文献の意義を含めてまとめて示すことにする。

第1節　鍼灸療法の施行状況の検討

鍼灸療法の基礎となる「経絡経穴」の使用状況の変化を検討するために、1500年代末の経絡経穴書ならびに1600年代後半のもの、および中国の元・明代の経絡経穴書から比較検討してみた。検討に当たっては関係書より経絡の走行、経穴の部位に着目してこれを一覧表にまとめて相互の関係を見るようにした。

また鍼灸療法における「対象症病」の応用状況の変化については、やはり1500年代末から1700年代にわたっての現在残存している鍼灸書のうちから関係箇所を一覧表にまとめて全体的な傾向を見ることとした。

本節では、まず考察のための基本資料となる「経絡経穴」に関する一覧表、ならびに「対象症病」に関する一覧表について述べることとする。

1　「経絡経穴の使用状況」の表作成について

1．使用した鍼灸書

1500年代末の文献として、道三学の曲直瀬道三著『鍼灸集要』巻頭（以下、『集要』と略す）、ならびに『鍼灸指南集』（以下、『指南集』と略す）を用いた。

1600年代後半の資料としては、杉山流鍼術の教科書とも見られる杉山和一の『選鍼三要集』巻の下「十四経穴並びに分寸」（以下、『三要集』と略す）を使用した。また、日中ともに経穴書の基本となっている滑伯仁著『十四経発揮』巻中「十四経脉気所発篇」(以下、『発揮』と略す)を参考とした。これら4文献より以下のような手順で表「経絡経穴の使用状況」を作成した(表2－1～2－4参照)。

2．表「経絡経穴の使用状況」の作成手順

①対象とした経絡経穴

経絡経穴書中、全身の正経十二経脈(単に「十二経」あるいは「経絡」という)および奇経八脈(本経の正経に対して正経を連絡する通路)の中より経穴を所属する任脈と督脈の二経を合わせた十四経絡の身体上の走行ならびに十四経絡上に所属する経穴354穴の部位を考察の対象とした。督脈27穴は体幹部の背面の一行通りであり、任脈24穴は腹面の一行通りである。他の十二経脈上の303穴は左右対象であるから606穴で、総経穴数は657穴となる。(資料編の「経絡経穴図」「経穴人形」参照)

②経絡の身体上の走行区分

身体を頭部、顔面部、頸部、胸部、腹部、背腰部、上肢部および下肢部の8領域に区分して、経脈の走行状況と主要経穴の部位の配当状況を示した。

③記載項目

表中の項目は4項目について記述するようにした。

「部位」(走行の通り)は、身体の正中線を第1行、すなわち胸腹面では任脈、背腰部では督脈に当たる。この第1行(「中行」という)から外方にある経脈の走行を外に向かって内側から順次、第2行、第3行、第4行と表示した。

表2-1　経絡経穴の使用状況――『鍼灸集要』巻頭

部位	経絡	広狭	説　　明
頭部	②膀胱経 ③胆経	二行、一寸五分	曲差は神庭の一寸五分、脳の前傍ら一寸五分、秘伝。 本神は曲差の一寸五分、髮際に入ること四分。
頸部	①任脈 ②胃経 ③大腸経 ④小腸経 ⑤胆経	 二行、一寸五分 背四行	 人迎から缺盆中行一寸五分。 肩井は項の下、三行通り、二行を去ること一寸五分。
胸部	①任脈 ②腎経 ③胃経	 二行、二寸 三行、四寸	 歩廊から兪府まで胸部六穴中行二寸。 気戸から乳根中行四寸。
腹部	①任脈 ②腎経 ③胃経 ④脾経	 二行、五分 三行、上腹三寸 三行、下腹二寸 四行、四寸五分	 商曲から幽門まで上腹部五穴中行五分。 横骨から肓兪まで下腹部中行一寸(『資生経』には一寸五分)。 不容から滑肉門まで上腹部三寸。 臍下、天枢から帰来まで下腹部二寸。 衝門から腹哀まで上・下腹部五穴中行四寸五分。
上肢部	⑥心包経		中指外端に中衝、労宮は無名指を屈し、『資生経』は 中指を屈して取るとあるが、今はなく両指間に取る。
下肢部	②胃経 ⑥肝経		三里、膝眼の下3寸。 太衝は本節の後ろ2寸あるいは1寸5分。動脈、終脉なり。
付	督脈 任脈		脊中を除いて二十六穴、脊中を加えて二十七名(中枢を含む)。 項骨の三椎と共に二十四椎の節。 大椎は大骨の上、小椎の三つ或いは隠るる或いはこれただ宜しく 肩の等しきところを大椎となすの聖説によるべし。 神闕を除いて二十四節。神闕を加えて二十五名。穴所としては、 臍を入れて二十四穴、臍を神闕として二十五名あるとする。 督脈、任脈ともに長さ四尺五寸。

表2-2　経絡経穴の使用状況ーー『鍼灸指南集』

部位	経絡	広狭	説　　明
頭部	①督脈 ②膀胱経 ③胆経 ④胃経	一行(中行) 二行、一寸五分 三行、三寸 四行、六寸	百会は前髪際から五寸、後髪際間から七寸。 (前後髪際間一尺二寸の寸) 曲差は神庭の傍ら一寸五分。 臨泣は曲差の傍ら一寸五分、髮際に入ること五分。 (これより風池まで中行の間二寸二分五厘) 頭維は額角、本神の一寸五分。神庭、その傍ら一寸五分 に曲差、その傍ら臨泣、その傍ら本神＊、 神庭から頭維間は六寸。(頭の大骨の周り二尺六寸)
顔面部	①督脈 ②大腸経 ③胃経	一行(中行)	水溝、一名は人中。 禾髎は水溝の外五分、迎香はその上一寸、鼻孔五分。 (髪から項を一尺) 承泣 (前髪より頤まで一尺)。 巨髎は鼻孔八分、 地倉は口唇四分、大迎は曲頷一寸三分。 (以上、耳門より耳前一尺三寸)
頸部	①任脈 ②胃経 ③大腸経 ④小腸経 ⑤胆経	一行(中行) 二行、一寸五分 三行、三寸 四行	＊結喉から天突四寸 人迎は結喉より一寸五分。(両乳八寸の寸) 扶突は結喉から人迎一寸五分、さらにその外方一寸五分。 天窓は扶突の前、動脈手に応ずる陥中。 風池は天柱の外一寸五分。 肩井は缺盆の上大骨前一寸五分(背部四行)。 (腕から肘一尺二寸半。寸に拘らず乳の通りに取るによし)
胸部	①任脈 ②腎経 ③胃経 ④心包経 ⑤脾経 ⑥肺経 ⑦胆経	一行(中行) 二行、二寸 三行、四寸 中行、五寸 四行、六寸 四行、六寸 五行、腋前	 歩廊から兪府まで中行二寸。(天突から岐骨九寸の寸) 気戸は兪府の外二寸。(両乳八寸の寸)　気戸から乳根の 六穴は中行四寸。(天突から岐骨九寸の寸) 天池は腋下三寸乳後一寸。(両乳八寸の寸) 食竇は中庭より六寸。以下、周栄まで中行六寸。 (両乳八寸の寸) 雲門は中行六寸。(両乳八寸の寸) 淵液は腋下三寸。大包はその下三寸。 (寸は腋から肋骨下縁まで一尺)
腹部	①任脈 ②腎経 ③胃経 ④脾経	一行(中行) 二行、上腹五分 二行、下腹一寸五分 三行、上腹三寸 三行、下腹二寸 四行、 上・下腹四寸五分	 幽門から肓兪まで中行五分。(岐骨から臍八寸) 肓兪は商曲の下二寸。 (肓兪から横骨まで六穴)横骨(臍より横骨まで六寸半、 両乳八寸の寸) 不容から滑肉門まで六穴。 天枢は臍二寸。(両乳八寸の寸)　帰来まで二寸。 腹哀，大横、衝門は中行四寸五分。
背腰部	①督脈 ②膀胱経 ③膀胱経 ④膀胱経 ⑤小腸経 ⑥小腸経	一行(中行) 二行、二寸 三行、三寸五分 脊傍骨空 二行、二寸 三行、三寸	 大杼より白環兪(二十一椎)に至り、諸穴並びに 背部第二行脊中を相去ること二寸。 (両乳八寸あるいは肩甲骨の内縁間を八寸の寸) 附分から秩辺まで中行3寸5分。(中行七寸、左右三寸半) 上髎(腰眼骨下一寸)から下髎は脊の外、第一空から 第四空の陥中。会陽は尾骨の五分。 肩中兪は肩甲の内廉、脊を去ること二寸。(両乳八寸の寸) 肩外兪は肩甲の上廉、脊を去ること三寸。
上肢部	①肺経 ②大腸経 ③三焦経 ④小腸経 ⑤心経 ⑥心包経		臑の内廉。孔最は腕骨を去る七寸(腕上1尺2寸の寸)。 天府は腋下三寸(肘横紋より腕横紋を一尺二寸の寸)。 上側。　＊温溜は腕後六寸。(一尺二寸の寸) 五里は曲池の上三寸。(肩から肘まで一尺七寸の寸) 表腕(臑外)。　＊四涜は肘の前五寸。外関は腕上二寸 (腕より肘に至り一尺二寸半) ＊支正は腕後五寸。小海は肘端五分。(肘から腕一尺二寸) 少海は大骨下五分。(肘から腕一尺二寸の寸) 天泉は曲腋下二寸。(肘より腕一尺二寸半の寸) 郄門　＊腕後五寸
下肢部	①脾経		血海は膝の上内廉二寸。(輔骨の下廉より内踝一尺三寸の寸) 三陰交は内踝の上三寸。(内踝より膝の横紋一尺三寸の寸)

表2-2　続き

	②胃経		髀関は膝上九寸。(膝の横紋の頭より髀枢まで一尺九寸の寸)
			三里は膝眼の下三寸。(膝中より外踝まで一尺六寸の寸)
			衝陽は足跗の上五寸、指先より5寸。(足の裏中指の頭より踵まで一尺二寸の寸)
	③胆経		中渎は髀骨の外廉膝上五寸。(環跳より膝中一尺九寸の寸)
			＊風市、起立して中指の先端、この経にあたるゆえここに載す。
			陽陵泉は膝下一寸。(外踝より膝の紋の端一尺六寸)
	④膀胱経		殷門は肉郄の下六寸。(髀枢、膝中一尺九寸の寸)
			委陽　＊膝膕中中央拍動、委中は五分内側。
			合陽は委中の下3寸。(膝中より外踝まで一尺六寸の寸)
			飛陽は外踝七寸上、一寸ほど寄りて取る。
	⑤腎経		復溜は内踝上二寸。(内輔骨下廉の内踝の直中まで一尺三寸の寸)
	⑥肝経		

表2-3　経絡経穴の使用状況ーー杉山流三部書『選鍼三要集』巻の下

部位	経絡	広狭	説　明
頭部	①督脈	一行(中行)	百会は前髪際より五寸、脳戸まで四寸五分、
			風府は後髪際入ること一寸。
	②膀胱経	二行、一寸五分	曲差は神庭の傍ら一寸五分。
	③胆経	三行、瞳線	臨泣は目の上直ちに髪際に入ること五分。
		同じく三寸	＊本神は曲差の一寸五分。
	④胃経	四行、四寸五分	頭維は神庭傍ら四寸五分。
顔面部	①督脈	一行(中行)	水溝は鼻の下くぼみ。
	②大腸経		禾髎は水溝の5分、迎香は鼻孔の傍ら五分。
	③胃経		巨髎は鼻孔八分、地倉は口唇傍ら四分、
			大迎は曲頷の前一寸三分、頬車耳下八分。
頸部	①任脈	一行(中行)	＊天突は結喉の下三寸。
	②胃経	二行、一寸五分	人迎は結喉の傍ら一寸五分。
	③大腸経	三行、？寸	扶突は曲頬の下一寸。
	④小腸経	四行	天窓は扶突のしりえ、動脈くぼみ。
	⑤胆経	背部四行	肩井は大骨の前一寸五分、肩上のくぼみ。
胸部	①任脈	一行(中行)	＊天突、璇璣、華蓋の間は各一寸。
	②腎経	二行、二寸	歩廊から兪府まで中行二寸。
	③胃経	三行、四寸	気戸から乳根まで中行四寸。
	④心包経	中行五寸	天池は乳後一寸、中行五寸。
	⑤脾経	四行、6寸	食竇から周栄まで中行六寸。
	⑥肺経	四行、6寸	中府は璇璣の傍ら六寸。
	⑦胆経	腋下前線	淵液は腋下三寸、脾経の大包は淵液下三寸。
腹部	①任脈	一行(中行)	鳩尾は平骨下五分、巨闕は上脘上一寸五分、
			気海は臍の下一寸五分、陰交一寸。
	②腎経	二行、上・下腹五分	幽門から横骨まで中行去ること五分、肓兪と横骨間五寸。
	③胃経	三行、上・下腹二寸	不容から帰来まで中行去ること二寸。
	④脾経	四行、	日月から衝門まで中行去ること三寸五分、
		上・下腹三寸五分	大横は中行三寸五分、衝門は大横の下五寸。
背腰部	①督脈経	一行(中行)	中枢を加えて全二十八穴。
	②膀胱経	二行、一寸五分	大杼から二十一椎下の白環兪まで中行一寸五分。
	③膀胱経	三行、三寸	附分から二十一椎下の秩辺まで中行三寸。
	④膀胱経	脊傍骨空	上髎は十七椎下、次髎、中髎、下髎、各背を挟む。
	⑤小腸経	二行、二寸	肩中兪は肩甲の内廉、脊を去ること二寸。
	⑥小腸経	三行、三寸	肩外兪は第一椎の傍ら三寸。
上肢部	①肺経		孔最は腕上七寸。
	②大腸経		＊温溜は腕後五寸。
	③三焦経		＊四涜は肘の前五寸。
	④小腸経		＊支正は腕後五寸。小海は肘の外側大骨の外廉肘端五分。
	⑤心経		少海は肘内廉大骨下五分。少府は手を握って約文の頭。
	⑥心包経		＊郄門　腕後五寸。労宮は中指と無名指を屈して頭の当たるところ。
下肢部	①脾経		三陰交は内踝上三寸、地機は膝下五寸、血海は膝上二寸。
	②胃経		髀関は膝上一尺二寸、伏兎六寸、梁丘二寸、
			三里は膝眼下三寸、上巨虚は三里の下三寸、下巨虚六寸。
	③胆経		中渎は膝上五寸。　＊風市は所属しない。
	④膀胱経		殷門は承扶下六寸。　＊委陽は殷門に帰り並ぶ。
	⑤腎経		復溜は内踝しりえ上二寸、交信は内踝上二寸、両穴は筋を隔つ。
	⑥肝経		＊急脉(陰茎の両方相去る二寸半)を所属させ、肝経十四穴とする。

表2-4　経絡経穴の使用状況ーー『十四経発揮』巻中「十四経脉気所発編」

部位	経絡	広狭	説　　明
頭部	①督脈	一行(中行)	百会は前髮際より五寸、風府は後髮際入ること一寸。
	②膀胱経	二行、一寸五分	曲差は神庭の傍ら一寸五分。
	③胆経	三行、三寸	臨泣は目上髮際に入ること五分。
			＊本神は曲差の外一寸五分、髮際入ること四分。
	④胃経	四行、四寸五分	頭維は額角髮際、本神の傍ら一寸五分、神庭の傍ら四寸五分。
顔面部	①督脈	一行(中行)	内経の督脈発するところ二十八穴法によるが、ただ二十七穴を載す。
	②大腸経		禾髎は水溝の傍ら5分、迎香は鼻孔の傍ら五分。
	③胃経		巨髎八分、地倉は口唇四分、大迎は曲頷の前一寸三分。
頸部	①任脈	一行(中行)	＊天突は結喉の下一寸。
	②胃経	二行、一寸五分	人迎は結喉の傍ら一寸五分、頸の大筋にあり。
	③大腸経	三行、三寸	扶突は人迎の後一寸五分。
	④小腸経	四行	天窓は大筋の前、扶突の後ろ、動脈の応じるところ。
	⑤胆経	背部四行	肩井は大骨の前一寸半、三指を並べて中指端に取る。
胸部	①任脈	一行(中行)	華蓋は璇璣の下二寸。『資生経』では一寸。璇璣は天突の下一寸。
	②腎経	二行、二寸	歩廊より兪府、中行二寸、兪府は璇璣の傍ら二寸。
	③胃経	三行、四寸	気戸より乳根まで中行四寸。
	④心包経	中行、五寸	天池は腋下三寸乳後一寸。
	⑤脾経	四行、六寸	食竇から周栄は中行六寸。
	⑥肺経	四行、六寸	中府、雲門は気戸の二寸。
	⑦胆経	五行、腋下前線	淵液は腋下三寸。脾経の大包は淵液の下三寸。
腹部	①任脈	一行(中行)	気海は臍下一寸五分、陰交は一寸。＊上脘は巨闕の一寸もしくは
			一寸五分、平骨下三寸。鳩尾は平骨の端、巨闕はその下一寸。
	②腎経	二行、上腹五分	幽門から肓兪まで中行去ること五分、幽門は巨闕の傍ら五分。
		二行、下腹一寸	横骨は肓兪の下五寸、四満は気海の傍ら一寸。
			※『資生経』に「中行去ることおのおの一寸半」
	③胃経	三行、上腹三寸	不容より滑肉門まで中行を去ること三寸。
		三行、下腹二寸	天枢から帰来まで中行を去ること二寸。
			※不容は幽門の傍ら一寸五分、中行三寸とある。(？)
	④脾経	四行、四寸五分	衝門から腹哀まで中行去ること四寸五分。
背腰部	①督脈	一行(中行)	中枢の配当はなし(全て二十七穴)。
	②膀胱経	二行、一寸五分	大杼から白環兪まで中行を去ること一寸五分。
	③膀胱経	三行、三寸	附分より秩辺まで中行を去ること三寸。
	④膀胱経	脊傍骨空	上髎は腰髁下一寸第一空、以下下髎まで同じ。
	⑤小腸経		＊肩中兪は大椎に会すとあるが、寸法の記載はない(？)
	⑥小腸経	三行、三寸	肩外兪は肩甲上廉、脊を去ること三寸。
上肢部	①肺経		孔最は腕上七寸。
	②大腸経		＊温溜は腕後小士は六寸、大士は五寸。
	③三焦経		臑外　＊四瀆は肘の前五寸外廉くぼみ。
	④小腸経		＊支正は腕後五寸。　＊臂骨の下廉、小海は肘の内側両骨の間、
			肘の大骨の外肘端去ること五分。
	⑤心経		少海、肘の端去ること五分。
	⑥心包経		＊郄門は腕後五寸。労宮は無名指をかがめてこれを取る。
			※『資生経』に中指をかがめて取る。今をもって見るに
			中指と無名指をかがめて二つの間にこれを取る。
下肢部	①脾経		血海は膝の上内廉二寸。(輔骨の下廉より内踝一尺三寸の寸)
			三陰交　内踝＊前廉上三寸。
	②胃経		伏兎は膝上六寸、髀関は伏兎の上。
			衝陽　足跗上五寸、骨間動脈、陷谷のしりえ三寸。
	③胆経		中瀆は膝上五寸。　＊風市は含まない。
	④膀胱経		殷門は肉郄の下六寸。＊委陽は承扶の下六寸(身をかがめて取る)。
	⑤腎経		復溜、交信は内踝の上二寸。(他は寸法無し)
	⑥肝経		蠡溝　内踝上五寸、中都は膝上七寸(脛骨内)
			内踝上八寸にて太陰のしりえに行く。　＊急脉なし

また、上肢部および下肢部においては、「手足の三陰三陽」として、内側部を陰部、外側部を陽部として概略を示すとともに、経穴の分寸は上肢部では肩関節、肘関節、手関節ならびに下肢部では股関節、膝関節、足関節などの関節からの距離を示した。

「経絡」の項は経絡の名を示し、「広狭(走行幅)」の項は第1行(中行)からの離れ幅を示した。

なお、「広狭」で示した分寸は、『霊枢』に示されている「骨度篇」によって個々人の身長を七尺五寸とする基本寸法に基づいて、身体各部を古典文献にあるように換算する取穴法を遵守した。具体的には唐代の孫思邈の著述『備急千金要方』に示されている「同身寸法」に従っていえば、「一寸」は、その人の手の母指(親指)と中指を合わせて丸い円を作り、その中指中節の末節と基節の横紋間を一寸とする。また、ほぼ母指の横幅を一寸とする取り方もおおよそ使える測り方である。ヨーロッパでは古くから洋裁職人が親指幅を使って仮縫いの寸法を取るというが、これは1吋(2.5糎)に当たるといわれている。

④備考

なお、注意を喚起する必要のあると思われる経絡には備考として「説明」の項を付した。

2 「近世日本における鍼灸療法の対象症病の推移」の表作成について

1．対象とした資料

「症病」の施行状況については1500年代末から1700年代前半のほぼ100年間にわたる以下の鍼灸・医学書の5文献を検討対象とした。

使用文献と対象症病項目は以下の通りである。

〔1500年代から1600年代〕

①曲直瀬道三『鍼灸集要』「諸証的治応穴」の治例(刊行年不明)、55病項目(以下、『集要』と略す)

②曲直瀬玄朔『医学天正記』(1607年)、60病項目(以下、『天正記』と略す)

〔1600年代後半以降〕

③杉山和一『療治大概集』(1680年頃)、45病項目(以下、『大概集』と略す)

④岩田利斎『鍼灸要法指南』巻五巻六(1686年)、151病項目(以下、『要法指南』と略す)

⑤本郷正豊『鍼灸重宝記綱目』「鍼灸諸病治例」(1718年)、120病項目(以下、『重宝記』と略す)

2．症病の分類

各医書にあげられている症病は医書によって症病名が相違したり、症病の区分が異なるもの、あるいは配列順序が一定していないなどの問題がある。

そこで伝統的な症病の名称を生かしつつ全体の傾向を見るために、区分上、現代医学的な観点からはやや問題があると思われるが、症病内容を重視して、「外因性(外邪)・内因性(精神)の病因」、「呼吸器系・腹部症状など発症部位」、「出血・痛みなどの特徴的症状」および「婦人病・小児病など特異な領域」の観点から分類し整理した。そのため、各医書の対象症病数が上記にあげた各医書の症病項目数とは相違している。

症病の分類は以下の12通りである。

①外邪(外感病)

②腹部(消化器系)症状

③胸部(呼吸器)症状

④出血症状

⑤津液(水分)に関する症状

⑥精神・神経的症状

⑦痛みに関する症状

⑧顔面に関する症状(眼病、耳病、鼻病、口の病)

⑨皮膚に関わる症状

⑩その他、全身に関係するもの

⑪婦人門(婦人の病)

⑫小児門(小児の病)

3．治療内容の表示

各症病に対して、適当とする治療内容を以下のように分けて表示した。

鍼が有効とするもの：「鍼」

灸が有効とするもの：「灸」

治療点(経穴)のみ挙げて鍼灸の指示がないもの：「鍼灸の別なし」

瀉血が適当とあるもの：「瀉血」

なお、『要法指南』および『重宝記』の「婦人門」ならびに「小児門」の病症が細目にわたり多数上っているため、鍼・灸の適応状況をまとめて示した。また、薬の処置は繁雑を避けるために除いた。その他、参考となると思われる事項は、備考欄に適宜表示した(表2－5参照)。

表2-5　近世日本における鍼灸療法の対象症病の推移

①曲直瀬道三(1507－1594)『鍼灸集要』(年代不明、「集要」と略す)55病種
②曲直瀬玄朔(1549－1631)『医学天正記』(1607年、「天正記」と略す)60病種
③杉山和一(1610－1694)『療治大概集』(1680年代、「大概集」と略す)45病種
④岩田利斎『鍼灸要法指南』(1686年、「要法」と略す)
⑤本郷正豊『鍼灸重宝記綱目』(1718年、「重宝記」と略す)

	症病名		①集要	②天正記	③大概集	④要法	⑤重宝記
外邪(外感病)							
1	中風	かぜにあてらるる	灸	ーー	鍼、補瀉	灸、瀉血	鍼、灸
2	傷寒并熱病	ひへにやぶらるる	ーー	ーー	鍼、補のみ	鍼、灸	鍼、灸
3	中寒	ひへにあたる	ーー	ーー	ーー	灸	鍼、灸
4	中暑		ーー	ーー	ーー	鍼灸の別なし	ーー
5	中湿		ーー	ーー	ーー	鍼	ーー
6	・瘧	おこり(がいぎゃく)	鍼、灸	ーー	鍼、灸	鍼、灸	鍼、灸
	小計		鍼1　灸2		鍼3　灸1 補瀉1　補1	鍼3　灸4 別なし 1 瀉血 1	鍼4　灸4
腹部(消化器系)症状							
1	痢病	しぶりはら	灸	ーー	鍼灸の別なし	ーー	鍼、灸
2	泄瀉	くだりはら	灸	ーー	鍼灸の別なし	(泄痢)別なし	鍼、灸
3	霍乱	かくらん	灸	ーー	鍼(瀉血)、灸	灸、瀉血	鍼、灸
4	不食	宿食(しゅくじき)	ーー	ーー	ーー	鍼灸の別なし	ーー
5	傷食	しょくだたり	ーー	ーー	ーー	ーー	鍼、灸
6	嘔吐	えづき	ーー	ーー	鍼灸の別なし	(吐逆)別なし	鍼、灸
7	悪心	むねわろし	灸	ーー	ーー	鍼灸の別なし	ーー
8	膈噎	翻胃(ほんい)	(噎膈)灸	ーー	鍼灸の別なし	灸	鍼灸の別なし
9	咳逆	しゃくり	灸	ーー	鍼灸の別なし	鍼灸の別なし	鍼、灸
10	積聚	はらのかたまり	鍼、灸	ーー	鍼灸の別なし	鍼灸の別なし	鍼
11	秘結	だいべんつうぜず	灸	灸	補瀉(別なし)	鍼(瀉す)	鍼、灸
12	痔瘻	いぼぢ、あなぢ	(五痔)灸	ーー	ーー	灸(ほぞがえし)	鍼、灸
13	脱肛		灸	ーー	鍼灸の別なし	灸	灸
	小計		鍼1　灸10	灸1	鍼1　灸1 別なし 7 補瀉 1	鍼1　灸4 別なし 6 瀉血 1	鍼9　灸9 別なし 1
呼吸器症状							
1	喘促	ぜり、すだき	(喘證)灸	ーー	鍼灸の別なし	灸、瀉血	鍼、灸
2	痰飲	かすはき	ーー	ーー	別なし(補あり	灸、瀉血	鍼灸の別なし
3	咳嗽	しわぶきせきたぐる	鍼、灸	ーー	補のみ	灸、瀉血	鍼、灸

表2-5　続き

4	諸気		ーー	ーー	ーー	鍼	鍼、灸
5	鬱證		ーー	ーー	ーー	鍼	鍼灸の別なし
6	癆瘵	きのかた(ろうさい)	灸	ーー	鍼、灸	ーー	鍼、灸
	小計		鍼1　灸3	ーー	鍼1　灸1 別なし 2 補のみ 2	鍼2　灸3 瀉血 3	鍼4　灸4 鍼灸の別なし2
出血症状							
1	吐血并衄血	・血、唾血、喀血	灸	ーー	鍼灸の別なし	(衄血に灸)別な	鍼灸の別なし
2	下血	ちをくだす	(便血)灸	ーー	別なし、補	(便血)鍼、灸	鍼灸の別なし
3	尿血		ーー	ーー	ーー	鍼灸の別なし	ーー
4	失血		ーー	ーー	ーー	灸	ーー
	小計		灸 2	ーー	別なし 2 補 1	鍼1　灸3 鍼灸の別なし 2	鍼灸の別なし2
津液(水分)に関する症状							
1	汗		(自汗・盗汗) 灸	ーー	鍼灸の別なし	(自汗・盗汗) 《丹溪》灸	(自汗・盗汗) 鍼、灸
2	諸熱		ーー	ーー	ーー	鍼(激しきは用いず	鍼、瀉血
3	水腫	はれやまい	鍼、灸	ーー	鍼灸の別なし	灸	鍼、灸
4	脹満	かめばら	灸	ーー	鍼灸の別なし	灸(鍼宜しからず)	鍼、灸
5	消渇	かわきのやまい	灸	ーー	鍼灸の別なし	(百日鍼灸すべからす	鍼、灸
6	淋病		灸	(淋閉)灸	鍼灸の別なし	(淋證)別なし	鍼、灸
7	小便閉		ーー	ーー	ーー	鍼灸の別なし	鍼、灸
8	溺濁	いばりにごる	ーー	ーー	別なし、瀉のみ	ーー	鍼灸の別なし
9	遺溺	いばりたれ	(小水不禁)灸	ーー	鍼灸の別なし	灸(鍼宜しからず)	鍼灸の別なし
10	黄疸		灸	ーー	鍼灸の別なし	鍼灸の別なし	鍼、灸
	小計		鍼1　灸7	灸 1	別なし 8 瀉のみ 1	鍼1　灸4 別なし 3	鍼8　灸7 別なし 2 瀉血 1
精神・神経的症状							
1	健忘		ーー	ーー	ーー	鍼	鍼、灸
2	怔忡・驚悸		ーー	ーー	ーー	灸	鍼、灸
3	眩暈	かしら、くるめき、・	ーー	ーー	鍼灸の別なし	鍼灸の別なし	鍼、灸
4	中悪	あしきものにあてらる	ーー	ーー	ーー	ーー	灸
5	癲癇	くつち	灸、「鍼三分	ーー	鍼灸の別なし	(癲狂)鍼、灸	鍼、灸
6	狂乱	きちがい	ーー	ーー	ーー	(癲狂)鍼、灸	鍼、灸
7	遺精	もうそうをみる	灸	ーー	補法のみ	灸	灸
	小計		鍼1　灸2	ーー	別なし 2 補法のみ 1	鍼3　灸4 鍼灸の別なし 1	鍼5　灸7
痛みに関する症状							
1	頭痛	かしらいたむ	(頭風)灸	ーー	鍼灸の別なし	鍼	鍼
2	痃癖	けんぺき	ーー	ーー	ーー	鍼	鍼
3	手指		ーー	ーー	ーー	(手痛)別なし	鍼灸の別なし
4	心痛	むねいたみ	灸	ーー	鍼灸の別なし	(胃脘痛)別なし	鍼、灸
5	腹痛	はらのいたみ	鍼	ーー	鍼灸の別なし	鍼灸の別なし	鍼、灸
6	脇痛	わきいたみ	鍼灸の別なし	ーー	ーー	鍼灸の別なし	鍼、灸
7	腰痛	こしのいたみ	灸、瀉血	ーー	鍼灸の別なし	(腰痛、背痛)別な	鍼、灸、瀉血
8	痛風		鍼	ーー	ーー	鍼灸の別なし	鍼、灸
9	脚気	あしのいたみ	鍼、灸	灸	鍼灸の別なし	(脚痛)灸	鍼、灸
10	疝気		鍼、灸	鍼	ーー	別なし《張子和》	鍼、灸
	小計		鍼4　灸5 別なし 1 瀉血 1	鍼1　灸1	別なし 5	鍼2　灸1 鍼灸の別なし 7	鍼9　灸7 鍼灸の別なし1 瀉血 1
顔面に関する症状							
1	眼目		鍼、灸	ーー	鍼灸の別なし	鍼、灸、瀉血	鍼、灸
2	耳病		灸	ーー	鍼灸の別なし	鍼灸の別なし	鍼、灸
3	鼻病		灸	ーー	ーー	別なし《河間》	鍼、灸
4	牙歯	きば、はのやまい	鍼、灸	ーー	鍼灸の別なし	鍼(左は右にとる)	鍼、灸
5	唇病		(緊唇)灸	ーー	鍼灸の別なし	鍼灸の別なし	灸
6	口の病		鍼、灸	ーー	鍼灸の別なし	鍼灸の別なし	鍼灸の別なし
7	舌の病		鍼、灸	ーー	鍼灸の別なし	鍼灸の別なし	鍼灸の別なし
8	咽喉	のんどのやまい	鍼、灸	ーー	鍼灸の別なし	別なし、瀉血	鍼、灸、瀉血
9	喉痺		鍼	ーー	ーー	ーー	ーー
	小計		鍼6　灸8	ーー	別なし 7	鍼2　灸1 鍼灸の別なし 6 瀉血 2	鍼5　灸6 別なし 2 瀉血 1

表2-5　続き

皮膚に関わる症状							
1	外科門						
	瘡瘍	かさはれもの	——	(癰疽)灸	——	(癰疽)鍼、灸	鍼、灸
	疔		——	——	——	(疔瘡)鍼、灸	鍼、灸
	便毒		——	——	——	鍼灸に宜しからず	灸
	楊梅瘡		——	——	——	灸	——
	疥瘡・レン瘡・痜瘡		——	——	——	灸	(癬)別なし
	瘰癧		灸	——	——	鍼灸の別なし	鍼、灸
	癮疹		——	——	——	(陰病)灸に宜し、 不宜鍼	鍼灸の別なし
2	いぼ		(瘊子)灸	——	——	(癭瘤)別なし	灸
3	癘風・癩風・大麻風	皆かつたい也	(癩風)鍼	——	——	《正傳》鍼、灸	灸、瀉血
4	損傷	そこないやぶる	——	——	——	(堕墜、折傷)瀉血	瀉血、灸は宜らず
5	虫獣	むしけものにかまるる	——	——	——	灸にて焼く、 大鍼にて刺す	灸
	小計		鍼1　灸2	灸　1	——	鍼4　灸7 鍼灸の別なし　2 瀉血　1	鍼3　灸7 鍼灸の別なし2 瀉血　2
その他、全身に関係するもの							
1	中毒	どくにあたる	——	——	——	鍼灸未だ試みず	鍼
2	頓死	にわかにしする	——	——	——	鍼、灸	鍼、灸
3	諸の気付		(尸厥)鍼 (気)鍼、灸	——	——	鍼灸の別なし	鍼、灸
4	溺死	みづにおぼれてしぬる	——	——	——	灸、 餘は鍼すべからず	鍼、灸
5	脈絶	みゃくたゆる	——	——	——	——	鍼
6	諸虫	もろもろのむし	——	——	別なし、灸	鍼灸の別なし	鍼
7	呑酸		灸	——	——	鍼灸の別なし	——
8	癩		灸	——	——	——	——
9	自縊		鍼、灸	——	——	——	——
	小計		鍼2　灸4	——	灸　1 別なし　1	鍼1　灸2 鍼灸の別なし　3	鍼6　灸3
婦人門							
1	出産前		(難産)灸	——	(逆子)鍼、 (難産)灸	婦人病23項目	婦人病40項目
2	後産が出ない		——	——	治法なし	小計は以下の通り	小計は以下の通り
3	出産直後		——	——	一般的処置のみ		
4	産後		——	——	鍼灸の別なし		
	小計		灸　1	——	鍼1　灸1 別なし　1	鍼4　灸4 別なし　12 鍼灸不適　5	鍼6　灸17 別なし　16 補瀉　2
小児門							
1	急驚風		灸	——	鍼灸の別なし	小児病28項目	小児病6項目
2	慢驚風		灸	——	鍼灸の別なし	小計は以下の通り	小計は以下の通り
3	疳		(癲癇)灸 (疳痩)灸	——	鍼灸の別なし		
4	癖疾		(癖気)灸	——	別なし、灸		
5	咳嗽		——	——	鍼灸の別なし		
6	嘔吐		——	——	鍼灸の別なし		
7	泄瀉		——	——	鍼灸の別なし		
8	夜啼客忤	夜泣き、夜驚	——	——	鍼		
9	痘瘡	いもの事	——	——	症状の説明のみ		
	小計		灸　4		鍼1　灸1 別なし　7	鍼1　灸9 鍼灸の別なし　9 瀉血など　2 鍼灸不適　9	鍼　2　灸　6
	総合計		①集要 (症病数55) 鍼18　灸50 別なし　1 瀉血　1	②天正記 (症病数　5) 鍼1　灸4	③大概集 (症病数55) 鍼7　灸6 別なし　42 補瀉　2 補のみ5 瀉のみ1	④要法 (症病数　127) 鍼25　灸46 別なし　52 瀉血10 鍼灸不適14	⑤重宝記 (症病数　116) 鍼61　灸77 別なし　28 瀉血5　補瀉2

第2節　道三学における鍼灸療法の経絡経穴と対象症病について

1　経絡経穴の使用状況

曲直瀬道三が編集した『集要』巻頭「足の陽明の広狭…」および『指南集』における経絡の走行ならびに経穴の部位について、前節で作成した表から次のような特徴が見られる。

1．頭部：前髪際での経絡の走行(図2－1参照)

『指南集』：　前髪際において、四行通りの額角と中行との広狭(頭維穴から神庭穴まで)を六寸に取る。すなわち、額角にある頭維穴は、

「頭維。額角髪際本神ノ傍ラ一寸五分。…本神ハ先ニ鼻ノマ上督脉ノ神庭髪際ニ入コト五分ニ付ル。其傍一寸五分膀胱経ノ曲差也。其ノ傍ラ一寸五分胆経ノ臨泣也。其傍一寸五分胆経ノ本神也。其傍一寸五分此胃経ノ頭維也。」

と、実際の取穴で六寸となっている。

この六寸に取る説は中国の古典には見られないが、我が国の『要法指南』では、唯一、六寸としている。

2．頸部(図2－2参照)

『指南集』：　一行の任脈の結喉と天突間を四寸とする。この結喉と天突間の広狭には三寸あるいは一寸に取る説がある。

『経穴纂要』には、気府論、気穴論、骨空論の王注、銅人経巻一、聚英、医統には四寸とある。

3．胸部(図2－2参照)

『指南集』：　四行胃経の庫房穴は気戸穴の下一寸、従って任脈の璇璣の下一寸の華蓋穴と並ぶ。

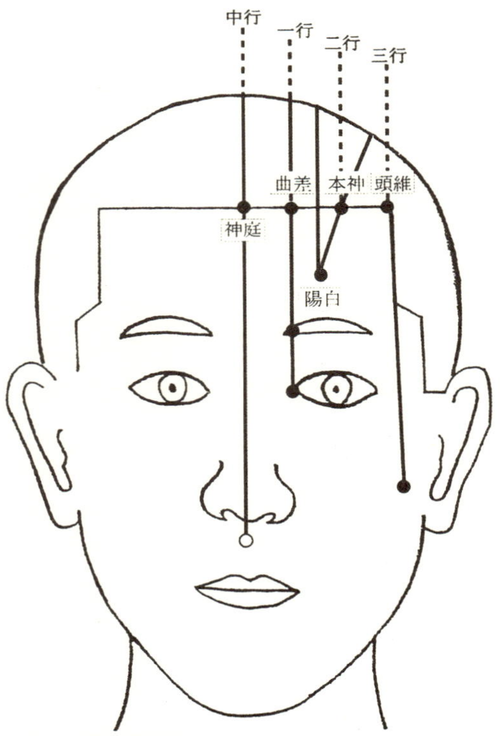

図2-1　頭部前髪際の経絡走行

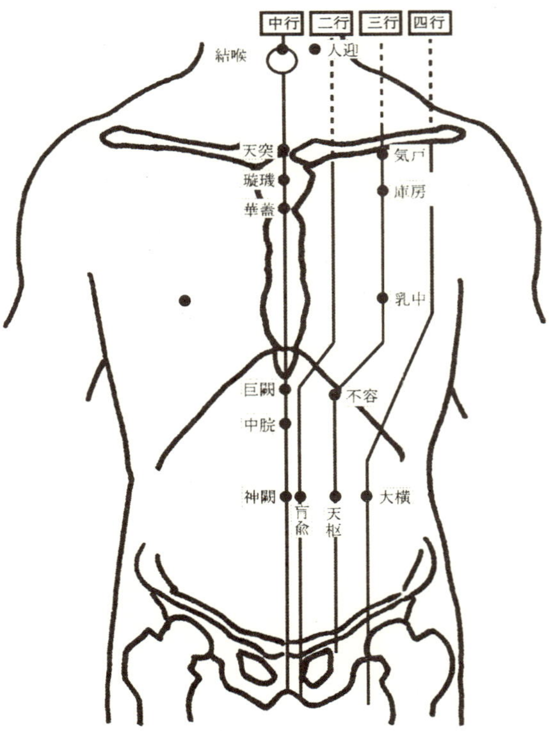

図2-2　頸・胸・腹部の経絡走行

胸部における経穴部位の相異は、この胃経の庫房穴と気戸穴間に見られる。他の説は一寸六分とするもので二説がある。どの説を採るかによって、正中線の任脈上の穴の部位が異なってくる。

『経穴纂要』には甲乙経、千金、銅人経、資生経、医統に一寸とするとある。

4．腹部（臍を挟んで上腹部と下腹部に分ける）（図2－2参照）

『指南集』：　二行腎経は上腹部中行去ること五分、下腹部肓兪から横骨中行一寸五分。三行胃経は上腹部中行去ること三寸、下腹部天枢以下中行二寸。四行脾経は上下腹全て中行四寸五分。

上腹部と下腹部における経絡の走行が、最も相異し多くの説がみられる。

『指南集』では、二行の腎経が上腹部が五分、下腹部が一寸五分とし、さらに特徴的に三行の胃経が上腹部が三寸、下腹部が二寸としている点である。

この説を採るものには『経穴纂要』に十四経、医統、聚英などは上腹中行去ること五分、下腹部の中注以下は一寸五分。また三行の胃経は甲乙経、聚英、医統、大成など上腹三寸、下腹部天枢穴以下二寸とある。しかし四行の脾経は、十四経、聚英、医統、大成、資生経、入門などに中行四寸五分に取っているとある。

5．背腰部（図2－3参照）

『指南集』：　二行は中行開くこと二寸、三行は三寸五分。

背腰部の二行通りと三行通りは膀胱経の走行である。腹部での経絡走行と並んで最も経絡の走行が相異する二説がある。

『指南集』では、二行通りを中行との広狭を二寸、三行通りを三寸五分として、今日の二行は中行去ること一寸五分、三行は3寸とする走行とは異なっている。

この説を採るものは『経穴纂要』に、医統、資生経、聚英、類経、入門などは背の第二行、脊を除きて三寸半、脊中を相去ること二寸。背の三行、脊柱去ること三寸半となっているとある。

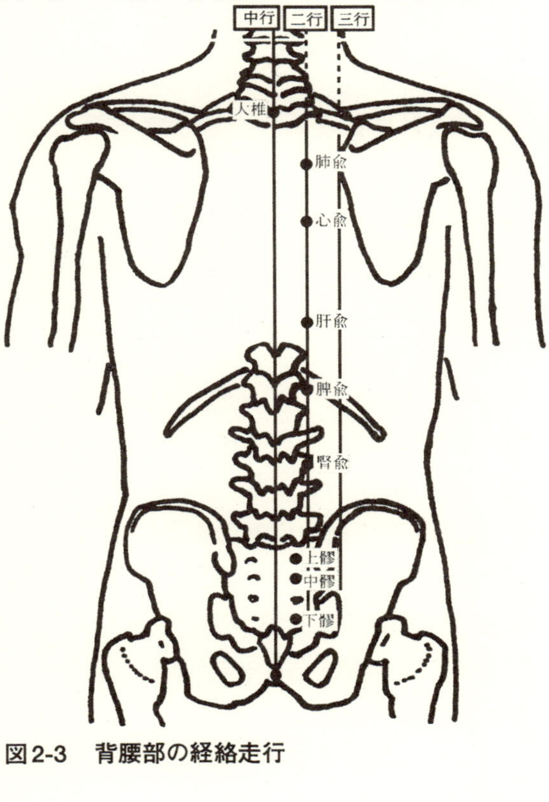

図2-3　背腰部の経絡走行

6．顔面、上肢部、下肢部

特に取得部位の相違がみられた経穴について示す。

上肢部：（図2－4参照）

○大腸経の温溜穴が『指南集』は腕上六寸。

○三焦経の四涜穴の位置については、「四涜は肘の前五寸、外廉の陥中にあり」とある。

『経穴纂要』には、温溜穴は徐氏、馬氏、入門、醫殼に腕後五寸とするとある。六寸の説は見られない。四涜穴は、やはり「肘の前五寸、外廉の陥中」とある。

下肢部：（図2－5参照）

○風市穴を『指南集』では奇穴（阿是穴）

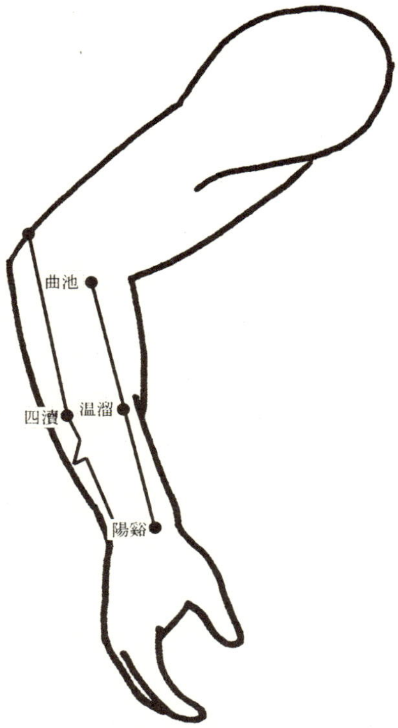

図2-4　前腕外側部の経絡走行

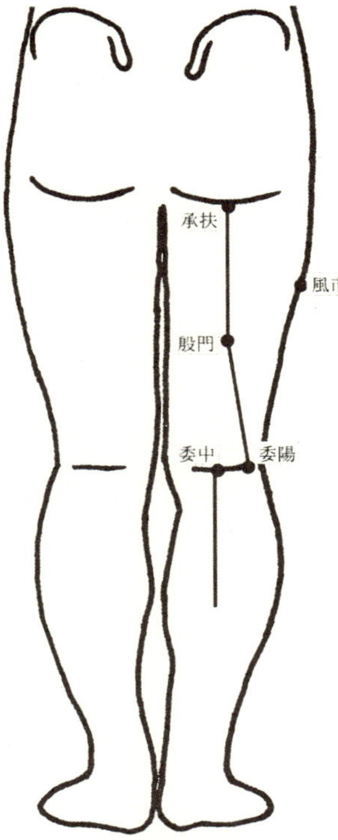

図2-5　大腿後側の経絡走行

ながら、特に所属させている。資生経、大全、入門、大成などにも取り上げられている。

○急脉穴を『三要集』では肝経に所属させ肝経は十四穴としている。現行は肝経は十三穴である。

○膀胱経の委陽穴の位置については、『指南集』の委陽穴と委中穴について、「委中、足の膕の中央、絢文の中、動脈に在り。」「委中、委陽より内の方へ五分ほどよりて点す。内経の説吉なり」とある。委陽穴の取穴に多様の論（後述）があるが、『指南集』では現今の委中の外五分に取穴する説と一致している。

7．督脈、任脈、その他

『指南集』：　督脈は百会穴、眉毛間の上二寸五分を髪際の前、大椎から三寸五分を髪際の後ろ、一尺二寸を前髪際と後髪際間、前五寸、後ろ七寸が百会穴なり。実際の取穴法として、「両眉毛の真中と大椎まで縄を渡し十八に折って取る」とある。督脈と任脈については特に示されていないが、各経穴部位をまとめて見れば、脊中穴を除き二十六穴、加えて二十七穴とする。二十六穴には中枢穴が含まれている。中枢穴は多くの古説には督脈の穴数には入れていない。今日ではWHOによる基準経穴名では中枢穴を含めて361穴としている。

『集要』では、

「項骨の三椎共に二十四椎の説、宜しく之を秘すべし。大椎は大骨の上、小椎の三つ或いは隠るる或いは是れ唯宜しく肩の斉しき処を大椎となすの聖説によるべし」

とする。

任脈も項をあげての記載はないが、穴所としては、臍を入れて二十四穴、臍を神闕と名付けて二十五名あると記載している。

2　鍼灸療法の対象症病の推移

次に1500年代末から1600年代の鍼灸療法の施行状況を表2－5「近世日本における鍼灸療法の対象症病の推移」から見てみよう。表中の曲直瀬道三の『鍼灸集要』「諸証的治応穴」ならびに曲直瀬玄朔『医学天正記』にあげられている対象症病について見ると、以下のような状況が集約できる。

1．全体的な傾向

鍼灸の対象症病として示されている症病は、『集要』では55項目、『天正記』では60項目の症病名が見られる。

『集要』では、掲載されている症病55項目は全て明代の医書からの引用である。中国医学の再導入期であった当時としては、まだ十分に鍼灸の臨床経験も少なく独自の知見を述べるまでに至っていなかったろうから、明代の医書から抜粋して編集せざるを得なかったものと考えられる。

二代目の玄朔の『天正記』の症病も60項目と『集要』に準じて対象症病は非常に少ない。やはり医療全般から見ても新たに伝承された中国医学を熟慮して広く適応するには、なお限られていたものと推察される。

2．鍼灸療法の対象症病の範囲

鍼灸療法の応用状態を見ると、『集要』では対象症病55項目中、鍼を適とするもの17症病、灸を適するもの48症病となっており、圧倒的に灸治が優先していることがわかる。

また、『天正記』では、ほとんど薬物処方で60項目中、鍼療法を試みているのは「疝気」のわずか1症病である。灸療法も「秘結（だいべんつうぜず）」、「淋病（淋閉）」、「脚気（あしのいたみ）」および「癰疽（皮膚の病）」の4症病に見られるのみである。

事実、慶長三年九月後陽成天皇の鬱症に対して以下のような箇所が見られる(1)。

「十月之末予奏上欲灸膏肓」（十月の末に予奏上す膏肓に灸せんと欲す）

また二代目玄朔の処方の姿勢は、その著『十五指南篇』第一の巻頭に「勤学の次序」(2)を掲げ、

「偏執一家則其学不能大全也」（一家に偏執すれば其の学大全すること能わず）

とし、

「広閲内經普窺本草、診切主王氏脉經、處方宗張仲景、用藥專東垣尚從潔古、辨治諸証師丹渓尚從天民、外感法仲景、内傷法東垣、熱病法河間、雑病法丹渓。」（広く内経を閲し、普く本草を窺う。診切は王氏脈経を主とす。処方は張仲景を宗とす。用薬は（李）東垣を専らとし、なお（張）潔古に従え。諸証を弁治するには（朱）丹渓を師とす、なお（虞）天民に従え。外感は仲景に法る。内傷は東垣に法る。熱病は河間に法る。雑病は丹渓に法る。）

としている。

これらのことからも玄朔は薬物処方が主であり、鍼療法より灸療法がわずかに行われていたことがわかる。

第3節　杉山流鍼術の鍼灸療法－－経絡経穴と対象症病について

1　経絡経穴の使用状況

杉山和一の『選鍼三要集』巻下の「十四経穴並びに分寸」における経絡の走行ならびに経穴の部位について、滑伯仁の『十四経発揮』巻中「十四経脉気所発篇」と比較して表２－３を見ると次のような特徴が見られる。

1．頭部(以下、図２－１～図２－５参照)

『三要集』：　四行の額角、神庭から頭維は四寸五分。

『内経』の『素問』気府論篇第五十九には、

「足陽明脉氣所發者．六十八穴．額顱髪際傍各三」

とあるのみで、この寸法四寸五分に関する記述は見られない。しかし、『鍼灸甲乙経』以降の医書は四寸五分となっている。

『発揮』：　四行額角は『三要集』と同じく四寸五分。

この額角と中行との広狭が四寸五分の説は現行においても定説となっている。

2．頸部

『三要集』：　一行任脈の結喉と天突穴間は三寸。

『発揮』：　一行任脈の結喉と天突穴間は一寸。

『経穴纂要』には、類経、神照集は三寸、銅人経巻下二、医学綱目、入門、発揮は一寸とある。

この一行任脈の結喉と天突穴間を『三要集』が『類経』の三寸と同じ説を採り、『類経』以前の明代の医書が『発揮』をはじめ一寸説を採っていることは、『三要集』は、『類経』が1624年に編纂・刊行されて我が国に伝承された以後に編纂されたことを意味している。真柳誠らが「中国の書が我が国にもたらされるのに、中国で刊行されてほぼ40～50年して渡来して来ている。」(3)と報告していることを踏まえれば、『三要集』の編纂の時期は1664～1674年以降となる。

3．胸部

『三要集』：　四行の庫房穴は気戸穴の下一寸六分、華蓋穴、璇璣穴、天突穴間は各一寸。

『発揮』：　庫房穴は気戸穴の下一寸六分。任脈の華蓋穴は璇璣穴間は二寸、璇璣は天突穴の下一寸。

『発揮』は特に「資生経には一寸」とあると指摘しながら二寸説を採り、『三要集』とは異なっている。

『経穴纂要』には気戸穴と庫房穴間の記述は見られない。

4．腹部(臍を挟んで上腹部と下腹部に分ける。)

『三要集』：　二行腎経は上下腹部ともに五分、三行胃経は上下腹部ともに二寸。四行脾経は上下腹部ともに三寸五分。

『発揮』：　二行腎経は上腹部五分、下腹部の肓兪穴は五分とするが、幽門穴は、

「幽門挟巨闕，旁各五分。商曲至通谷去腹中行各五分」

と、巨闕穴の傍ら各五分に差し挟むとし、商曲穴より通谷穴に至り「腹の中行を去ること各五分」と幽門穴とは分けて述べている。幽門穴の部位をあえて「差し挟む」としているところに、この上腹部の最上部の寸法の難しさを示しているとも言えよう。

また、下腹部においても、

「肓兪在商曲下一寸、去臍旁五分。自横骨至肓兪、攷之資生経、去中行各一寸半」

「四満在中注下一寸、気海旁一寸」

と、「横骨穴より肓兪穴に至ってこれを考うるに資生経に中行去ること各一寸半」とし、「四満穴は気海穴の傍ら一寸」と他の説を併記する。

三行胃経は上腹部中行去ること三寸、下腹部二寸。「不容より滑肉門に至って中行去ること各三寸、天枢より帰来に至って中行を去ること各二寸」と明記されている。しかし、

胃経の不容穴の部位を、

「不容在幽門旁、相去各一寸五分」

とあり、不容穴で始まる上腹部の胃経三行は中行去ること五分の幽門穴から外一寸五分とすれば、三行は中行二寸となる。滑伯仁にも混乱が見られる。

四行脾経は上腹部・下腹部ともに中行去ること四寸五分。「衝門より腹哀は腹の中行を去ること四寸半」とある。

現行では四行脾経が中行去ること四寸の説があるが、出典はどこか。胸部の鎖骨中線が中行から四寸とすることが腹部においても用いられた結果であろうか。古典には明確にされているものは見あたらない。

『経穴纂要』から見ると、『三要集』は二行腎経は気府論、甲乙経、千金、図翼など五分に従い、三行胃経は、発揮、銅人経、千金、外台、資生経など上下腹ともに中行二寸に、四行脾経は甲乙経、銅人経、千金、外台など中行去る三寸半と一致しているとある。

この腹部の経絡走行は多様な説があり、前説でも指摘したように『指南集』で示したものの他に大成は上腹部一寸五分、下腹部一寸。入門は上下腹ともに一寸五分とする異説がある。

なお、任脈の上脘穴と巨闕穴、腎経の商曲穴と肓兪穴間の位置に『三要集』と『発揮』とに食い違いが見られる。

5．背腰部

『三要集』：　二行膀胱経は中行一寸五分、三行の膀胱経は三寸。上髎穴など八髎穴は脊の傍ら骨空の陥中にある。

『発揮』：　二行膀胱経は中行一寸五分、三行の膀胱経は三寸。「大杼より白環兪に至諸穴みな背部第二行脊柱を相去ること各一寸五分」とある。また、「その枝は脊の両旁第三行を差し挟まんとす、相去ること各三寸…」とある。上髎穴など八髎穴は脊の傍ら骨空の陥中にある。

背腰部においては、『三要集』と『発揮』とは、二行、三行の膀胱経ならびに仙骨部の上髎穴など八髎穴の取穴法には相異はない。

『経穴纂要』に、甲乙経、千金、外台、発揮、銅人経、大全、大成などは背部の第二行、脊中を相去ること一寸五分。第三行、脊中を去ること三寸とある。

現行での経絡走行や仙骨部の八髎穴の取穴は、これらの説に準拠している。

6．顔面、上肢部、下肢部

上肢部

○大腸経の温溜穴が『三要集』は五寸、『発揮』では小士五寸、大士六寸と両説をあげる。

○三焦経の四涜穴の位置については、「四涜は肘の前五寸、外廉の陥中にあり」とある。現行に用いられている「手関節上五寸」の記述は古典には見られない。現行の誤りと思われる。

『経穴纂要』には、温溜穴は徐氏、馬氏、入門、醫彀に腕後五寸とするとある。六寸の説は見られない。四涜穴は、やはり「肘の前五寸、外廉の陥中」とある。

下肢部：

○風市穴を『指南集』では奇穴(阿是穴)ながら、特に所属させている。資生経、大全、入門、大成などにも取り上げられているが、『三要集』および『発揮』では取り上げていない。

○急脉穴を『三要集』では肝経に所属させ肝経は十四穴としている。これは『甲乙経』以降の中国の経穴書・医書に肝経十四穴とする説は見られない。しかし、日本の『経穴纂要』には、「急脉、気府論曰厥陰毛中急脉各一…」と肝経に所属させて肝経十四穴としている。これは日本独自の見解であって、杉山和一の日本人としての独自性のあらわれの一つといえよう。

○膀胱経の委陽穴の位置については、『指南集』では現今の委中の外五分に取穴する。『指南集』の委陽穴と委中穴については、「委陽、足の膕の中央、絢文の中、動脈に在り。」「委中、委陽より内の方へ五分ほどよりて点す。内経の説吉なり」とある。

『三要集』と『発揮』では殷門穴と並ぶ承扶穴の下六寸に取る。

『経穴纂要』に、滑伯仁が『十四経発揮』を編集するに当たって『甲乙経』の「承扶の下六寸、身を屈してこれを取る」とあるのをそのまま写したためと指摘している。銅人経に同様の記載があり、甲乙経の影響と述べている。本来は承扶穴の下一尺六寸とするのが適切である。

7．督脈、任脈、その他

『三要集』：　督脈の所属穴数は二十八穴とし、陶道穴第一椎の下、大椎穴は第一椎の上として『指南集』と同じである。

任脈は二十四穴、曲骨穴は臍下五寸、石門穴まで各一寸、気海穴は臍下一寸五分、陰交穴は一寸。臍から上脘まで各一寸、巨闕穴は上脘の上一寸五分。鳩尾穴は平骨の下五分。これらの取穴は現行の取穴分寸と同じ寸である。

『発揮』：　一行督脈について、

「督脉從頭循脊骨入骶長四尺五寸凡二十七穴。穴見前。按内経督脉所發者二十八穴。據法十椎下一穴各中樞。陰尾骨兩傍二穴名長強。共有二十九穴。今多断交一穴少中樞一穴。會陽二穴則係督脉別絡與少陽會。故止載二十七穴。」

と、すなわち「難経に曰く、…督脉は、頭より脊骨を循りて骶に入る。長さ四尺五寸。凡て二十七穴。穴は前に見えたり。按ずるに内経の督脈発する所の二十八穴。法に據るに十椎の下の一穴を中枢と名く。陰尾骨の両傍の二穴を長強と名く。ともに二十九穴。今、断交の一穴を多(ま)して中枢の一穴を少(か)く。会陽の二穴はすなわち督脉の別絡に係り、少陽と会す。故にただ二十七穴を載す。」とあり、『三要集』の二十八穴の由来は『難経』にあることを予想させる。督脈は中枢穴を入れず二十七穴としている。

『経穴纂要』では、督脈の所属経穴を中枢穴、印堂穴を入れて二十九穴としている。この督脈二十八穴や二十九穴は日本独自の見解であり、やはり独自性の現れといえよう。

2　鍼灸療法における対象症病について

表2－5のうち、1600年代後半以降に撰述された杉山和一『療治大概集』45病項目、岩田利斎『鍼灸要法指南』151病項目、ならびに本郷正豊『鍼灸重宝記綱目』120病項目を見ると、以下のように1600年代後半以後の鍼灸療法の対象症病の施行状況が読み取れる。

1．全体的な傾向

曲直瀬道三らの道三学が導入されてほぼ100年後の1600年代後半以後では、岩田利斎の『要法指南』巻五には症病の治法に関して100項目、巻六は婦人病23項目、小児病28項目あり、症病総数151項目が述べられている。

一方、本郷正豊の『重宝記』の「鍼灸諸病治例」には、症病74項目に婦人病40項目、小児の病6項目の計120症病が記載されている。さらに小児の病には詳細に「初生雑病(はじめてうまるる)」として22の細目にわたって鍼灸治法を示している。

このように1600年代後半以降は、鍼灸療法における対象症病は伝承当時に比して2倍近く増加して、対象疾患が広範囲に応用されるようになっており、鍼灸療法の充実が伺われる。特に、「婦人病」や「小児病」への応用が目立つ。

2.『要法指南』と『大概集』の対象症病

『要法指南』が151項目と多数取り上げられているのは、一応、症病名をあげながら「鍼灸をもってこれを治すること未だ試みず」「鍼灸に宜しからず」あるいは治法の記載がないものなどが含まれ、鍼灸療法が不適切な、以下のような症病をも取り上げるとともに、病症を細かに区別して示しているケースが多いためである。言い換えれば、こうした多方面にわたって鍼灸療法の適否に目が行き渡るようにまで発展してきたともみることができる。

〔鍼灸不適切症病例〕

體気(わきが)、結核、肺癰(肺痿)、痓病(すくみ)、金瘡、湯火(やけど)、漆瘡(うるしまけ)、首縊、注車注船(舟によう)、好怒など。

これに比して杉山和一の『大概集』では45項目に止まっているが、分類の「皮膚疾患関係」が全く掲載されていないことや、「その他全身症状」に関する症病が「諸虫」の1病しか見られないことなどが起因している。これは、一つには視覚障害者が諳んじやすくするために主要な適応症病に絞ったためと考えられる。また、視覚障害者が取り扱う症病としては皮膚疾患や頓死などの症病は不適なことが多かったため、特にあげるのをあえて避けたかとも考えられる。

木下晴都は『杉山和一とその医業』の中で、「『選鍼三要集』と『療治の大概集』では疾病の種類が違ったものを相当多く扱っており、治療経穴も異なっている。これは古人はこうしたことは案外平気でやっている。あるいは考えようによっては、三要集と大概集は書いた年代相異があって、選鍼三要集を書いた頃は張介賓の説を実行した時であり、大概集を書いた頃は師から習ったものを書いたか、または自身の経験を書き上げたものかもしれない。」と述べて、大概集が疾病の説明、鍼の刺し方も要領良くまとめてあるから、杉山検校の治療方法は大概集に記したものを応用していたと考えるとしている(4)。

このことについては、前項「経絡経穴の施行状況」の「2. 頸部」の項で述べたように「『三要集』の編纂の時期は1664～1674年以降となる。」と見れば、『三要集』は張介賓の『類経』の説に従って鍼灸を論説し、『大概集』は、後に和一自身の治療経験を生かしてまとめたものと考えられる。それは前者は漢文で書かれ、後者は読み下し文で書かれていることから、『三要集』は鍼灸理論を展開するのに敢えて漢文を選び、『大概集』は実際の治療書として多くの者に使用しやすく、しかも視覚障害者が暗記しやすいように短文にて書かれたものと解釈しえよう。このことについては、なお次章で触れようと思う。

第4節　道三学の鍼灸療法と杉山流鍼術以降の鍼灸療法の比較

1　経絡経穴から見た近世の鍼灸療法の変化

治療の基本となる経絡経穴の特徴をもとに、曲直瀬道三の道三学による鍼灸と杉山和一の鍼術を比較検討すると、近世に展開された鍼灸の伝承と発展状況の一端を見ることができる。

本項では、鍼灸療法に通常用いられる十二経脈に、奇経八脈のうち督脈と任脈の二脈を加えた十四経絡、および十四経に所属する経穴354穴を対象として、頭部、顔面部、胸部など身体8領域に分けて、経絡走行状態と経穴部位の特性を検討した。結果として、

①頭部前額部の神庭穴から頭維穴間の寸法
②頸部任脈の結喉と天突穴間の寸法の相違
③胸部胃経の庫房穴と気戸血巻および任脈の華蓋穴との関係
④腹部での臍を境にした上腹での各経脈の走行の相違
⑤同じく、腹部での臍を境にした下腹部における各経脈の走行の相違
⑥背腰部での二行通りの膀胱経の走行の相違
⑦同じく、背腰部における三行の膀胱経の走行の相違

の取り方の7項目、そして大腸経の温溜穴、膀胱経の委陽穴などの取穴部位の相違あるいは督脈の所属経穴や任脈の経穴部位の違いなどが明らかとなった。

これらの違いはどこから来るのであろうか。古典中国医学の最原典『黄帝内経』や経穴書として最古の『黄帝鍼灸甲乙経』に遡って見ると、後世で異論のある箇所については記載が欠落しているか、表現が曖昧な説明に止まっていることがわかる。

例えば、腹部の足の陽明胃経(三行)の走行について、『素問』氣府論篇第五九には、

「足陽明脉氣所發者．六十八穴．…侠鳩尾之外．當乳下三寸．侠胃脘各五．侠齊廣三寸各三．下齊二寸．侠之各三．」

とある。「侠鳩尾之外．當乳下三寸」は胃経の不容穴を指しているのか、「侠胃脘各五」は上腹部の経穴を示しているが「侠胃脘各五」は、はたしてどの経穴を指して中行より三寸なのか。小満穴から滑肉門穴の五穴か。「侠齊廣三寸各三」は、どの経穴をいうのか。「下齊二寸．侠之各三」の臍下の下腹部の天枢穴以下の三穴が二中行去ること二寸というのか、不明な点が多い。

また、肺腰部の背兪の寸法について、『霊枢』背腧第五十一に

「黄帝問于岐伯曰．願聞五藏之腧．出于背者．岐伯曰．胸中大腧．在杼骨之端．肺腧在三焦之間．心腧在五焦之間．膈腧在七焦之間．肝腧在九焦之間．脾腧在十一焦之間．腎腧在十四焦之間．皆挾脊相去三寸所．則欲得而驗之．按其處．應在中而痛解．乃其腧也．」

とあるところの「皆挾脊相去三寸所」の解釈で「挾脊」は脊椎幅を考えての左右「三寸」か、すなわち脊椎幅を一寸として、脊椎の中心から左右側を三寸五分とし、両側合わせて七寸と計るもの、あるいは脊椎幅を考慮に入れず左右側を三寸とする説となる。肺兪五臓の各兪穴が前者の説では「背の二行は二寸、三行は三寸五分」となる。後者では「二行は一寸五分、三行は三寸」の説となる。『古今医統』など明代後半の医家は「相去」の「相」は脊椎骨幅をそれぞれ入れて脊椎を離れるという意味であるから、前者の説を主張する。『発揮』など

の明代以前のものは、「脊椎去ること」と、単に脊椎幅を考慮に入れず二行は脊椎から離れること一寸五分とする後者の従来の説を踏襲した結果である。

このように簡易な古典の部位の表現の箇所が様々な解釈を生んできたものである。この異論の出所を訪ねることによって、かえってその経脈経穴書のルーツを見ることができる。

1．受容期における経絡経穴

曲直瀬道三の『集要』巻頭の経脈広狭と『指南集』では、前述の異論のあった7項目中、『古今医統』と同じ記載が6ヶ所、『鍼灸聚英』が5ヶ所、『鍼灸資生経』が3ヶ所。以下、『黄帝鍼灸甲乙経』と『銅人兪穴鍼灸図経』では、同義箇所が2ヶ所となっている。『鍼灸大成』と同義は2ヶ所あるが、『大成』の刊行は1601年で道三の時代より後であるから、後世に追加されていないかぎり、たまたま一致したものと思われる。

こうした結果から、曲直瀬道三の鍼灸は『古今医統』や『鍼灸聚英』あるいはこれらと同型の明代の医書から大きく影響を受けていたものと考えられる。事実『鍼灸聚英』の影響を裏付けるものとしては、『集要』の中の前半の90項目に八総穴を用いる奇経療法の記載が、

「八穴相配合歌」「八脉配八卦歌」「八法臨時支干歌」

など、多く見られることからも伺うことができる。

2．経絡経穴の発展

一方、杉山和一の「杉山流三部書」『選鍼三要集』巻の下「十四経穴並びに分寸」では同じく異論のあった7項目のうち、『千金方』と同義は5ヶ所、『銅人兪穴鍼灸図経』と同じ箇所4ヶ所、『鍼灸甲乙経』および『外台秘要』の二書と同法を取るのが3ヶ所、『類経』と『十四経発揮』と同法を取るのが2ヶ所である。

この結果を見ると『三要集』では、中国宋代以前の医書と相通ずる分寸を採っており、明代のものとしては、僅か『類経』一書である。

再受容期の『集要』は専ら明代の影響を受けていたのに反して、1600年代後半は明代の医書より古典、すなわち原典に近いものからの採用が大きかった状況が窺われる。なぜ、このような状況に変化したのであろうか。

杉山和一が『千金方』や『黄帝鍼灸甲乙経』の方法を取り入れていることは当時の思想背景が影響しているのではなかろうか。

和一が活躍した元禄時代は、後に示すように林羅山らによって取り入れられた朱子学思想の統制的理性的な考え方に反発して、儒教学界では古典の原典に立ち返る復古的な日本独自の古学の機運が高まっていた時期であり、さらには日本人としての魂の表れと見られる国学が芽生えようとしていた時期でもあった。この一般的な風潮が当時の和一らに古典に目を向けさせた結果とみることができよう。

また、『銅人兪穴鍼灸図経』と一致する箇所が4ヶ所と多いのは、杉山和一が再起して学んだのが入江流の入江豊明であったことに起因すると考えられる。入江流の鍼術に関する現存する書には『童人形全』「童人形画図面」が入江中務少輔御相伝の書としてある。何らかの関係があるのではなかろうか。

さらに注目されることは、滑伯仁の『十四経発揮』は日中において現今施行されている経絡経穴の基本原典であると目されているにもかかわらず、『発揮』と一致する箇所が「頭部の額角が神庭穴から四寸五分」および「背腰部の二行膀胱経は中行一寸五分、三行の膀胱経は三寸。上髎穴など八髎穴は脊の傍ら骨空の陥中にある。」の2ヶ所に過ぎないことはな

ぜであろうか。そして『三要集』に示された経脈経穴は本来「督脈に所属する経穴は二十七穴」が一般的であるのに中枢穴を加えて二十八穴としていることや、肝経十三穴のところを急脉穴を加えて十四穴とするなど、中国の古典書には見られない形を取っている。これを和一より後世の我が国の『経穴纂要』には、『三要集』と同様に肝経に急脉穴を加えて十四穴とし、督脈に中枢穴と印堂穴を加えて所属経穴を二十九穴としている。

これらの状況は、従来の伝承にとらわれない日本独自の見解を示すまでに充実し、我が国独自の鍼灸療法の発展を示すものであるといえよう。

2　鍼灸療法における対象症病と鍼技術の変遷

1．鍼灸療法の対象症病の発展要因

1500年代後半から1600年代前半の鍼灸療法の主流は鍼法より灸法にあったが、その原因の一つには鍼の材質、製作技術にあったと思われる。

近世以前に使用された鍼は「鉄鍼」が主流で、銀鍼・金鍼が製作され始めるのは少なくとも1580年代以降と考えられる。針金を引き抜き法で製作する技術は16世紀以後であるから、当時の鉄鍼の製作は刀剣を製作する方法と同じく「馬鍼」などを鍛えて作成していたと見られる。一本の鉄の鍼を製作するにはかなりの手間を要したであろう。作りにくく、しかも錆びやすく硬く折れやすいため、管理が難しい上に痛みを与えることの多かった鉄鍼の問題点が、鍼法を実際には行いにくく理論にのみ流れる傾向にしていたものと見られる。鍼術が容易に展開されるためには、比較的製作が容易で管理・治療の上で優れている鍼である銀鍼の普及が待たれていたであろう(5)。

筆者は、鉄鍼、ステンレス鍼、銀鍼および金鍼の特性を見るために、ブドウ球菌を用いて培養試験を試みたが金属の殺菌効果は鉄鍼と銀鍼が最も高く、鉄鍼は5、6時間で錆びて鍼周辺が茶色に変色するに至ることを確認した。このことからも他の材質の鍼に比べて、鉄鍼がいかに錆びやすく管理が当時は難しかったかを推測するに難くない。

また、近世の鍼灸の医書には灸療法の施灸後の火傷による過誤の予防、過誤後の処置が掲載されているのに、鍼療法については折鍼の予防と処置法のみ記載され、化膿の予防の記載がどの医書にも見られないことは、この銀鍼による金属の殺菌効果が起因していたものであろう(6)。

2．鍼灸療法の普及

1600年代の鍼術の普及状態を見ると、杉山和一が失明し鍼灸家を目指して江戸の山瀬琢一に入門したのが17歳頃とされている。また、山瀬琢一は1658年に検校となっている。さらに、和一の『三要集』の跋文に、

> 「予少年の時病ひ有り。鍼を以て之を治す。又中年に病有り。時に師入江先生鍼を伝ふ。三年にして自ら治す。其後ち人に刺して病を治すること数多なり。」

とある。

これらの記述は1630年代から1650年代の鍼術の状況を物語っている。入江良明に習った山瀬琢一が江戸で鍼灸術を行い、和一も少年時代(1620年代か？)に鍼治療を受けた。その後自ら中年期には「其後人に刺して病を治すること数多なり。」との記述から、当時我が国で鍼術が高貴の者のみでなく庶民の間にも普及して行った状況を見ることができよう。

この状況が、1680年代に著された『大概集』『要法指南』および1718年に刊行された『重宝記』に見ることができる。

和一の『大概集』では45項目が適応症病として示されている。その治法には、該当経穴をあげるのみで鍼灸の処方の別が明らかに記述されていない項目が多い。一部の症病には「補瀉」「補」「瀉」をすべしと述べるに止まっている。

これは、鍼灸の別の記載のない症病は、鍼灸ともに適応するものと解釈しうる症病で、おそらくは視覚障害者が行うには灸法が対応しにくいところから、鍼による補法、瀉法を指示しているものと考えられる。

和一以降の『要法指南』および『重宝記』は、いわゆる晴眼の医家による著作で、従来の「捻り鍼法」「打ち鍼法」に加えて「管鍼法」が述べられており、症病対象が鍼灸ともに広く行われるようになっている。特に『重宝記』では鍼、灸ともにほぼ全ての症病に適応させている。これに反して『要法指南』では、中国の金元時代の四大家の李杲(東垣)(1180～1251)、朱丹渓(1281～1358)の記述を参考にするなど前世紀的様子が随所に見られ、やはり鍼法に比して灸法に重点がおかれていた様が伺われる。

これらのことから、1600年代の中・後半に銀鍼・金鍼の普及によって鍼治法が手軽に行えるようになると、次第に様々な症病に対して試みられるようになって、対象症病も広く応用されるに至っていたのである。

【経絡経穴ならびに対象症病に関する使用文献】

以下に「経絡経穴」および「対象症病」の考察に用いた鍼灸書、経穴書の資料的な意義を一括して示す。(資料編の医籍年表「中国編」および「日本編」を参照)

(1) 曲直瀬道三：『鍼灸集要』および『鍼灸指南集』(7)

①『鍼灸集要』一巻(16世紀後半)

この書は、初代曲直瀬道三(1507～1594)が著した鍼灸書である。写本としてのみ伝えられており、正確な著述年代は明らかではないが、巻末に記された識語によれば、永禄六年(1563)に道三が門人に与えたものであり、道三の五十代半ば頃の著述という。本書は二部構成になっている。前半は鍼灸術における重要事項を九十項目にまとめたものであり、後半は病証五十五項目をたて、鍼灸術の各論を述べている。いずれも宋より明に至る医家の著述からの引用を中心に構成されている。前半では明・徐鳳『鍼灸大全』、明・高武『鍼灸節要』・『鍼灸聚英』、および南宋・王執中『鍼灸資生経』などが中心である。後半の「諸証的治応穴」では明・王璽『医林集要』、明・月湖『全九集』が中心となっている。底本は、京都大学富士川文庫所蔵の写本。

医書『医心方』(984年撰述)が古代中国の主たる医書から引用して編集したスタイルと類似する形式であり、鍼灸療法の再導入期の未消化の状況が伺われる。

巻頭には「足の陽明の広狭…」から始まる経脈の走行および経穴の経脈の所属が不完全ながら示されている。この内容掲載の意味は不明であるが、道三らが用いたものと考えられるため、「経絡経穴」の比較資料として使用した。(表2－1参照)

また、後半に示されている「諸証的治応穴」の病証五十五項目は、1600年代以前の鍼灸療法の対象症病の状況を知る上で貴重であるので、表2－5「近世日本における鍼灸療法の対象症病の推移」の検討資料とした。

②『鍼灸指南集』一巻

「経絡経穴」について解説するもので、写本によってのみ伝承されてきたようで、その著述年代は明らかでない。手の太陰肺経より足の厥陰肝経に至る十二経について、各経ごとに流注および所属経穴とその部位が解説されている。ただし現存のテキストでは巻末の厥陰肝経の一部を欠いている。恐らくは、その後に続く督脈、任脈も欠けているのではないかと思われる。また、解説中に岡本一抱(1655頃～1716頃)の説が示されていることからも、後世に手が加えられているおそれも伺われる。

解説の形式は、古典の文章を引き、その下部に改めて経穴部位についての解説を書き加えている。その解説は実際的かつ具体的なものであって、実際に経絡経穴を取り扱った者でなければ解説しにくい点が諸処に伺われ、今日に応用すべき方法が提示されている。

底本は京都大学富士川文庫所蔵の写本である。『鍼灸医学典籍』内容提要には、構成上の特徴として、全経穴が経脈に配属され、その順序が経脈の流注にしたがっていること、各経脈名の下に所属経穴数と気血の多少についての記述があることから滑伯仁の『十四経発揮』を手本にしていると紹介されている。しかし、つぶさに見ると必ずしも『発揮』の説をとらず、また経穴取穴法には臨床実践を踏まえて編集されていることがわかる。(表2－2参照)

(2) 曲直瀬玄朔：『医学天正記』二巻(1607年)(8)

曲直瀬玄朔(1549～1631)は通称道三(二代目)、東井と号した。曲直瀬正盛(正慶、翠竹院道三)の妹の子である。安土・桃山時代より江戸時代初期にかけて、金元李朱医学を日本化し、父道三とともに日本医学中興の祖と称せられた(9)。

『医学天正記』は天正・慶長年間、玄朔が実際に診察し治療した症例345を病類別に整理した治験録で、60病門に分けて治法の要旨を掲げて主要の処方を示し、また灸治を掲げている。

この書に示されている二代目の曲直瀬玄朔が実際に行っていた治験類60病門の処方から、1600年代前半に鍼灸療法が「症病に対してどの程度おこなわれていたか」を見る資料として用いた。

(3) 杉山和一：「杉山流三部書」；『選鍼三要集』(10)

「杉山流三部書」(『療治大概集』、『選鍼三要集』および『医学節用集』)の著者とされる杉山検校和一(1610～1694)は管鍼術の祖であり、五代将軍徳川綱吉の侍医としてその高き技能と人格を見出され、江戸期を通じて日本鍼灸の基礎を築いたとされている(11)。

この『選鍼三要集』は杉山和一によって少なくとも1670年以降に編集されたものと思われる。初めて「杉山流三部書」が活字化された明治十三年二月の「序」に今村亮は、

「特命ヲ以テ関東総検校トナル肄館ヲ建テ鍼治講習所ト云フ諸方ヨリ門人来聚リ別ニ一派ヲ開ク世ニ之ヲ杉山流ト云フ著述三部アリ一ヲ大概集ト曰フ(鍼ノ刺術病論ヲ説ク)二ヲ三要集ト曰フ(鍼ノ補瀉十四経ノ理)三ヲ節用集ト曰フ(先天後天脉論)是書畢生ノ精力ヲ以テ鍼法ノ秘蘊ヲ発揮ス之ヲ篋中ニ秘ス…」

と記している。

そのうちの『三要集』の和一が記した序文に、

「予、其幽言を慕ふて書を作りて大意を述ぶ、實(まこ)とに門人初學の為に發す。」

また、同じく『三要集』の跋文の末にも、

「且つ此の書は不學の者に教へ、且つ盲人に諳んぜ使めんが為也。」
とあって、これらの書が鍼灸家を目指す門人初学者のために、また盲人が覚えやすいよう簡単明瞭に工夫されて編集された様子が伺われる。1682年に開設された鍼治講習所において使用されたものと見られる。

『三要集』巻の下の「十四経穴並びに分寸」の項から1600年代後半の経絡経穴の使用状況を見るための検討資料とした。(表2－3参照)

『療治大概集』は総論的な項目として、鍼治に関する項目10、取穴に関する項目3、鍼灸薬の治忌日・吉日に関する項目8の21項目が述べられている。治病の論として、33病症と婦人門4項目および小児門8項目、計45項目に分けて症病治例が示されている。この4項目の症病の処方から、鍼灸療法受容ほぼ100年後の鍼灸療法普及時の鍼灸療法の応用状態を考察した。

なお、『医学節用集』の成立については、第4章において後述する。

(4)岩田利斎：『鍼灸要法指南』六巻(1686年)(12)

原本は、享保五年(1720)に刊版とあるが、自序は貞享三年(1686)に著されているものである。臨床上の諸注意、灸法の心得、骨度や身体部位の解説、経穴部位および病症治例について詳細に述べられている。

巻一は鍼治に関する基本的な事項から刺鍼法について76項目。巻二は灸治に関しての基本と灸法を14項目。巻三は全身の部位の解説、巻四は経絡経穴に関する事項である。巻五が症病に対する治法に関して100項目、巻六は婦人病23項目、小児病28項目が述べられており、症病総数151項目にわたる。杉山和一とほぼ同時代の晴眼鍼灸家・岩田利斎の鍼灸療法が、どのような症病に鍼灸を用いていたかを本書の巻五、巻六の症病合わせて151項目の処方から検討した。

(5)本郷正豊：『鍼灸重宝記綱目』一巻、享保三年(1718)(13)。

この書の著者・本郷正豊は打鍼術の御薗意斎の系譜中にも見える。この書の平住専菴による序文に、

「隠士本郷正豊、嘗て惻隠恵民之心を以て医道重宝記を編集し、已に大に世に行る。」
と述べられており、医療にかなり精通していたことが窺われる。

この書は享保二十年(1735)再版、寛延二年(1749)に再々版されている。

寛延二年の再版書の巻末に、正豊が享保三年に記した一文を載せ、

「今我朝の諸医専ら湯薬を用て、而て唯鍼灸は庸医盲人の業とす。必ず此を捨ること勿れ。古来鍼灸の書多しといへども文盲の輩何ぞ良くこれを伺ふことを得んや、故に予其謭陋を忘れ、僭倫を顧ずして群書之要領を采り至近至要之義を録して以て野巫(やぶ)医之、助とするのみ。」
とあり、刊行の由来を「今の日本の医療は専ら湯薬のみで鍼灸療法は庸医と盲人の業となっている。深遠なる鍼灸術を必ず廃れることなくすべきである…文盲の者達はよくこれを伺うことを得るだろうか。それ故に、様々な書籍から主たるところを記述するに至った。」と述べている。従って、本書は随所に絵図を配して難字には読み仮名を付すなど、解りやすくしようと工夫されて撰述された半サイズの鍼灸書である。

前半は、鍼灸に関わる総論として、鍼法・灸法を47項目にわたって解説する。中盤は経絡経穴に関する経穴の部位、鍼灸の実際の刺し方・据え方、主治症などの事項を述べ、

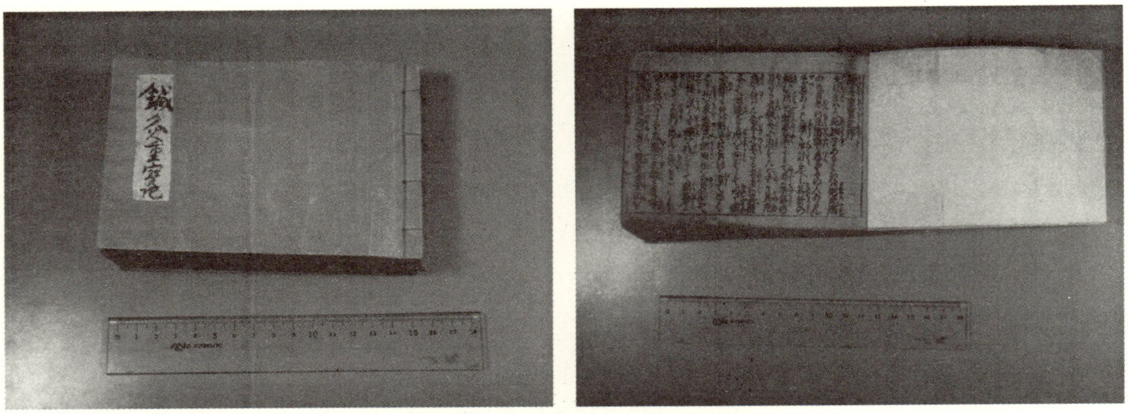

写真2-1　本郷正豊『鍼灸重宝記綱目』第三版(1749年)

後半において、さらに詳細に「初生雑病(はじめてうまるる)」として22の細目にわたって鍼灸治法を示している。この「鍼灸諸病治例」として、症病74項目に婦人病40項目、小児の病6項目の計120症病を対象にして、1700年代前半における鍼灸療法の応用状態を考察した。

(6)小坂元祐：『経穴纂要』、文化七年(1810刊行)(14)。

小坂元祐は亀山藩の侍医、中国の古医書より諸経穴の部位に言及して各医書の経穴の経絡走行や部位について、門人らの10数年にわたる比較検討の成果をまとめている。本研究の曲直瀬道三ならびに杉山和一の「経絡経穴」の見解を考察する上での参考資料とした。

(7)滑伯仁：『十四経発揮』(15)

中国の元・明の医家、滑寿伯仁(1304～1386)が1341年に著作したものである。それまでの経絡経穴の異説を集大成して統一を計った経絡経穴書である。この書の構成は、

巻上　手足陰陽流注篇

巻中　十四経脈気所発篇

巻下　奇経八脈篇

の三巻からなる。その凡例に、

「一、　十二経所列次第。並以流注之序為之先後
附以任督二奇者以其有専穴也　総之為十四経云」

「一、　註者所以釋経也　其訓釋之義凡有三焉　訓字一義也
釋身體腑臓名物一義也　解経一義也　其載穴法分寸則圏　以別之」

と、奇経八脈の内の任脈と督脈には十二経と同じく独自の経穴が所属していることから、十二経脈に二脈を加えて十四経とする旨が述べられ、「十四経の概念」を定着させた書である。そして、註釈法については、

「一、　註は経をもって釈する所以なり。その訓釈の義におよそ三つ有り。字を訓する、一つの義なり。身體腑臓の名物を釈する、一つの義なり。経を解く、一つの義なり。その穴法分寸を載するは則ち圏して以て之を別つ。」

とあるように、原典は『内経』に基づき、用いられている文字の解釈と身体や臓腑、その他経脈の病証、気血の多少、脈法など有名な事項に解釈を加えている。そして、経脈中の経穴を「穴の歌」として各経脈ごとに列挙して総数354穴を示している。また、その経脈の流注や経穴の分寸(取穴法)を各書物から検討して適当と考えられる見解を示している。これ

らから、近世日本はもとより現今の中国鍼灸学における経絡経穴の基本原典とされている書である。経絡経穴の近世鍼灸療法の基本原点として、中国の書ではあるが検討の資料として使用した。

経絡経穴の走行、部位については、「十四経脈気所発篇」によって表2－4としてまとめた。

(8)その他の関係文献(16)

以下の文献では、経絡経穴の走行、部位に関して、見解が特に相違する頭部(前額部)、頸部、胸部、腹部および背腰部について検討し参考としたものである。

(あ)中国古典典籍経絡経穴文献

①『黄帝内経』:『素問』気府論(五九)および『霊枢』肺兪(五一)

②『鍼灸甲乙経』:晋の皇甫謐(皇甫士安215～282)著。一名『黄帝三部鍼灸甲乙経』。

③『黄帝明堂灸経』:992年完成(北宋初め)。

④『銅人兪穴鍼灸図経』取穴鍼灸:1026年(北宋)王惟一(987?～1067)著。

⑤『鍼灸資生経』:1220年刊(南宋中期)王贄中(12～13世紀)著。

⑥『鍼灸大成』:1601年(明)楊継洲(1522～1620)著。

(い)日本古典経絡経穴文献

⑦『鍼灸遡洄集』:江戸・元禄八年(1695年)に高津松悦斎敬節刊行。

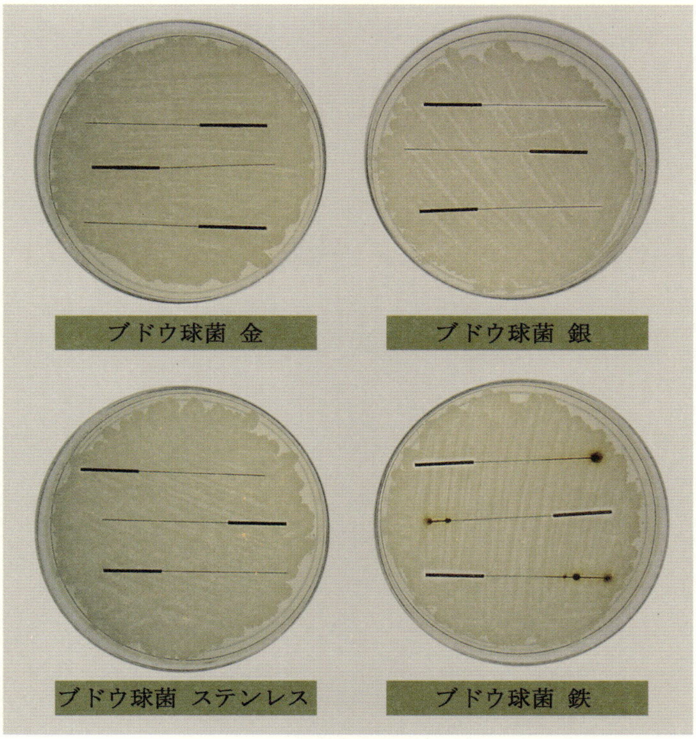

写真2-2　ブドウ球菌を用いて鍼の材質による殺菌効果について

注

（1）曲直瀬玄朔：『医学天正記』「鬱証」、大塚敬節・矢数道明編「近世漢方医学書集成6」収載、p93、名著出版、1979年

（2）曲直瀬玄朔：『十五指南篇』第一「勧学の次序」、同上、p217

（3）真柳誠：「江戸期渡来の中国医書とその和刻」〈2．普及程度と時期－－和刻率・普及指数〉、山田慶兒・栗山茂久『歴史の中の病と医学』所載、p301-340、思文閣出版、1997年

（4）木下晴都『杉山和一とその医業』「医業のあらまし」、p46-53、私家版（出典、年不明）。

（5）筆者：「近世日本における使用鍼の材質について」、第55回日本東洋医学会総会報告、2004年

（6）「ブドウ球菌を用いて鍼の材質による殺菌効果について」：筑波技術短期大学衛生学実習室において、2003年に行った培養試験である。予め培養したブドウ球菌をシャーレ中の血液培地に均等に配置し、その上にオートクレーブで殺菌した鉄鍼、ステンレス鍼、銀鍼および金鍼（いずれも寸三：鍼体の長さ3㎝・三番、太さ0.2㎜）を置いて、37度の培養器中に24時間セットして殺菌効果を確認した。殺菌効果の最も高いものは鉄鍼と銀鍼、次いでステンレス鍼、金鍼には効果が認められなかった。（写真2－2参照）

（7）曲直瀬道三：『鍼灸集要』『鍼灸指南集』、ともに「鍼灸医学典籍集成」収載の影印本。

（8）前掲：曲直瀬玄朔『医学天正記』

（9）矢数道明：「曲直瀬玄朔（二代目道三）の業績」、「近世漢方医学書集成6」、p9、名著出版、1979年

（10）『杉山流三部書』、明治十三年復刻原本。『選鍼三要集』、『療治大概集』および『医学節用集』が杉山和一著述として従来『杉山流三部書』に掲げられているが、後述するように『医学節用集』は近世後半に編集されたものと考えられる。

（11）浅田宗伯：『皇國名醫傳』「杉山和一」、『醫家傳記資料　下』より、青史社、1980年

（12）岩田利斎：『鍼灸要法指南』六巻（1686年）、「鍼灸医学典籍集成」収載の影印本

（13）本郷正豊：『鍼灸重宝記』三版、（1749年）（原本）

（14）小坂元祐：『経穴纂要』、文化七年（1810刊行）、「鍼灸医学典籍集成」収載の影印本

（15）滑伯仁：『十四経発揮』（1341年）、日本内経医学会作成のテキストファイルおよび岡本一抱編著『十四経和語抄』の復刻原本（昭和五年）。

（16）その他の関係文献

本文掲載の①から⑦までは「鍼灸医学典籍集成」（オリエント出版社）に収載の影印本。なお、⑥の『鍼灸大成』は北京堂治療院作成のテキストファイル。

第３章　近世の思想と視覚障害者が果たした役割

近世日本の初頭、中国医学がもたらされるとともに、鍼灸療法も再受容された。この再受容期の鍼灸療法は、中国の宋代から明代のものを鵜呑み的に受容するのみであったものが、受容後ほぼ100年後には、日本独自の鍼灸療法が発展しつつあった。その発展の大きな要因の一つに中国思想・儒学の影響を受けつつも、やはり日本独自の思想「古学」などの台頭があったと考えられる。

そこで、本章では中国思想史のうちで、新しく発展を見せ、以後に多大な影響を及ぼした宋学から明学の思想（1）が、我が国への受容とその後における独自の発展をみせた思想的な背景を概観して、鍼灸療法の発展への思想的影響を考察する。

次いで、我が国の視覚障害者（以下、視障者と略す）が今日、鍼灸・手技療法に携わって医療の一端を担うように定着したのが江戸時代であった。こうした視障者が医療に関わる偉業は世界に類を見ない。はたしてどのような経緯で視障者が鍼灸、手技療法に関与するようになったのかは、今だ明らかではなく推測の域を出ない。今日の基盤を築いたと目される1600年代に着目して、その時代背景を踏まえて視障者と鍼灸・手技療法との関わりについてその一端を考察しようと思う。

第１節　日本における儒教の受容（概観）

1　朱子学の再受容（2）

儒教が日本に伝来し、江戸時代の思想界、とりわけ儒学思想界において、新儒教といわれた朱子学の果たした影響は大きい。日本に朱子学が入ってきたのは、1200年頃といわれている。この年はちょうど朱熹の歿年頃であったから、日本への伝来が遅かったとは決して言えないであろう。その後、京都五山の禅僧が兼学して鎌倉･室町時代へと伝えられ、朝廷の中でも学者の秘伝として伝えられるのみで、一般的には朱子学は自由に研究されていなかった。しかし朱子学が本格的に受容され普及していったのは、藤原惺窩が臨済禅から取り出した朱子学を弟子である林羅山（1583～1657）が、江戸初期に、清原家の秘伝の禁を破って朱熹の著書である『四書集注』（『大学』・『中庸』・『論語』・『孟子』の注解）を公にしたことに始まるという。

江戸時代の日本において、朱子学は儒学の基本となっていったが、単に朱子学のみで固まっていたわけではない。陽明学が研究され、日本固有の古学派が生じても来ている。

しかし、日本において朱子学の学問体系を全面的に否定した思想家は古学派以外には存在せず、如何に朱子学を取り込むかに腐心したのが実情であった。

2　古学思想の勃興

江戸幕府は朱子学を官学として採用したが、それを官学として持ち込んだのが林羅山であった。この朱子学は理気二元論といわれ、民衆を支配するための徳目倫理であった。朱子学の徳目は致知・格物・正心・誠意・修身・斉家・治国・平天下の８条目あり、現状維持・幕府権力への妥協・階級節度の制度化であった。

このような朱子学派を批判し、対抗して始められた日本独特の儒学が一般に古学派といわれるものである。朱子学の自然哲学・人生哲学および倫理・道徳を、古学派はこれらを主観的であるとして、孔子・孟子の原始儒教に帰ることを主張したのである。

古学派に属する儒学者としては、江戸の山鹿素行（1622～1685）と荻生徂徠（1666～1728）、京都の伊藤仁斎（1627～1705）があげられる。

古学のことを山鹿素行は聖学、伊藤仁斎は古義学、荻生徂徠は古文辞学といったが、寛文三年（1663）ごろ山鹿素行や伊藤仁斎が始めた古学は、幕藩体制の枠組の外にはみ出して発展しつつあった社会・経済・文化の傾向を、徳目倫理で制約することの無意味さを自覚し、もっと進歩的な実践理性を要求しようとするものであった。

素行の聖学は、江戸時代の階級節度の矛盾の解決に苦心し、生産階級でない士階級を教化階級と規定して、士は教師でなければならないとした。仁斎の古義学は、寛文元年（1661）に同志会の集まりにあらゆる階級の人びとを網羅し、人間最大の幸福は交道すなわち社交であるとした。徂徠の古文辞の学は、孔子を特に重視し、孔子の教えの復元に意を注ぎ、言語学を研究し本居宣長の国学に影響を与えたといわれている。文学・芸術を人間の最大幸福とし、また復古学ともいわれるように、先王の道を現代に生かすため、将軍吉宗に『政談』『太平策』を献呈している。

このような復古の学問が打ち立てられた理由として、源了圓は『徳川思想小史』(3) の中で次のように述べている。

①人間性の要求という点について、人間の欲望に対して消極的か、もしくは否定的な朱子学や仏教、その他の教えに彼らは満足できなかった。古代に帰ろうとする彼らの要求は、人間性回復への内的衝動に根ざすものである。

②朱子学の教えがあまりにも理に勝ちすぎていて、彼らの心情を満足させることができなかった。

③朱子学がとかく空理空論におちいって、日常生活における実践に欠けるところがあることに、彼らは飽き足らなかった。

この一番目の背景には、人間解放の時代である元禄期を通過した彼らの人間としてのセンスというものがあったのであろうとし、二番目三番目に関しては、時代や社会の影響とともに、情緒的・心情的な日本文化や国民性が、その本来の力を復元し始めたためではないかとしている。古学者は、伝統や文化の中にこそ普遍的な人間性の理念が展開されていると考え、その解明を通じて自己の人間性を培おうとしたのであると述べている。

3　復古的神道 (4)

1. 吉川神道

江戸時代の始めには、幕府公認の神道の家元として、全国の多くの神職の免許の許認可権を吉田神道が持っていたが、これに対して朝廷ゆかりの神社は、白川家の伯家神道が管轄していた。その一方、比叡山系の山王一実神道や高野山系の両部神道、伊勢神道なども併存しているという状態であった。

この状況下において、徳川幕府が朱子学を官学とするのに従い、吉田神道の道統を継いだ吉川惟足（1619～1694）は、吉田神道をベースに儒教思想を取り入れた神道を提唱した。これが吉川神道である。

吉川神道は、神道を行法神道と理学神道とに分けて、神主が祭りや日常の奉仕活動を行うことを行法神道とし、天下を治め政治を行うことを理学神道として、理学神道に重点を置いたところに特徴があるとされている。

また、天地万物を主宰する神の神性がすべての人間の心に内在するという神人合一説を唱えたのも、吉川神道である。天地の運行は万物の母である土と万物の父である金との調和によっている。これは人間にあっては敬〈つつしみ〉と義であると、日々の生活における倫理の大切さを吉川神道では強調している。

これをさらに深め、人倫の中核としての君臣の道を第一義の問題であると考え、このことから、国体の護持と君臣の道の遵守というものが神道の本質であるという考え方が生じてきた。この考え方は後に山崎闇斎の垂加神道に継承され、さらには本居宣長や平田篤胤の復古神道にも影響を与えることとなっていったといわれている。

2. 垂加神道

吉川神道の課題を引き継いで発展させたのが山崎闇斎（1618～1682）が唱えた垂加神道である。山崎闇斎は当時のさまざまな神道流派を検討し、それらを集大成して、垂加神道として大成させた人物である。

垂加神道は、朱子学を基調として陰陽道や気学を取り入れ、封建体制の遵守、皇室の護持を強調した、激烈な尊王思想を中核に据えたものであった。当時、皇居のあった京都の地でこのような天皇崇拝の姿勢を説いたため、武士や民衆まで幅広い支持を集め、幕末の尊皇攘夷思想へ多大な影響を及ぼしたものであった。

それは国学や水戸学の源流となり、近世最も影響力のある神道として、幕末の尊王討幕運動や王政復古の思想的原動力となったものである。

ちなみに契沖（1640～1701）の学を継いだ荷田春満（1669～1736）、賀茂真淵（1697～1769）、本居宣長（1730～1801）、平田篤胤（1776～1843）ら国学の四大人が行ったことは、外来文化思想である儒教や仏教の影響を受ける以前の日本固有の姿を探求し、本来の神道の精神を復活させようとしたものであった。これは復古神道と呼ばれ、明治維新以降の国家神道へ繋がっているものであるという。

第2節　復古的思想と鍼灸療法の発展

前節で1600年代、1700年代に日本に展開された古学思想や神道における復古的思想の状況を見たが、鍼灸療法の伝承から発展の背景にはこうした復古的な思想が大きく影響していたものと推察される。そこで、本節では第2章で示した「近世日本における経絡経穴の使用状況および鍼灸療法における対象症病の推移」から、鍼灸療法の思想的背景を考察してみようと思う。

1　復古的思想と鍼灸の経絡経穴の応用

曲直瀬道三の鍼灸に関わる傾向は、その著書『鍼灸集要』および『鍼灸指南集』から見て、明代に著された『古今医統』あるいは『鍼灸聚英』などの系統を引くものの影響を大きく受けて、自説を説くというより多くは中国医書の引用、抜粋であった。

一方、ほぼ100年後の杉山和一の「杉山流三部書」『選鍼三要集』巻の下「十四経穴並びに分寸」では漢代から唐、宋代における中国古代の『鍼灸甲乙経』、『千金方』、『外台秘要』および『銅人兪穴鍼灸図経』などの医書ならびに明大の医書ではあるが『内経』の古典を重視する復古的な『類経』などからの経絡経穴説の影響が強く現れている。

この鍼灸療法の受容期に用いられた医書と100年後に引用されたテキストとの相違はどこからくるのであろうか。

それは、古学的な風潮が強くなる1600年代後半の復古的な気運が古典に目を向けたものと解されるところである。

また、経絡に所属する経穴について見ると、『選鍼三要集』では「督脈に所属する経穴」に「中枢穴」を加えて二十八穴としていること、あるいは肝経に「急脈穴」を加えて十四穴が所属するとするなど、これ以前の日本や中国の古典書に見られない形を取っている。しかも、その後に刊行された小坂元祐『経穴纂要』文化七年（1810）にもこの経穴説が引き継がれており、従来の形にとらわれない日本固有の発展を示している。

この日本特有の経絡経穴論を展開したことも古学・国学の日本人としての魂の芽ばえ、人間性の独自の現れとみることができよう。

2　復古的思想と鍼灸の対象症病の推移

次に鍼灸療法の対象症病の推移を見てみよう。受容期には、鍼の素材が鉄鍼に頼らざるを得なかった事情もあって、十分な発展を見ることが出来ず、専ら灸法に依存していた。それが、銀鍼、金鍼が製作されるようになると1600年代前半から次第に鍼術が一般に行われるようになって行った。

しかし、その多くは症病に対応する局所的なものにとどまり、本来の中国古典医学が目指す全身把握による本態に施術するものではなかった。

ところが、1600年代後半になって鍼灸術が一般に普及し、広い症病の領域に応用されるようになると、さらなる充実した実践として本来の古典医学研究の必要性が求められるようになった。その現れが1600年代から1700年代にかけての鍼灸書にその間の事情を物語る記述が見られることからわかる。

杉山和一の『選鍼三要集』の跋文には次のようにある。

「壮年に及て霊枢を聞く。その理深ふして事広し。今刺す所の本朝の流は経絡を捨てて病ひのみを尋ね、聖人の伝えるところの道は廃れたり。是を以て按ずるに学ぶ者は鍼せず、鍼するものは学ばず世は末世にして人の気短かく如何にして是を起さんや、僅かに書を作て不学に与ふ。」

と述べて、「今刺す所の本朝の流は経絡を捨てて病ひのみを尋ね、聖人の伝えるところの道は廃れたり。」と、本来の姿が失われていると指摘している。

また岩田利斎の『鍼灸要法指南』の序文に、同じような記述が見られる。

「近世なお鍼刺之法、日月に廃る。蓋し経絡を明めざるに由て也。故に予、不敏たりと雖も竊に素難の意を以て窺ひ、暁し易きの辞を以てほぼ明め難きの義を明す。」

といって、やはり「近世なお鍼刺の法が日月に廃るが故に『素問』『霊枢』の義を明らかにするのだ。」と原点の本旨を説くことを強調する。

さらに本郷正豊の『鍼灸重宝記』の（浪華）平住専菴による序文中にも、

「今の工たる者、多くはその鍼灸の通達するところを知らずして而して病に逢う時は則ち妄りにこれを治して而して之が功を求む也。」

とある。すなわち、今の医師の多くは鍼灸の真の道を知らないで、むやみに病症のみを治そうとするのみであると述べている。

そして、同じく『重宝記』の末文に本郷正豊は、

「今我朝の諸医専ら湯薬を用て、而て唯鍼灸は庸医盲人の業とす。必ず此を捨ること勿れ。古来鍼灸の書多しといへども文盲の輩何ぞ良くこれを伺ふことを得んや、…」と、当時の医療は湯液のみで鍼灸は専ら盲人の業となっている。鍼灸法を廃れさせてはならない…と、本来の経絡経穴を踏まえた治法を行うのが重要であることを暗に述べている。

このような原典に即した本来の鍼灸療法を説く鍼灸書は上記の書を含めて、「杉山流三部書」の『選鍼三要集』、『療治大概集』（1680年頃までに刊行か）、岩田利斎の『鍼灸要法指南』（1686年、自序年）、高津松悦斎敬節の『鍼灸遡洄集』（1695年刊）、岡本一抱の『鍼灸抜粋大成』（1698年刊）、そして本郷正豊の『鍼灸重宝記綱目』（1718年刊）など多数見られる。これらの鍼灸書には『内経』や『難経』などの古典医書からの引用が多く見られるようになっていることからも復古的傾向が強く現れていった様子が理解できよう。

3　鍼灸療法における理念の推移

次いで、鍼灸療法の医学的思想背景を見てみよう。

曲直瀬道三が『鍼灸集要』において、鍼灸の理念を明代の書より引用して示したが、その意向は受け継がれなかった。曲直瀬道三の二代目曲直瀬玄朔が著した『医学天生記』(1607年)に見るようにただ「膏肓」の箇所に灸を施す簡便な局所治療のみが行われていた。

こうした傾向は和一や利斎、さらには正豊の時期においても、本来の経絡を中心にした素霊（『黄帝内経』素問・霊枢）あるいは素難（素問・八十一難経）に基礎をおいた鍼灸療法は、なお行われておらず対症療法的な局所的治法が行われていた。

ところが鍼灸療法が多くの症病に湯薬と並んで応用されるようになると、一層の充実を図るためにこれまでの鍼灸療法を批判して、単なる症病に対する処置の手法では不十分であることを指摘し、伝統医療の基本に基づいて対極的治療の必要性が求められていった。

1600年代後半に『黄帝内経（素問、霊枢）』および『八十一難経』の古典研究に向かわしめた一因であったであろうが、それは単なる鍼灸・医学界のみの問題ではなく、当時の思想背景の復古主義的な傾向も影響していると考えられる。

それは期を一にして、山鹿素行が初めて「古学」の主張を明らかにし、さらに伊藤仁斎、荻生徂徠が出て、元禄時代（1688～1704年）に全盛期を迎えている。古学の勃興による復古的な主張が、鍼灸療法を目指す者のなかにも影響して、古典原典への研究・応用に拍車をかけていたものと推察されるのである。

このような文芸復興的機運は、漢方医学の世界にも現れている。後世、古方派の祖と呼ばれることになる名古屋玄医（1628～1696）が現れている。名古屋玄医は、朱子学を治め中国医学の古典を読み解き、その『難経注疏』（1679年）の序文で、「仲景は、方の祖である。その書はみな難経、陰陽大論より方を立て法を説き、それによって、すべて陽を助け陰を抑えることをその心としている。」と述べ、難経を高く評価した。

鍼灸の世界においても、経絡経穴説に基づく古典からの本来の姿に立ち返るこの復古的な傾向は、「『内経』を知るには『難経』を知らねばならない。『難経』を知るには『難経本義』を知らねばならない。」という中国での気運に従って、鍼灸術の原典たる『難経』の考察

に向かわしめた。その現れが、元・明代の最も優れた『難経』の注釈書とされる滑伯仁の『難経本義』(1361年刊) の注解に至り、日本では最も大部の森本昌敬斎玄閑の『難経本義大鈔』(1678年刊) をはじめ、岡本一抱の『難経本義諺解』(1706年)、ならびに儒仏道三教を一つの真理として説くという広岡蘇仙の『難経鉄鑑』(1729年著作、刊行1750年) などの注釈書が著された。

このことからも1600年代後半以降に中国医学の源泉を訪ねる復古主義的思想背景の機運を受けて、漢代の『黄帝内経』や『八十一難経』、ならびに経絡経穴に関しても中国の西晋の『鍼灸甲乙経』、唐代の『備急千金要方』あるいは宋代の『銅人兪穴図経』や『鍼灸資生経』などへの古典に根ざす研究に向かわしめていたことが理解出来よう。

このような傾向は、真柳誠らの「江戸期渡来の中国医書とその和刻」(5) のなかで、「中国医書の和刻の年代推移では、和刻回数の約半数が1690年以前の前期にあり、中期に急激に減少し、さらに後期に減少していた。当現象は中期からの医学の日本化と日本医書の出版増加で、中国書の需要が減少したことの反映である。･･･分野別の和刻では、「内経」「針灸」系統が前期に集中して普及していた。当時の日本人にとって「針灸」は技術的に、「内経」は内容が難しかったためである。注釈本が普及した40～50年あと、単経本が和刻されていたのも同理由による。中後期にはこれら難点が克服され、両分野の書は需要も普及も激減した。」との報告と一致している。

以上のように鍼灸療法の世界にも当時の復古的、日本人の魂の芽生えといった古学的な思想が大きく反映していたことを物語っている。

第3節　視覚障害者と鍼灸・手技療法との関わり

明に渡り中国医学を修得した田代三喜、足利において三喜より医を学んだ曲直瀬道三によって、我が国において新たな中国医学の受容が展開された。それに伴い鍼灸の分野においても新たな発展を見た。それは当時の儒教思想の受容とも深く関わっており、古学、国学の勃興とも関わり、復古的な和学独自な気運にも影響されていった。

鍼灸の世界においては、室町時代からの吉田流鍼術、日本独自に開発された御園意斎を中興の祖とする打鍼術、秀吉の朝鮮出兵によって入江頼明が当時中国から朝鮮に訪れていた呉林達から習得したとされる入江流鍼術が展開されていた。曲直瀬道三も『鍼灸集要』『鍼灸指南集』、『診脈口伝集』などを編纂して受容と普及に努めていた。

一方、江戸期初頭 (1600年代) にはすでに視障者が鍼術・手技療法の医療に関わっていた。上層社会では徳川三代将軍家光に仕えた山川検校城管がその一人であり、一般庶民の間では江戸において開業し後に検校となっている山瀬琢一がいた。

こうした中で、我が国の鍼灸術を広く普及するに貢献のあった視障者の杉山和一が、1682年に五代将軍綱吉の許しを得て「鍼治講習所」を開設して本格的な視覚障害者教育に当たった。和一は多くの視障者の鍼家、按摩師を育て、その学習テキストとして、いわゆる『杉山流三部書』を著すとともに、鍼術の日本独自の手法である管鍼法を考案して、鍼術を晴盲に関わらず広く発展させた。

そこで、本稿では「視障者と鍼灸・手技療法との関わり」として、先ず視障者の暮らしから鍼灸・手技療法への動機を考察する。次いで、現在明らかとなっている最初の鍼家である山川検校城管の人物像に迫るとともに、「日本特有の管鍼法の祖・杉山和一」の動向について考察を深めたい。

1　視覚障害者と鍼灸療法との出会い

1. 視障者の社会的地位

我が国に文献の上で視障者が初めて登場するのが『日本書紀』の巻二神代下に「天目一箇神（あまのひとつめのかみ）を作金者となし…」という独眼の失明と目される神が登場するが他の神と同等に扱って一作業を担当している。したがって両眼の失明でないために視障者とは見なしていない。

『古事記』（中巻）の垂仁天皇のときに、口のきけない御子が出雲へ祈願のために向かうさい、占うと「那良戸より跛盲（あしなえめしい）に遇はむ。…」と足萎える者や盲者に出会うから別の道を行くようにする段がある。古代では障害者に出会うと縁起が悪いとして不浄なものと忌みされていた。しかし、一方では、こうした障碍のある者には特別な能力を備えていると畏威・尊敬といった感を抱いてもいたと思われる。我が国において視障者が医療の面に初めて登場する記録は、『今昔物語』の盲目の巫医が眼病を癒す記事である (6) とされるが、この「盲目の巫医」は障害者の畏敬の能力を持つものとして捉えていたものである。今日においてもに恐山の盲女の「口寄せ」(霊媒師) などはその例でもある。

仏教が伝承されると、その輪廻・宿縁の教えによって視障者であることを前世の宿縁と考えるようになって、視障者にとっては現世を正しく生きれば来世の道が開かれると幾分かの安らぎを生じたであろう。また、奈良時代に来日した鑑真は教理はもとより薬学にくわしく、天皇をはじめとして皇太后、太子、公家以下四百三十余人を授戒し、奈良の唐招提寺の開基となった。この盲となって渡来した僧鑑真は視障の者らに、「盲目の身であっても努力すれば高僧大家になることができる」という希望を与えたことは大きな偉業といえよう (7)。

2. 琵琶法師と盲僧の勃興

琵琶という楽器は西アジアに発生し、インドに伝えられて仏教楽器となって、経文の伴奏や説教の間に用いられていた。我が国には奈良時代に中国から伝来して、初め貴族社会で雅楽器として行われた。やがて琵琶が一般庶民の間に普及して行き、平安時代の初期にまずは僧侶の手に渡って、いわゆる琵琶法師が現れた。

平安期における仏教は天台・真言の二宗が最も盛んであった。いずれも声音成仏の進行で、仏前唱歌や往生講式の願文を唱する時、琵琶が演奏された。そして、この琵琶が視障者の手に渡り、琵琶法師となった視障者は家々を回って経文を琵琶の伴奏に合わせて唱え、病人のいる家などでは、加持祈祷や悪霊を払う祈願をするようになっていった。こうして、これらを職業とする琵琶法師が勃興した。

大隈三好は、視障者が僧となって琵琶を手にするようになった経緯について次のように述べている (8)。

「仏教の伝来によってわが国の統治者も慈悲というものを知った。さらに因果応報の教理をも知るにおよんで、来世の安楽を願う執心から、弱者救済の気運が生まれてくることになって、悲田院・施薬院が設置された。また、律令の上で篤疾者とされていた「盲人」も当然収容される資格があったことになるが、収容された「盲人」の多くは朝廷の悲田院ではなく、寺院の施設に収容されたらしい。こうしたことが、どうやら、琵琶が比較的早くに盲人の手に渡ったことと大いに関係がありそうである。

寺院に寄食する盲人が琵琶を覚え、門前の小僧習わぬ経を読むと言われるごとく、耳から経文を暗唱してしまい、それを琵琶に合わせて誦したのだろう。最初は、近在の村々をまわって合力を乞うていたことだろう。そのうちには、寺を離れて全国のあちこちを流れていったにちがいない。」

視障者が「寺院に寄食する盲人」、「琵琶との出会いの機会」を通じて寺院と関わるようになって琵琶法師、盲僧としての生活の糧を獲得していったという。時代が下るにつれ一般の庶民の間にも、職もなく乞食同様な視障者は寺院に入って琵琶法師となるのが至極当然のような風潮ができていったのであろう。

事実、かつて中国地方の一部と九州に多く存在した盲目の宗教者、いわゆる盲僧らは1年に数回琵琶を背負い、村々を訪れ、屋敷や竃の神である荒神様を祀るためのお経をあげたり、正月にお札を配ったりしていた。また、時には人々からの求めに応じて「くずれ」と呼ばれる語りものや滑稽話等を演じるなど、芸能者としての側面も併せ持った存在となっていた (9)。

一方、中央では当道座と呼ばれる盲人組織が着々と勢力を拡げていた。彼らはもともとは平家物語を語る琵琶法師の系譜をひく集団であったが、江戸時代になると、三味線や琴、鍼治療や按摩、金融業の世界へも進出するようにもなっていった。

このように我が国における視障者は仏教の伝承とともに、琵琶との出会いから、琴、三味線などの音曲の専門家としての道が開かれた。

鍼灸、按摩などの医療への動機はどこに見出されるのであろうか。やはり、仏教に関わる琵琶法師、盲僧の存在が大きかったのではなかろうか。盲僧は寺院を離れて村々の各家を巡って家内安全、無病息災、時には病気平癒など家持祈祷して歩いていた。各地を巡るうちに見聞きすることも多く、医療的な情報も持つ機会も多かったであろう。未だ医療が行き渡っていない当時にとっては、病気平癒や無病息災など医療的な面において頼りになる存在となっていたのではなかろうか。日常生活において、身の回りの情報を触れてみることが多い視障者の触覚は一般人より鋭敏である。視障者が病人の病気祈願のために身体に触れるうちに比較的簡易な按摩療法を行うのに特に抵抗もなく視障者が携わるようになり、それが次第に鍼灸療法にも広がって社会に受け入れられていったものではなかろうか。

2　鍼医としての山川検校城管貞久

視障者が鍼灸、按摩療法を最初に行っていたものとして一説にいわれているのが室町時代の検校明石覚一である (10)。覚一は花園天皇に鍼灸、按摩を施術して功績があったという。この琵琶奏者の名手であった覚一が鍼灸按摩を行っていたとすれば、はたしてどこから鍼灸、按摩術を習得し、どのような施術であったのか。当時の鍼灸、按摩療法の事情は第1章で前述したように、僧医による医術が主であり、しかも鍼療法よりも灸療法の方が施行が容易ということから灸療法が専ら行われていた時期であった。按摩療法についても平安以降は医療から離れ、「腹取り」などとして民間療法となっていたから、格式の高い覚一が行うような状況ではなかった。こうした状況を考え合わせれば「明石覚一のはり灸按摩施術説」は疑わしい。

現今までに視障者が鍼療法を行っていた最も古い記録としてわかっているのは山川検校城管貞久である。

山川検校城管貞久については、『徳川実紀』に次のような記述が見られる（11)。

「医者山川検校城管も年頃針治をよくし、恩遇を蒙りしかば、去年御病中にも昼夜看侍し奉りしが、をのが身をもてかはり奉らん事を、武蔵国豊島郡平塚明神に祈祷せしに、ほどなくさはやがせ給ひ、今年御上洛もことなくおはしけるをかしこみ、俸を損じて明神の社を再造し神田を帰附し、奉祠の寺号をも城管寺と改しとぞ。」

また、「武州豊嶋郡平塚郷上中里村平塚大明神の社并別当城官寺縁起」（以下、「城官寺縁起絵巻」と略す）(12) には

「終に寛永十一年申戌の秋を以て、土木の功を、郷人におほせ、幹事を与楽寺の寺主に社を修理し、又、安楽寺の旧跡につゐて寺を建立し、金剛佛子を招て住せしめ、以て當社の別当とし祭供をつかさらしむ。城管、又、良田一段を買得て祭供の料とす。」

との記載が見られる。

この鍼医として家光に仕え、平塚明神と城官寺を再建した山川検校城管貞久とは、如何なる人物であったであろうか。

山川検校貞久の出自については、『寛政重修諸家譜』(13)、および前述の「城管寺縁起絵巻」による澤登寛聡の研究に次のようにある（14)。

『寛政重修諸家譜』（以下、『諸家譜』と略す）によると、

「はじめ石亀を称し、貞久がとき山川にあらたむ」

「慶長十六年めされて大猷院殿（家光）の御傍近くつかへたてまつり、そののち疾により、明を失すといへども、猶御前に伺候し、検校城管とめさる。のち手づから銀づくりの小脇指をよび御印篭・御巾着等を賜う」

とある。

また、城官寺縁起絵巻の下巻第四段の詞書には（15)、

「平塚の里人、山川検校城官といふ者あり、はしめ無官の盲者たり、立身のため江戸へ出る時、身をきよめ、ものいみし、明神へ参りていはく、仰願くは、明神加護を加へ、検校となし給へ、しからすんは、ふたたひ此郷へ帰らしと誓ひて出ぬ、明神納受し給ひけるにや、後果して山川検校となり、大樹に近習し奉る、まことにありかたき利生なり」

とある（資料1「城管寺縁起絵巻　下巻　第四段」参照)。

一方、澤登は『新編江戸志』巻之四には平塚に関する記事があるという。そこで『新編江戸志』をあたったところ、『求涼雑記』の説を引いて（16)、

「むかし此平塚村乃土民の子に盲目あり十四五歳の比常に天下泰平天下泰平といふ慶長之比歟　御成の時田の間にて天下泰平と云声しけれは尋ねさせらるるに此盲目なり吉瑞の事を申よし上意にて召出されすくに　御城へ召つれ（ら）れ城官といふ勾当になさせられ五十石を賜ふ此後平塚村に居住す…」

とある。これによると貞久は平塚村の無官の土民の盲目の子で慶長のころ上意により江戸に出たとある。

澤登は、貞久が当初から盲目だったのか、あるいは家光に仕官した後に失明したものか、二説あることを指摘している。

以上の記録を手がかりに、資料2「山川検校城管略年譜」を作成して詳細に見ると、山川検校城管貞久は、寛永十年（1633）に家光病気のおりに平塚明神に祈願書をもって病気平癒を祈っている（17)。平塚明神には貞久が江戸に出立する時にも大願成就を祈願している。この社は元「石神明神」(18）といわれたこともあって、藤原氏支流の石亀家にも古来から由緒ある寺社であったろう。それゆえに守り神たる霊験あらたかな神社に祈願したものと思われる。「平塚村の土民」、「無官の盲目」とは「武州豊嶋郡平塚郷上中里村」の豪族石亀家の子、地侍の子と解せるところである。

それは、平塚明神の絵巻を見ると、絵図1は絵巻中の貞久が平塚明神に祈願している様子を表しているものであるが、この絵図が寛永十年の家光病気祈願の様子を描いたものとすると、すでに家光の下での検校にあった者としては、身なりが検校姿ではなく、社の外で土下座しての祈願、伴が若侍一人、しかも携えている杖は検校職にある撞木杖でないことなどから、この絵図は江戸へ出立する時の様子を描いたものである。それは絵図2の寛永十一年に家光病気平癒のお礼に寺社復興を指示している貞久は、検校姿に撞木杖を携え伴侍も複数描かれており、絵図1とはかなり相違していることからもわかる。

絵図1が、貞久が江戸に向かう際の神社祈願であるとすれば、背後に杖を持った侍が控えて描かれていることから、貞久はすでに侍が伴する身分にあったことを語っている。このことも単なる土民でなかったことを裏付けているといえよう（19)。

次に、貞久の生没年については、『諸家譜』には

「二十年十一月十四日死す。法名春廓。牛込の光照寺に葬る。」

とあって、寛永二十年（1643）十一月に没しているが何歳であったかの明記がない。葬られた「牛込光照寺」は現在の東京都新宿区袋町に現存するが墓碑などは残されていない。享年が不明なため生誕年は、なお不明であるが、『新編江戸志』にあるように、「十四・五歳の頃、上意によって召された」とすれば、『諸家譜』に「慶長十六年（1611）めされて大猷院殿の御傍近くつかへたてまつり」とあるから、これが十四・五歳とすれば、慶長元年か二年（1596か97年）に生まれたことになる。とすれば、没したのは四十七、八歳頃になる。しかし、同じく『江戸志』には、続いて「召されて勾当となし、五十石を与えられ平塚村に住んでいた」とある。もしこれが史実なら十四・五歳の者にとっては破格の取り立てとなる。この召された時期について、「城官寺絵巻」の「絵図1　江戸出立時に祈願図」の貞久の姿を見ると、十四・五歳というより壮年であり、しかも剃髪姿で描かれている。『新編江戸志』の「十四・五歳の比、常に天下泰平天下泰平といふ」は、「十四・五歳の頃から常に天下泰平ということを論じていた盲目者がいる」ということを聞いて、「大器と見て人材登用のために召され、勾当として処遇された」と解せば、「勾当」の官位は壮年の貞久には相応しく、絵巻の出立姿も合点されるところである。召された時期が貞久壮年とすれば、一般に壮年は30歳中期から40歳後半頃を指すであろうから、城管の生誕年は少なくとも20年余り遡ることとなる。

また、城管貞久の勾当、検校の官位から見ると、当道座における名付けは琵琶法師の所属から「城方」は「城」を付し、「一方」は「一」を付すことになっている。したがって貞久は「城方」に所属することになる。

『当道大記録』(20）には「御家人検校之事」の項目に13人の検校のうちの一人として「山

川検校」の名が見られ、子孫は「山川下総守」とある。『諸家譜』(21)の山川の項を見ると貞久から数えて五代目の子孫に「下総守」の記載があるから、子孫は武士として幕府に使えていたことがわかる。

城管の検校席については『新編江戸志』に「勾当」として召し、後に「山川検校城管三百石」という記載があるのは、これは当時、検校などの官位になる方法として当道座に属して「官金」しながら座頭から勾当へと官位を昇進して行くものと、幕府の権威によって与えられる方法(22)とがあったことから、城管は当道座の手続きで検校席に付いたのではなく幕府の威光によって検校となったものである。

城官の失明の時期については、『諸家譜』に「大猷院殿(家光)の御傍近くつかへたてまつり、そののち疾により、明を失すといへども、…」と家光に使えた後に失明したとあるが、「城官寺縁起」絵巻の記載は「はしめ無官の盲者たり、…」と子供の頃から失明していたようにある。この「縁起絵巻」は城管が亡くなってほぼ50年後に作られているが、その記載内容は、高い地位にあった山川家や神社、寺院側の意向で何らかの史実の変更があったとも考えられることから、『諸家譜』の記録の方が信頼性があるといえよう。

となれば、「土民の盲目の子」「勾当として召す」とあるのは城管は幼くは今の弱視あるいは準盲的な視障者であったと考えれば、家光に仕えた時「勾当として処遇された」とあることもうなづける。後に「疾」によって失明したものと思われる。何となれば検校は原則として全盲の者のみが検校職に就けたからである。

次に鍼医師である城管の鍼術について見てみよう。「城管は寛永十年九月の家光病気の際には、昼夜にわたって看病を続け、家光の病平癒を平塚明神に祈祷し、まもなく家光は快復した」とあるが、澤登は、これは「当時の視障者の医術が祈祷術であったために平塚明神に祈願、詣でたものだ」という。しかし、はたしてそうであろうか。確かにこの時期には曲直瀬道三に見るように、初め僧侶であった者が後に僧籍を離れ、宗教的信仰と医療とが分離しようという気運が芽生えていたであろう。とはいえ、本居宣長などに見られるように復古神道に帰依するなど、近世の人々は一般的に信仰厚い傾向にあった。城管も当時の信心深さから明神に祈願したのであって、視障者の鍼術が祈祷術と関連しているから祈願したとするのは些か問題がある。

城管は鍼術をもって家光の病を治癒させたようであるが、はたしてこの時期にどのような鍼術をおこなったのであろうか。その詳細はなお不明である。少なくとも、管鍼法は将軍綱吉の時代に重用された検校杉山和一が開発したとされている。従って、城管の鍼術は管鍼法ではなく、中国伝来の撚鍼法による吉田意休の吉田流、入江頼明の入江流鍼術もしくは御園意斎を中興の祖とする打鍼法ということになる。慶長から寛永年間には二代目・曲直瀬玄朔なども徳川家を出入りしていたから、曲直瀬道三らが紹介した明代の鍼術であったことも推察される。

いずれにしても、寛永年間(1630年代)には視障者となった貞久が、当時の上層社会である幕府内において検校として鍼術を行うことを何ら不思議に思わないほどに視障者が携わっていたことを物語るものである。

3　杉山検校和一について　－－杉山和一の出生－－

杉山和一については、多くの伝記などの著述が残され、庶民の偉人としても関心が高く講談の一話にもなっている。

現今の見解の多くは浅田宗伯の『皇国名医伝』(23) により、近代医学史の創始たる富士川游の『皇国医人伝』(24) も、これに従っている。

浅田宗伯は『皇国名医伝』の杉山和一の項に、

「杉山和一初名養慶大和人。幼而喪明来江戸学鍼術於検校山瀬琢一。琢一術受之於京師入江良明。良明受於父頼明。頼明受於豊臣太閤医官園田道保。朝鮮役又得明人呉林達伝。於是入江氏為鍼科宗匠。和一既従琢一又師頼明孫豊明。」

と記している。

また、河越恭平の『杉山検校伝』に掲載する文献 (25)、「杉山家譜」(『諸家譜』より) および「府内備考続篇神社部弁才天社」には、「和一の父は杉山権右衛門重正で、長男和一　妹梶（夫　養子重之）…」とある。

さらに『杉山流三部書』の明治十三年に刊行された今村了庵 (26) の序文に、

「延宝ノ際杉山和一ト云フモノアリ。卓絶奇偉ノ人ナリ。(勢州津ノ藩士父ヲ杉山権右衛門ト云)」

と記述されている。和一の出生地については浅田宗伯の大和説に、奥州説、遠江の浜松周辺、講談での杉山村など様々であるが、梅原三千は、和一の出生について以下のように示している (27)。

和一の父、杉山権右衛門は、『高山様御世分限帳』に「二百石、杉山権右衛門一四年奉公仕りソロ」と。これは寛永七年 (1630) 正月二一日現在のものであるとある。以下、慶安四年 (1651) 二月『高次侯御代分限帳』に「二百石、杉山権右衛門」、また宝暦年間に藤堂高文の著した『宗国史』にも同様の記録があるという。

これらのことから、杉山和一の没年が元禄七年 (1694) 六月二六日（届け、一説には遺言で五月十八日）八十三歳とされるから出生は慶長十八年 (1613) である。父、権右衛門が藤堂高虎に召されたのが元和二年 (1616) であるから、和一、四歳の時であるとしている。梅原は「権右衛門が津藩に来たれる以前にいずれにありて和一を上げしか不明にして、あるいは大和、浜松等々に一時仮寓せしかも知れず、これ和一の出生地に諸説紛きせしものならん…」と記している。

また、寛永時代の古地図に「南中新町の西側南西新町へ通ずる小地の角屋敷に杉山権右衛門」と記名があるともいう。

そこで、この杉山権右衛門宅については藤堂藩の『公室年譜略』を見ると「中新町西側八丁小路角ヨリ北へ六軒目」(28) とあり、添付地図の→の地 (29) にあたっている。

梅原のいう『高山様御世分限帳』は現段階では所蔵不明のため見ることはできなかったが、確かに『宗国史』には、兄と杉山権右衛門の名と石高が見える。藤堂高虎は伊勢津三十二万石の領主となったのが慶長九年 (1604) であり、権右衛門が二百石で召し出されたのが元和二年 (1616) である。

和一の父、権右衛門は、吉田弘道氏蔵『即明院伝』に「杉山権三部重利　藤堂和泉守高虎ニ被呼出小姓相勤大阪御陣ノ頃卒」とあることが事実ならば、兄の権三郎は高虎の小姓として仕えていた時、元和元年 (1615) 大阪夏の陣にて戦死し、権右衛門はその１年後に杉山家を継承したものと思われる。

高虎は1576年に、豊臣秀長の家臣となり三百石を与えられている。秀長は最終的には紀伊・和泉・大和を支配する大大名となっている。その下で高虎は着実に戦功をあげ、紀伊国内で2万石を得、1591年に秀長が没すると、その養子・秀保の後見人となっている。この主君の大和との関わりが和一出生の大和説に何らかの関係を伺わせる。

また、奥州出生説は「府内備考続篇神社部弁才天社」に出書不明としながら「和一は奥州に生まれ初め信一といった」とあることが、奥州説を生んだと見られる。はたしてこの資料の出展はどこからのものであろうか。(資料3「河越恭平『杉山検校伝』文献集」参照)

さらに、母(権右衛門の妻)は尾張大納言家臣の稲富伊賀守祐直の娘であったという。この母の出身が三河であることが、徳川家と関係の深い浜松地域周辺と関わりがあって、和一遠江付近出生説を生んでいるのではなかろうか。

和一の出生年については異説が多いが、没年については『諸家譜』、杉山家譜、寄進像、墓碑などに記されており、いずれも元禄七年(1694)六月二十六日である。しかし、八十五歳、八十四歳、八十三歳、八十二歳など享年・行年が異なることから出生年が異なってくることになる。津市史(30)では慶長八年(1603)、先の梅原は慶長十八年(1613)としている。前掲の『諸家譜』「杉山家譜」「府内備考続篇神社部弁才天社」の記録では「八十五歳」である。この慶長十五年(1610)の誕生が最も信頼性が高いといえる。とすれば、杉山権右衛門が勢州津の高虎に召された元和二年(1616)は和一が六歳の時である。いずれにしても父・権右衛門が元和二年に高虎に召される以前の動向がどの地にあったかが和一出生の地の鍵となる。

第4節　近世思想と視覚障害者の鍼灸・手技療法

1　日本固有の鍼灸療法の芽生え

この1600年代から1700年代にかけての我が国における鍼灸療法の状況は中国からの再受容期を経て、我が国独自の発展を見せた時期であった。この時期の鍼灸療法の復古的な傾向は、単なる鍼灸療法の普及充実によるものではなく、当時の日本独特の思想的背景が影響していた。それは儒教の世界では朱子学派を批判して古学が起こり、伝統的な神道では吉川神道、垂加神道の復古神道が台頭した。また、日本人の人間的な魂の叫びは国学の勃興を見たのであった。

この復古的な思想背景こそが、鍼灸療法を古典に立ち返って本来の姿を目指すものへと向かわせ、さらには日本人としての魂の芽生えは、中国医学に足を置きつつも日本独自の鍼灸療法への道が開かれていったのであった。

こうした思潮のなかで、視障者が鍼灸・手技療法という医療に深く携わっていたという日本特有な風潮が見られる。この視障者の携わりが日本独特な鍼灸・手技療法を生み出す契機となっている。それは「管鍼法」の発明であり、それに伴う日本鍼の開発である。そして、この刺法によって編み出された「押手」と「刺手」あるいは「弾入法(切皮)」などの考案であった。この日本独特な刺法の開発の背景には、視障者が「身体に触れて刺鍼する」という必然的な帰結があったと言えよう。

2　視覚障害者の鍼灸・手技療法への進出

視障者が鍼灸療法に携わっていた最初の明確な記録は「山川検校城管貞久」のものである。すでに述べたように城管は、慶長から寛永年間にかけて将軍家光の下で検校として鍼医を担当していた。城管の生誕は不明であるが、豊島郡の平塚村の豪族（地侍）の石亀家の子供であったが、貞久壮年の頃、大器として嘱望され家光の家臣として召し抱えられた。後に目を患い失明し鍼術をよく行い、検校にまで取り立てられるに至った。それも故郷の平塚明神のご加護と感謝し、平塚明神と城管寺の再興に意を尽くしたのであった。

視障者となった城管が、当時の社会の最も上層である幕府内において鍼療法を行っていた事実は、寛永年間までには視障者が鍼療法に携わるのはごく一般的になっていたことを物語るものである。

もし、「城官寺縁起絵巻」の絵図1が当時の様子を史実に沿って正確に描写しているとすれば、城管が江戸に出る姿が剃髪で描かれていることは、若き頃に平塚村において鍼灸あるいは按摩療法にすでに携わっていた様を物語っていることとなる。となれば、城管が江戸に出た年は「慶長十六年（1611）に召されて」とあるから、この当時の年齢が35歳から40歳前後と見れば、業に携わっていた時期は少なくとも1600年代初めの頃ということになる。このことは視障者がこの業に携わっていた記録としては最も古いものとなる。さらなる検討を待ちたい。

また、視障者と手技療法（按摩）との関わりについては、鍼灸療法よりさらに遡るものと考えられるが、史的資料に乏しく、風説として事実上関係していたであろうとの意識から、物語や講談などに盲目の按摩師が登場してくる。

谷崎潤一郎の『盲目物語』(31）には信長の妹お市の方に仕えた「やいち」というめしいが登場し、按摩、三味線などを行っている様子が描かれている。谷崎の奥書には、『祖父物語（一名、朝日物語)』と、『佐久間軍記』などの史料を示しているが、それらの資料はいずれもお市の方をめぐる記録であって視障者に関する記述は見られない。谷崎も、さらに「この物語の盲人のごときも好事家の１人たりしか…」とのみ記して、史的根拠は明らかにしていない。

こうした物語は、三浦按針が入国したおりに盲目の傷痍武士に按摩を受ける話、玉川上水の工事に纏わる按摩師「まつのいち」の講談などが見られる。いずれも物語の一場面にすぎず史的事実の確認は未だ出来ていない。山川城管以前の視障者と鍼灸療法についてと同様、視障者と「あんま」療法との関わりについては、なお史料的には明らかではない。はたして如何なる時から、視障者が鍼灸、手技療法に携わったのか、今後の課題としたい。

ところで、鍼灸療法の普及に貢献のあった杉山検校和一は、生誕地はなお不明ではあるが、少なくとも6歳頃には勢州津において養育されていた。山瀬琢一の下に入門するのが17～18歳とされる。師匠山瀬琢一は、京都において入江流鍼術を入江流開祖入江頼明の子の良明に学び、江戸において開業していた。『三代関』に万治元年（1658）十一月二十三日に検校となっているとある（32)。和一が山瀬琢一の門に入った時期は琢一30歳前後と見られる（33)。とすれば、やはり寛永年間に琢一が江戸において鍼治を業としていたことになる。これは庶民の間にも視障者が鍼灸を行うことは自然のことのように定着していたことを意味している。奇しくも、この時期は城管が「この頃鍼を良く行っている」とある時期とほぼ同期である。

これらから見て、1600年代前半までには鍼灸療法に視障者が携わることは上級社会にも庶民の間にも当然のように受け入れられていたことを示している。

また、杉山検校和一が五代将軍綱吉によって「鍼治講習所」の開設を1682年に許され、後に和一八十三歳の1692年に当道座検校順位27人目から総検校に取り立てられて、当道座の改革を命ぜられている (34)。この綱吉の取り立ては単に鍼灸療法に秀でて我が身の疾病治療に貢献した功績によってのみ命ぜられたものではないと考えられる。

当時の元禄年間に咲いた復古的思想の第一人者となった荻生徂徠は、「‘制度ノ立替’ の担い手となるのは従来の制度のなかにある人格ではなく、むしろ従来の制度ないし規範から超越した人格である。つまり制度の客体でなくて、それに対し、主体性を有するような人格の予想の下に初めて可能なのである。」と主張する (35)。

荻生徂来が徂徠学としての古文辞学を確立したのは、享保二年の『弁道』および『弁名』の二書を以てであったが、元禄九年 (1696) 以来柳沢吉保に仕え、政治顧問的役割を果たしている。この徂来の ‘制度ノ立替’ の考え方が、綱吉が和一を総検校に抜擢して当道座の改革に当たらせた思想的背景であったといえよう。

注

(1)中国思想史のうちで、新しく発展を見せ、以後に多大な影響を及ぼした宋学から明学、清朝の末までの思想史は、宋から明末までがいわゆる理学(宋学・性理学・道学などともいう)の時代、清代はいわゆる考証学である(漢学・撲学などという)。前者はさらに分けられ、北宋五子の学から朱子学と明の陽明学となる。後者を分けて、清初の経世の学、清朝最盛期の乾嘉の考証学となる。日本の近世初頭から中期に影響したのは、前者である。

山根幸夫編『中国史研究入門』、「V　宋・元時代」、山川出版社、1996年

下中邦彦他編『アジア歴史事典』第1～10巻、平凡社、1975年

(2)「朱子学の再受容」、「古学思想の勃興」については、以下の書を参考にして概観した。

辻達也・朝尾直弘編『日本の近世13—儒学・国学・洋学』、中央公論社、1993年

「江戸の思想」編集委員会『江戸の思想』3～10巻、ぺりかん社、1995～1999年

尾藤正英『日本文化の歴史』、岩波新書、2000年

(3)源了圓『徳川思想小史』、中公新書、1973年

(4)阿部秋生『近世神道論・前期国学』、日本思想大系39、岩波書店、1972年

我が国における神道は伝統的な思想体系であって、江戸時代初期の神道の家元としての吉田神道から、次いで発展した垂加神道について、本書などから概観した。

(5)真柳誠「江戸期渡来の中国医書とその和刻」〈2. 普及程度と時期〉、山田慶兒・栗山茂久『歴史の中の病と医学』より、p301-340、京都・思文閣出版、1997年

(6)『今昔物語』巻十三、第十八、「信濃国盲僧、誦法花開両眼語」

(7)大隈三好『盲人の生活』「第一章　古代社会と ‘盲人’」、p21-23、雄山閣、1998年

(8)前掲：大隈三好『盲人の生活』、p38-46

(9)成田守『盲僧の伝承』、三弥井書店、1965年。九州地方における盲僧、琵琶法師についての宗教活動を見る。

(10) 中山太郎『日本盲人史研究』、p165、成光館出版部、1937年

(11)『徳川実紀』寛永十一年是年の条、「国史大系第39巻」、吉川弘文館、1964年

加藤康昭『日本盲人社会史研究』(未来社、1974年)では、この引用文のうち前半のみを引用している。その後半に城管の平塚明神・城官寺に関する記録が見られることに留意したい。

なお、『徳川実記』には貞久を「城管」とあり、『寛政重修諸家譜』あるいは『城官寺縁起』には「城官」とある。ここでは、『実記』が当時の状況を最も正確に著していると考えられるので、「城管」を本文中で用いている。

(12) 澤登寛聡:「平塚明神并別当城官寺縁起絵巻の成立――家光政権期の当道座検校山川城官貞久との関連で――」、文化財研究紀要第6集、p1-63、東京都北区教育委員会、1993年

(13)『新訂　寛政重修諸家譜　第二十一』、p327、続群書類従完成会、1966年

(14)「武州豊嶋郡平塚郷上中里村平塚大明神の社并別当城官寺縁起」:　平塚神社(北区上中里1-47-1)の所蔵する寺社縁起絵巻で、東京都北区有形文化財(歴史資料)となっている。上巻・中巻・下巻からなり、下巻の末には「元禄五年壬申夏五月　現住城官法印真恵謹記」という制作年次を示す、当時の城官寺の住職真恵によるものと思われる奥書がみられる。

(15) 前掲:絵巻下巻四段(資料1参照)

(16) 懐山子輯著『新編江戸志』、国立国会図書館所蔵。嘉永元年(1848)清水兼珍写本『慶長年中江戸圖考』の中の「求涼雑記」をあたったが、城管に関する記述は見出せなかった。どの『求涼雑記』から引用したものか、なお不明である。

(17)『徳川実紀』寛永十年九月一五日の条に「御咳気により三縁山并月並拝賀、御停廃あり、諸大名ことごとくまうのぼり、御けしき伺う」とある。

『寛政重修諸家譜』によれば、「寛永十年十月御違例おもかりしとき、武蔵国豊嶋郡の平塚明神に誓ひて御命にかはりたてまつらむことをこひしに、終に御平愈あり」とある。絵巻下巻第四段に同様の文がある。(資料1)

(18) 石神明神:「城官寺縁起絵巻」下巻二段、平塚明神の地は、奈良・平安時代から由緒ある地で「およそ、まつれは享、祈れは応す、水旱・疫病之礼験あらすといふ事なし」と崇められていた。

(19) 前掲:絵巻下巻第四段の2図(江戸へ出立の図、寺普請の図)

前掲の『日本盲人社会史研究』(p197)には、検校の服装や携える杖の形が示されている。

(20)『當道大記録』「御家人検校之事」:　寛政期以後に成立し、諸所に写本が伝存する。おそらく寛政度の座法改正に当たって収集された当道史料を元に編纂されたものと推定される(加藤康昭『日本盲人社会史研究』より)。本稿に使用した写本は奥書に「嘉永六癸丑年三月大吉祥日写之　長塚蔵書　改姓佐藤」とあり、さらに末尾に「此本ハ明治三十九年中小石川区長佐藤正興君ヨリ借リ来リ本校ノ小使久保田当晴校務ノ餘暇写シタルモノタリ　小西信八」と記されている。小西信八氏は東京盲学校長。この『當道大記録』は筑波大学附属盲学校図書館所蔵より複写したものである。

(21) 前掲:『新訂　寛政重修諸家譜　第二十一』、p327

(22) 前掲:澤登寛聡「平塚明神并別当城官寺縁起絵巻の成立」、p36

(23) 浅田宗伯「皇国名医伝」杉山和一、(嘉永四年)、『医家伝記資料　下』、青史社、1980年

(24) 富士川游「皇国医人伝」、『富士川游著作集7　伝記(一)』、p33、思文閣出版、1980年

(25) 河越恭平『杉山検校伝』、p25-30(資料3「河越恭平『杉山検校伝』文献集」参照)

(26) 今村了庵：亮(1824～1890)、伊勢崎藩医。以下、「日本鍼灸医事年表(明治時代)」より抜粋。
1869年、大學東校に西洋醫學と並んで「皇漢醫學部」が置かれ、皇漢醫道改正御用掛に、今村了庵、尾台良作、権田直助の3名が任命され、本科の課目に「口中科」「鍼科」も独立した正科として含まれた(明治2年12月17日)。1880年、皇太子誕生に伴ない、西洋醫師のほかに、漢醫・浅田宗伯、今村了菴、岡了允を東宮の待醫に命せしむ(明治12年)。杉山三部書「療治之大概集」、「選鍼三要集」、「醫學節要集」が再刊行される(明治13年)。1882年、政府、漢醫・浅田宗伯を正7位に奏請、さらに大學総理加藤弘之は今村了菴を大學講師に抜擢す(明治15年)。1883年、東京大學醫史科にて、三宅秀；西洋醫學史、今村了菴；和漢醫道の沿革、を講義(明治16年)。1884年に『洋方医伝』の著がある。
今村亮による三部書序に「明治十三年二月穀旦書于儲宮直舎」と記されている。
(27) 梅原三千『杉山検校伝』「杉山和一の出身地」、三療医会、第15・16回、京都ライトハウス、昭和38・39年
(28)『公室年譜略』「家中之分限」より
(29)「津市並近傍之圖」より(別添)
(30)『津市史』第3巻、藩政時代第9編　伝記、p718、「杉山和一」より。
津市の「歴史散歩(151)杉山総検校」より。
(31) 谷崎潤一郎『盲目物語』奥書、新潮文庫、1967年
(32)『三代関』国会図書館所蔵
(33) 木下晴都「杉山和一とその医業」、『漢方の臨床』9-11・12、p40-54、1962年
(34) 香取俊光他「江戸幕府における鍼科医員と盲人鍼医(2)」、理療の科学第17巻第1号、p64-69、1993年
(35) 丸山真男『日本政治思想史』講義録第1冊「第七章 儒教思想の革命的転回＝徂徠学の形成」(1948)、p169-180、東京大学出版会、1988年

〔資料1〕「城官寺縁起絵巻　下巻　第四段」

「…平塚の里人、山川検校城官といふ者あり、はしめ無官の盲者たり、立身のため江戸へ出る時、身をきよめ、ものいみし、明神へ参りていはく、仰願くは、明神加護を加へ、検校となし給へ、しからすんは、ふたたひ此郷へ帰らしと誓ひて出ぬ、明神納受し給ひけるにや、後果して山川検校となり、大樹に近習し奉る、まことにありかたき利生なり、故に城官つねに當社再興の志ふかかりき、一とせ征夷大将軍源の家光公、御病悩おもらせ給ふ、城官さいわいに幕下に近習し、あつく恩波に浴せるを以て、本居の社、平塚明神に参詣し、一向に大樹幕下の御命に代奉らんと肝膽をくたき、祈り奉り、一紙の願書をささく、其後、ほとなく御不例快然なりけれは、城官、此事を心にかかり、しきりに當社再興の志を励む、是、しかしなから、さきの神恩をむくひ奉らんかためなり、終に寛永十一年申戌の秋を以て、土木の功を、郷人におほせ、幹事を与楽寺の寺主に（幹事ハ俗にいふ普請奉行なり）社を修理し、又、安楽寺の旧跡につゐて寺を建立し、金剛佛子を招て住せしめ、以て當社の別当とし祭供をつかさらしむ、（此寺もとは浄土宗にて安楽寺と号せし事、つまひらかに上にしるすことし、しかれとも、本地垂跡の内証神呪といひ、本地供といひ、彼宗、修しかたきによりて、真言の道場とあらたむれり）、城官、又、良田一段を買得て祭供の料とす」

絵巻1「江戸に出立する前に、立身を決意して平塚明神に祈願する山川貞久」

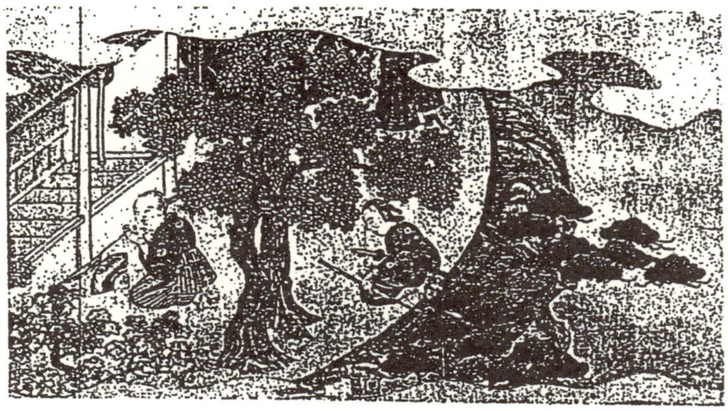

絵巻2「村人を指揮する与楽寺の住僧と社殿造替の打合せをする検校服の貞久」

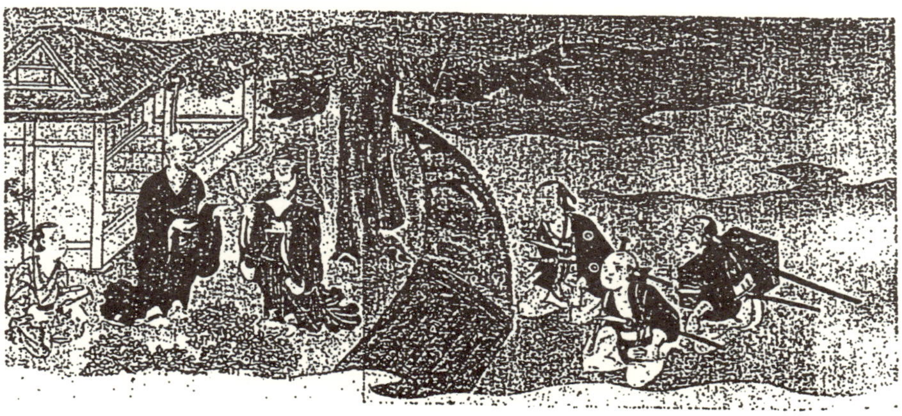

〔資料2〕「山川検校城管略年譜」

注：項目、年代、関係文（出典）の順に示す。なお筆者の見解の箇所には※を付した。

・出身：

武州豊嶋郡平塚郷上中里村の※豪族（村侍）。

藤原家支流・石亀家の子供、後に山川と名のる。貞久がとき山川にあらたむ。（『諸家譜』）

平塚の里人、山川検校城官といふ者あり。（「絵巻下巻四段」）

・誕生：　不明

※十四、五歳頃家光に召されたとすれば、生誕は慶長元年（1596）か二年（1597）になる。壮年期であれば、さらに20年ほど遡る。

・失明の時期：　（二説がある）

※①仕官後失明→　そののち(家光に仕えてのち)疾により、明を失すといへども…。(『諸家譜』)

②幼少時失明→　はしめ無官の盲者たり。（「絵巻下巻四段」）

此平塚村の土民の子に盲目あり。（『新編江戸志』巻之四）

・仕官の時期：

1611年→　※貞久、壮年期に江戸に召されて家光に仕える。

慶長十六年めされて大猷院殿の御傍近くつかへたてまつり…。（『諸家譜』）

十四・五歳の比…慶長之ころ…上意にて召出され、すくに御城へ召つれ（ら）れ、城官といふ勾当になさせられ、五十石を賜ふ。（『新編江戸志』巻之四）

・江戸出立：

立身のため江戸へ出る時、身をきよめ、ものいみし、明神へ参りていはく、仰願くは、明神加護を加へ、検校となし給へ、しからすんは、ふたたひ此郷へ帰らしと誓ひて出ぬ。(「絵巻下巻四段」)

・検校職に任ぜらる：

猶御前に伺候し、検校城管とめさる。（『諸家譜』）

明神納受し給ひけるにや、後果して山川検校となり、大樹に近習し奉る、まことにありかたき利生なり。（「絵巻下巻四段」)

・家光の病気に鍼治をなす：　1633年

寛永十年九月一五日の条「御咳気により三縁山并月並拝賀、御停廃あり。」（『実紀』）

・家光ご病気平癒を平塚明神に祈願：　1633年

寛永十年十月、御違例おもかりしとき、武蔵国豊嶋郡の平塚明神に誓ひて、御命にかはりたてまつらむことをこひしに、終に御平愈あり。(『諸家譜』)

・城官寺の再建：　1634年

寛永十一年「医者山川検校城管も年頃針治をよくし、恩遇を蒙りしかば、去年御病中にも昼夜看侍し奉りしが、をのが身をもてかはり奉らん事を、武蔵国豊島郡平塚明神に祈祷せしに、ほどなくさはやがせ給ひ今年御上洛もことなくおはしけるをかしこみ、俸を損じて明神の社を再造し神田を帰附し、奉祠の寺号をも城管寺と改しとぞ。」(『実紀』)

「終に寛永十一年申戌の秋を以て、土木の功を、郷人におほせ、幹事を与楽寺の寺主に（幹事ハ俗にいふ普請奉行なり）社を修理し、又、安楽寺の旧跡につゐて寺を建立し、金剛佛子を招て住せしめ、以て當社の別当とし祭供をつかさらしむ。」(「絵巻下巻四段)」

・没年：　1643年

寛永二十年十一月、享年不明。牛込光照寺に葬らる。(『諸家譜』)

※十四、五歳頃召されれば没歳は四十七、八歳。壮年に召されたとすれば六十歳代となる。

〔資料 3〕「河越恭平『杉山検校伝』文献集」

1、杉山家譜（寛政重修諸家譜より抜粋）

藤原氏支流　杉山

○重政　権右衛門　　藤堂高虎及び高次につかふ

①和一　杉山検校　総検校　　長男たりといへとも明を失ふがゆへに鍼治の業を修む。延宝八年三月二十九日はじめて厳有院殿に拝謁し、貞享二年正月八日めされてつかへたてまつり八月五日月俸二十口をたまふ。元禄二年十月九日廩米三百俵をたまい月俸は収めらる。四年七月十八日城中に乗輿をゆるされ十二月二日また二百俵を加へらる。五年正月十七日こふむねにまかせられ、和一さきに御厄年の祈願として建るところの江島下の宮の護摩堂をもって永く御祈願所となされ其地の農民等が宅地及び船の年税等を寄附せらるへきむね御朱印を下さる。五月九日総検校となり六年六月十八日弁財天の像をたまい本所にをいてその社地を賜はる。七年三月十日三百俵を下賜せられ六月二十六日死す年は八十五、法名元清、本所の弥勒寺に葬る。

①重之　小右ヱ門　実は藤堂和泉守家臣山下喜三郎某が男、重政が養子となりその女を妻とし藤堂高次が家臣なり。

①女子　重之が妻

2、杉山家系譜（吉田弘道氏蔵「即明院伝来記」による）より抜粋

藤原姓　杉山氏

大織冠鎌足後胤　　旧記焼失ニ付委細之儀不相知　　家紋九曜　替紋五三桐　枝菊

杉山権三部重利　　藤堂和泉守高虎ニ被呼出小姓相勤大阪御陣ノ頃卒

杉山権右ヱ門重政　　室尾張大納言殿臣稲富伊賀守祐直女　　藤堂和泉守高虎ニ被呼出知行二百石給組付相勤二代大学頭高次迄三十六年相勤慶安四年卒

杉山小右衛門重之　　室養父重政ノ女梶　　杉山権右ヱ門養子、慶安四年藤堂大学頭高次代八十組へ被呼出、明暦元年台所役被申付寛文三年迄相勤

初代　杉山検校和一　（慶長十五年庚戌月日不知誕生於勢州）　父　杉山権右ヱ門重政

母　稲富伊賀守祐直女　無妻　妾宝永二年五月二十一日卒

総検校和一元禄七年甲戌五月十八日（公儀向六月二十六日御届）卒行年八十五才本所二ッ目弥勤寺葬　法名　前総検校即明院殿眼叟元清権大僧都、実五月二十日卒、観音信仰ニ付遺言ニテ十八日ト定ム、江之島下坊へ骨分葬、即明院自像在生之内彫刻同所ニ納ム、江戸本所一之橋弁天社之内即明庵ニモ同人ノ像有之

二代　杉山安兵衛昌長　当代より徳川家直参となり当道に関係せず

3、府内備考続篇神社部弁才天社より抜粋

本所一ツ目　弁財天社　拝領地九百八拾九坪余内　三百三十坪五勺余門前町屋

元禄六年杉山惣検校和一造立に而社地を寿亀山と唱申候、杉山検校義は慶長十戌年月日

不知勢州において出生、父は藤堂家之臣杉山重政、母は尾張大納言殿臣稲富伊賀守祐直女右和一義重政惣領に御座候へ共盲人に付厄介に相成罷有候処、勢州より江戸へ罷出鍼治修行仕候……

元禄六酉年六月十八日従　常憲院様惣検校に弁財天尊像被下置其節本所一之橋当地面拝領仕弁財天御宮御取立古跡並に被仰付候右境内地之内社地之外一円町屋に奉願弁天門前且杉山屋敷と相唱申候……

御鍼治御用相勤罷在候処同年六月廿六日八十五歳に而病死仕武州本所二ッ目弥靭寺に葬り申候法名前惣検校即明院眼叟元清権大僧都（権大僧都兼罷在候由申伝候）……

　〇宝物
寺町氏美喜識
右前文美喜女請代作予則為代記以書之
土田菅仍富謹書朱印
　〇即明庵（九尺に三間）
杉山惣検校之木座像（長一尺一寸）
右当社元祖杉山惣検校元禄七戌年六月廿六日八十五歳に而病死、武州本所ニッ目弥勤寺に葬申候其節右之庵取建申候

　〇事蹟合考云杉山検校は奥州の人なり、はしめ信一といいし盲人なりしかかれつらつらおもふやう、かく盲目と生れやみやみ一生を於くらんもほいなきことなり、さらは江戸にゆきて一運を開きよき身にならんとおもい極め浅黄染なる木綿のあやしき単物を着し、江戸に至んとてまつ江の島の弁財天にまうで下坊にまいりいふやう、我等大願を発せしかば、何とぞかの岩やに一七日籠らせ給はれと所存をのべて歎きしに下坊かつてうけずよりて、せんかたなく又上坊に行てかくと歎きしにこれもさらにうけかはず、然らばとて岩本院に至りてふかく子細をのへて歎きしかばかの院主聞とゝけ尤の事なり、我ら宿となりてとらすへしとてなにくれのことを世話しければ信一大に悦び、願いのまゝに一七日がその間断食して参籠成就し夫より、江戸に来れり江戸にありて師にたより管鍼の術を修練し、後は世上に賞美せられ官もすゝみて杉山検校といいしが終に　大猷院殿の御前に召し出され御療治をもつとめ、うちつゝき厳有院殿の御気色にかない、平生御側に伺公し　又常憲院殿の御意にもかない惣検校といへる盲目の長者を御免ありて日本国中めくら法師の頭となれり、…その処にかの江の島弁財天を勧請して社を立る今猶鎮座繁栄なり、信一は元禄年中八十余歳にして卒しけりと、或書云

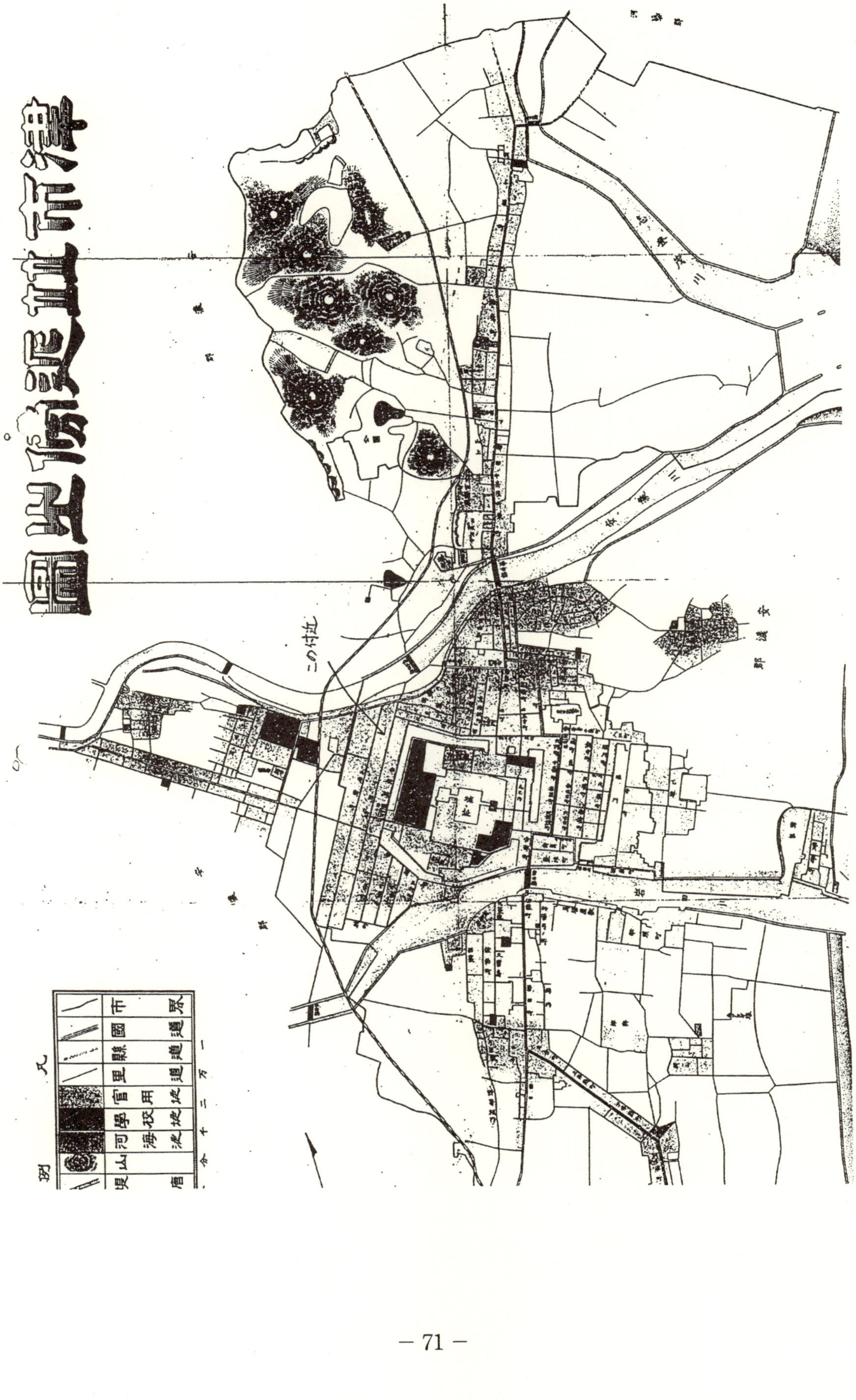

津市街近傍之圖
凡例
市界
國道
縣道
里道
官用地
學校地
河海
山
堤塘
この付近

第4章 『医学節用集』の医学思潮 ――脈診法――

古代中国医学における診察法は、『素問』「至眞要大論篇第七十四」に、

「工巧神聖. 可得聞乎.」

とあり、また、『八十一難経』(以下、『難経』と略す) 六十一難に、

「六十一難曰. 經言. 望而知之. 謂之神. 聞而知之. 謂之聖. 問而知之. 謂之工. 切脉而知之. 謂之巧. 何謂也」

とあるように、四診法と言われる診察法は四知の論とも言われ、証決定を目的に行われる古典医学独特の診察法である。

望診 (神) は視診による診察法であり、聞診 (聖) は聴覚・嗅覚による診察法、問診 (工) は質問を発して診察する法、切診 (巧) は触診による診察法である。

このうち、切診は、脈診、腹診、切経に分けられ、特に脈診法は中国医学における最も特徴的な診察法である。

この脈診法は古来から様々な方法が示され、流派・学派によって異なり統一したものが無く、明代以降種々なる議論が展開されてきた。

そこで、本章では、我が国近世に再受容された中国医学における診察法の中心たる脈診法の診察技術をどのように受容し発展させて来たかを、「杉山流三部書」の一書である『医学節用集』「脉之事」をもとに1500年代から1700年代の診察法を考察する。

また、同時に杉山和一の鍼術の医理論についても和一の著作とされるこの『医学節用集』の「脉之事」を通して記述内容の矛盾から、この『医学節用集』は1800年代以降の近世末期に撰述されたものであったことを明らかにしようと思う。

第1節 資料の検討と現行の脈診法

1 資料の検討

1. 使用文献

『医学節用集』の脈診法の考察にあたっては、近世の初期1500年代後半、そして前・中期の1600年代から1700年代、さらに後期の1700年代後半において編纂された脈診書あるいは関係医書6種を用いて、各年代における脈診法の施行状況を考察した。

使用した脈診に関する文献と、資料としての意義は以下の通りである。

〔1500年代後半の書〕

①『診脉口伝集』: 曲直瀬道三が著したもので、簡略に要旨のみを著しているが、道三の脈学を伺い知ることができる。天正五年 (1577) の跋本である。その末文に、本書編集の意図が伺われる記述が見られる。

「右二十八條ノ診法ハ。初学蒙徒ノ指南筌蹄也。晨夕熟読翫味シテ。浅ヨリ。深イタリ。宜王氏カ脉経脈訣。施桂堂カ察病指南等ノ書ヲ究メ明ラメタマウベシ」

とあり、曲直瀬道三の自序の末に71歳とある。

②『察病指南』: 施発が南宋の淳祐元年 (1241) に編纂したものであるが、上記の①『口伝集』の末文に、この書の名前が見え、特に重視していたと推測される。

〔1600年代から1700年代の書〕

③『難経本義大鈔』:森本玄閑が延宝六年(1678)に著した。元・明期の滑伯仁が著した『難経』の注釈書『難経本義』(1361年刊)を注解したもの。明代までの医学説を多く引用して注釈しており、我が国の1600年代後半の医学思潮が伺われる。

④『万病回春脉法指南』:岡本一抱著、享保十五年(1730)に古説を引いて脈法を解説している。宝永三年(1706)の『難経本義諺解』の脈診事項の解説と符合している。1700年代前半の脈診法の状況が伺われる。

〔1700年代後半の書〕

⑤『脉法手引草』:山延年が明和七年(1770)明和庚寅に自序を著している脈書である。凡例に、

「一、先ず診脈の法を知らしめんが為に初学暁(サト)し易く俗にしたがって脈法の一通りを記す。…尽くいにしえの名医の説を和解するなり。」

とあるように、簡略ながら初心者のために古の名医の説を全て示している。

⑥『脉学輯要』:多紀元簡が寛政七年(1795)に著した脈書。考証学の代表者で「総説」の項目に多くの脈書中から脈説を展開する。1700年代後半の脈診施行の状況が伺われる。

2. 文献の検討

(1)『医学節用集』の脈診法

『医学節用集』(以下、『節用集』と略す)中の「脉之事」は長文でしかも段落などなく記されている。そこで原文のおおよその内容ごとに段落番号〈1〉から〈29〉を付して示した。(資料1「『医学節用集』脉之事の原文」参照)

(2)『節用集』の「脉之事」に記述されている脈診に関する論説に沿って、「人迎気口の論」、「三部の脈位」「脈状診」あるいは「婦人、小児などその他」の事項について、脈診関係書を具に検討して脈診法の受容の経緯を比較検討した。比較に当たっては煩雑をさける意味から一覧表に整理して示すようにした(表4－1参照)。

2　鍼灸療法における現行の脈診法(概観)

近世における脈診法の経緯を検討するに先立って、我が国の鍼灸療法における現行の脈診法を概観しておこう。

中国医学では、古来から、「色脈」という言葉が診断を意味してきた。顔の色つやの良し悪しや、脈の状態の良し悪しを診ることが、代表的な診断法とされる。

脈診は、脈の数や拍動の状態、強弱など脈の性状を診て、臓腑・経絡の異常を診断する中国医学独特な診察法である。今日の中国における脈診法とは脈の見方一つ捉えても我が国におけるスタイルと異なってきている。

一般に脈状診と比較脈診の二つに大別して観察される。

1. 脈状診

脈状診は、手首の寸口(左右橈骨茎状突起の内側で橈骨動脈拍動部)の一寸九分で脈の状態を診るものである。示指、中指、薬指の三本でみるが、指のあたる三部を手関節部から寸部(寸口)、関部(関上)、尺部(尺中)と呼ぶ。また、これら三部を総称して単に寸口(あるいは気口、脈口)という。さらに、この寸関尺の各部を脈の深さによって、浅いものを浮、中程にあるものを中、深くあるものを沈の脈と分け、これらの脈位を合わせて

項目 / 書名(刊行年)	医学節用集(?年)	診脉口伝集(1577年)	察病指南(1241年)	難経本義大鈔(1678年)	脉法指南*(1730年)	脉法手引草(1770年)	脉学輯要(1795年)
人迎気口論	難経、脉経併記	脉経、脉訣	脉経、脉訣	難経、一部脉経	内経、難経	脉経、脉訣	内経、難経
三部の関上部脈位	関骨下に取る	関骨上・下か不明	関骨上・下か不明	関骨下(容認)	関骨上に取る	関骨下方	ーー
三部、五臓六腑配当	右尺部を命門三焦	右尺部を命門三焦	右尺部を命門三焦	右尺部心包三焦	右尺部心包三焦	右尺部を命門三焦	五臓六腑配当を否定
脈状(祖脈)	浮沈遅数弦緊結伏	浮沈遅数	ーー	浮沈長短滑濇(難経)	祖脈の大綱を論ず	浮沈遅数滑濇大緩	ーー
脈状(平脈)	同義	同義	同義	同義	同義	同義	同義
脈の男女を診る手順	男女により拘らない	男は左、女は右	男は左、女は右	ーー	男は左、女は右	男は左、女は右	男は左、女は右
脈の男女左右の相違	男寸左強、女尺右強	男左盛、女右盛	男尺沈、女尺浮	男寸強、女尺強(十九難)	男左大、女右大	男寸左強、女尺右強	婦人の項に差無し
婦人の脈	妊娠・出産	妊娠・出産	妊娠・出産、婦人病	ーー	妊娠・出産、婦人病	妊娠・出産、婦人病	妊娠・出産
小児の脈	額、大指	虎口	虎口、大指	ーー	ーー	額、虎口、大指	大指
托物脈等、悪脈	托物・祟物脈、悪脈	悪脈	托物の脈、祟物の脈	病脈の不一致(四難)	診脈の逆順	ーー	朱丹渓の説
二十四脈	名称のみ掲載	二十六脈解説	二十六脈解説	ーー	二十四脈(独自)	二十七脈解説	二十八脈解説
七死の脈	名と簡易説明	別の死脈	死脈と七死	ーー	ーー	逐次解説	怪脈説明

＊ 万病回春脉法指南

表4-1　脈診書内容一覧

九候という。寸・関・尺の三部、浮・中・沈の三候があることから総称して「三部九候」とも呼ばれる。

①平脈：無病で健康な人の脈。和緩をおび、しなやかな（胃の気のある）脈で、一呼吸に四回か五回の拍動の脈状をいう。

②祖脈：基本となる脈状、一般的には、浮・沈、遅・数の四脈（『脉経』王叔和、晋）を指すが、六祖脈、八祖脈など多様の異説がある。

③二十四脈：王叔和の『脉経』が元となり、後に高陽生の『脉訣』によって、七表の脈(表陽の病脈)、八裏（陰裏の病脈）および九道の脈（陰陽どちらにも変動する重症の病脈）と三分類されている。

④七死脈：数日で死の転帰となる中脈（胃の気）の診られない不整脈である。雀啄脈、屋漏脈、弾石脈、解索脈、魚翔脈、蝦游脈、釜沸脈の七種がある。

2. 比較脈診（部位脈）

拍動部位を異にする脈を、相互に比較して、臓腑・経絡の異常を診る方法である。

①『素問』による三部九候診

『素問』「三部九候論編第二十」に示されている。身体の顔面、手、足の三部のそれぞれに天、人、地の三カ所の拍動穴を定め、計九候の各部の脈を相互に比較する。中国医学脈診法の原型である。

②「人迎気口診」

『霊枢』「経脈第十」に示されている。人迎（頸動脈拍動部）と寸口（橈骨動脈拍動部）を診て、その幅を比較し、その差の倍率によって異常のある経絡を判定する方法。現在は廃れて用いることが少なくなっている。

また、身体を上下の観点から診る張仲景の『傷寒論』系の「人迎、趺陽」の脈診法などもある。(趺陽穴は胃経の足背部の衝陽穴で足背動脈部に当たる。)

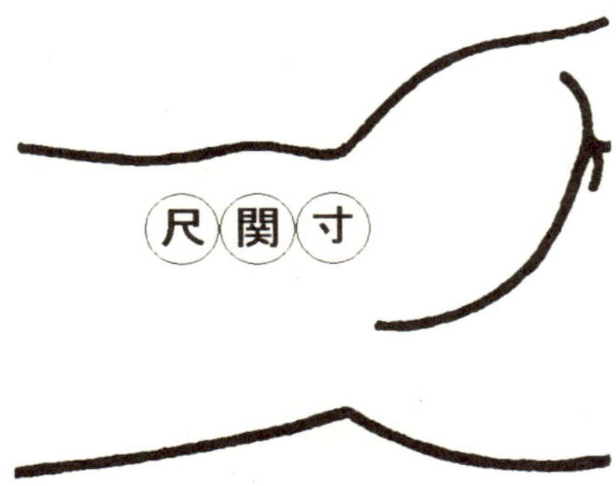

図4-1　手部における脈診部位(寸・関・尺の三部)

表4-2　切診・六祖脈表

祖脈	脈象	主病	手法
浮	皮膚の表面にあり軽く触れると指下に感じる	表証(風邪の表証)	鍼：浅刺 灸：小炷艾
沈	脈が沈んで深く指をあてると感じる	裏証(邪気が内在)	鍼：深く刺す 灸：大炷艾
数	1呼吸に6動以上の早い脈	熱証(風熱の証)	鍼：速刺速抜 灸：少穴少壮 または多壮灸
遅	1呼吸に3動以下の遅い脈	寒証(内臓陰寒の証)	鍼：置鍼 灸頭鍼 灸：多穴少壮灸
実	硬く力強く大の脈	実証(邪盛の証)	鍼灸ともに瀉法
虚	柔らかく弱い小さな脈	虚証(血虚、気虚)	鍼灸ともに補法

③『難経』による三部九候診

『脉訣』では「六部定位脈診」といい、現在一般的な呼称となっている。この脈診法は『難経』十八難に見られ、脈診の部位は、脈状診の寸口（寸口・関上・尺中）の部位で、左右の寸・関・尺の計六部を比較する。また、深さの違いにより、浮・中・沈を五臓六腑に当てはめ診察する。現在、鍼灸家の間で最も多く普及している脈診法である。

表のように、脈位での脈の表れ方によって臓腑・経絡の異常を診断する。

表4-3　六部定位脈診「脈位と臓腑経絡との関係」

左手			右手	
小腸	浮	寸	浮	大腸
心	沈		沈	肺
胆	浮	関	浮	胃
肝	沈		沈	脾
膀胱	浮	尺	浮	三焦
腎	沈		沈	心包

第２節　『医学節用集』「脉之事」の脈論

本節では、『医学節用集』脉之事に記述されている脈論を随時論評していくこととする。原文は「資料１『医学節用集』脉之事」として後掲した。

1　人迎気口の論について

1.『節用集』の人迎気口論

『節用集』の「脉之事」に記載されている人迎気口の脈診に関する事項については、文頭の〈1〉段、〈7〉段および文末の〈24〉段から最終の〈29〉段にかけて見られる。

〈1〉段では、「古くは人迎気口の脈診であったが、今は両手の三部にそれぞれ浮中沈に分けて診察する脈診法となっている。」と、『難経』系の脈診法（1）が行われている様が述べられている。

しかし、〈7〉段においては、上記の〈1〉段に反して、「人迎を左手、気口を右手の脈」と、王叔和の『脉経』(2) に準じてこれを支持している。しかも、その診断の目安も「左手人迎が強ければ外因による外感病とし、右手の気口が強ければ七情の乱れによる内傷とする。」と全面的に『脉経』の説を採っている。

すなわち、〈1〉段では「人迎気口の診」は古来のもので「現今は両手の寸口の脈（一寸九分）での「上焦、中焦、下焦」を考えて脈診する『難経』系の脈診法を説きながら、〈7〉段では『脉経』の古来の説を採るなど古今との脈診法の混乱が見られる。しかも、「人迎は左手関前一分、気口は右手関前一分」とある『脉経』の古典理論に準拠せず、「狭くて診しにくいので便宜的に寸口の部で人迎、気口の脈を診て良い」と、実践的な立場が伺われる。

はたして、この『難経』系の脈診が行われていた時期は杉山和一の近世前半の時期に行われていたものか、あるいは近世後半の時期に行われていたものを述べたものであろうか。古典を重んぜず実践的な実証主義傾向が見られることから、近世後半の時期と考えられる。

2. 人迎気口脈診の推移

そこで、次に古来から様々に展開されて来た脈診法が、我が国ではどのように受容され発展して来たのか、人迎気口脈診法の捉え方を近世の脈書から見てみることとする。

(1) 1500年代後半

近世初頭の脈診に関する書として、曲直瀬道三の『診脉口伝集』（以下、『口伝集』と略す）、ならびに施発の編纂した『察病指南』から見ることにする。

『口伝集』の「一、左右ノ診察外感内傷」(3) に、

「病者ノ脉ヲウカガフテ。外感内傷ヲ辨スル事専要也。左ノ寸ト関トノ間ヲ人迎ト云。其ノ人迎ヲサグルニ。一段脉緊實ナラバ。外感ノ病トシル。右ノ寸ト関トノ間ヲ。氣口ト云。其ノ氣口ヲウカガフニ實強ナラバ内傷ノ病トシルベシ。」

とあって、『脉経』の説を採っている。

さらに、道三が推奨する『察病指南』の「人迎気口脉」(4) にも、

「人迎脉在左手關前一分(其穴在結喉両旁同身寸之一寸五分脉動應手者是也)診之以候六淫…氣口脉在右手關前一分診之以候七情…」

とあって、人迎の脈は左手の関前一分にあり六淫を候い、気口の脈は右の手の関前一分にあり七情を候うものであるとして、やはり『脉経』の説を採っている。

これらから1500年代の中国医学再受容期の脈診法は古典に準拠して『脉経』の説に従って行われていたことがわかる。

(2) 1600年代後半、1700年代前半

しかし、1678年に編集された森本玄閑の『難経本義大鈔』(以下、『本義大鈔』と略す)の十八難後半の『難経』の本文、

「然三部者寸關尺也九候者浮中沈也」

の箇所を何人かの中華の医家の医書を引用して (5)、脈診法の見解を明らかにしている。

「俗解曰三部寸関尺也人之一身可分作三停為上中下三部…」

「評林曰所謂上中下部者何也…大而天地人謂三才小而寸関尺謂三部以三才而合吾人身以吾身而同於三才之大」

「圖註曰此與素問三部九候篇大同小異…」

「脉語曰取諸経之部候即儒者求道於散殊寸口之部候即儒者本之於一貫也」

また、さらに引用して、

「評林曰按越人問三部九候其所答者似乎止於三部而不詳於九候」

と、『難経評林』に秦越人は「三部九候を立問したが、その答は寸関尺の三部について答えているが、浮・中・沈の部の九候と臓腑配当については答えていない」との注目すべき発言があることを示している。

また『類経』から引用して、

「類註曰以天地人言上中下謂之三才以人身而言上中下謂之三部於三部中而各分其三謂之三候三而三之是謂三部九候…」

「愚按三部九候本經明指人身上中下動脉如下文所云者蓋上古診法於人身三部九候之脉各有所候以診諸藏之氣而鍼除邪疾非獨以寸口為言也如仲景脉法上取寸口下取趺陽是亦此意観十八難曰三部者寸関尺也九候者浮中沈也乃單以寸口而分三部九候之診後世言脉者皆宗之雖亦診家捷法然非軒岐本旨學者當並詳其義」

さらに『古今医統』四から、

「古今医統四診候有三曰」

「上古診法有三者其一診十二經動脉分天地人三部九候以調虚實」

「二以候傍人迎與手寸口参診」

「三獨取氣口分寸関尺外内以候臓腑吉凶」

「今廢其二惟氣口之診行於世而且失其真噫可勝惜哉」

と、「脈診法には古来より三種類の方法があったが、二番目の人迎気口の脈診法は廃れてしまい、ただ三番目の気口の診のみ世に行われている。その価値が廃れたことは惜しむべきことだ。」と引用している。

これらの森本の引用は明代の書、『難経俗解』(熊宗立)、『難経評林』(王文潔)『脉語』(呉崑)、『古今医統』(徐春甫)および『類経』(張介賓、1624年)からである。

森本玄閑もこうした明代の医書を通読して引用していることから、『脉経』が示しているような両手の寸口部を寸関尺の三部に分け、各部を浮中沈の三候とし、寸関尺合わせて九候とする。すなわち人迎は左手、気口は右手の両手に当てはめて診る法のみが後世に行われている。しかし本来の黄帝、岐伯らが示した三部九候の脈診法は全身を三部に分かちて、その各部天地人の三候を全て九候の箇所を診して、外感、内傷の虚実の状況を診て邪疾の治療を進める脈診法が『内経』の本旨であり、『脉経』の脈診理論は誤ったものであるとの明代後半に示された『脉経』批判の主張はすでに十分把握していたものと考えられる。それは、また明代の『内経』の研究者としては第一人者であった張介賓の著した『類経』には、上記に引用されている他に『古今医統』などの医書中にも先行論説があると詳細に述べられている (6) ことからも、森本は張介賓の『脉経』批判の主張を十分を承知した上での引用であったものであろう。

こうした『脉経』の脈診法否定の立場は、1730年に刊行された岡本一抱の『万病回春脉法指南』(以下、『脉法指南』と略す)の「論人迎気口第一」の中で、やはり『類経』とほぼ同様の見解 (7) を示して、

「彼ノ叔和ガ謂ル人迎ヲ左手ニ候ヒ氣口ヲ右手ニ候ヒ始ル者ハ内經ノ旨ニ非ズ無稽ノ言ソノ謬甚シトス後人コノ訛ヲ傳テ和漢今ニ至テ遂ニ頸ノ人迎ヲ知ル者少シテ只右手ヲ以テ通シテ氣口トシ左手ヲ以テ通シテ人迎トシテ右ヲ以テ裏ヲ候ヒ表ヲ候フ」

と、人迎と気口脈を左右の手に当てはめて、表裏や外感病と内傷などの解釈の誤りを和漢を問わず犯して『内経』の本旨ではないと指摘し、以下の結論を述べる。

「今ヨリシテ人迎氣口ノ脉ヲ診セント欲セバ氣口ハ両手六部ノ脉ヲ通候スベシ人迎ハ頤ノ下結喉ノ旁相去コト各一寸五分大筋ノ内廉ニ候ベシ…此人迎ヲ以テ外感ト表ト陽經ト六府トヲ診シ氣口ヲ以テ内傷ト裏ト陰經ト五藏トヲ診セバ察スルニ昭昭トシテ施スニ十全ナラン苟モ左手ヲ人迎トシ右手ヲ氣口トスルコト勿」

と、『脉法指南』では「人迎を外感、表、陽経、六府とを診し、気口を内傷、裏、陰経、五臓とを診察するのであって、左手を人迎、右手を気口として診察してはならない。」と、『内経』の本旨を重んずることを主張している。

(3) 1700年代後半

多紀元簡が1795年に著した『脉学輯要』の「総説」(8) に、

「註家遂取難經寸關尺之部位。及三部四經之義。并用叔和左右分配之説以解釋之。後奉為診家之枢要。亦何不思之甚也。矧左為人迎。右為氣口之類。率皆無稽之談不可憑也。」

と、「注釈者は、『難経』の寸関尺の部位および三部四経の義を取り合わせて叔和の左右分配の説を用いてこれを解釈した。ために後に診家の枢要となったものである。」と述べて、『脉学輯要』においても「人迎気口を両手に分配するなぞ、何をか思わざるの甚だしきや。いわんや、左を人迎となし、右を気口となすの類、概ねみな無形の談なり。よるべからず。」

と、王叔和の分配論を否定し、「人迎気口の脉」を両手に分かつことなどもってのほかと打ち消している。

しかし、これに反して山延年が1770年に著した『脉法手引草』（以下、『手引草』と略す）「気口人迎の論」(9) においては、

「右の手の関前一分を気口とし、左の手の関前一分を人迎とす。関前とは寸部の方をいうなり。古は喉の両方の人迎の穴にて外症の脉を候い、寸関尺の三部をおしなべて気口というて内症の脉を候いしなり。晋の王叔和より両手関前一分へうつして気口には内症を候い、人迎は外感を候うことに分つなり。」

と、人迎気口の脈は左右の手の脈で診る王叔和の『脉経』説をなお容認している。

以上の脈診関係の医書から見て、近世初頭の曲直瀬道三らの脈診法は中国宋代から明代に至る新儒教主義の勃興、復古的な気運に影響を受けた時期に中国に渡って医を受けた田代三喜に師事した曲直瀬道三をはじめ、その系統を引く道三系の道三学派では、『難経』『脉経』の説を採った李朱学派の流れを示すものであった。それが、明代になって、陽明学などの新たな思想的展開もあって、実践的な実証主義的な気運が朱子学の殻を破って原典の再検討から、医学の面においても『古今医統』などを踏まえて張介賓の『類経』が出るに至って新たな展開を見せた。その中国の動きに遅れること50年余り、森本玄閑の『本義大鈔』が刊行された1678年頃までには脈診法は、『難経』の説が採られるようになっていった。山延年の『手引草』には『脉経』の影響は残っていたが、近世中期から後半には『脉経』による脈診法の理念は廃され、明代の説が導入されて、「難経」系の三部九候（「両手寸口の寸関尺の左右六部」を取る法）の脈診法が一般化した様子が伺われる。

また、『節用集』〈7〉段において、人迎と気口の脈位について、『脉経』の「人迎は左手関前一分、気口は右手関前一分」とあるのをはじめ単に「寸口と関上の間に取る」と、比較的準拠した表現で示しているが、この段の末では「人迎の脉を寸口と関上の間だけで見分けることは困難なので、今、これを検議して左の寸口全てを人迎と定め、右の寸口全てを気口と定めることにする。」と、実践的な独自の立場を述べている。

このことは近世初頭の古典重視の新儒学に拘らず、近世後半の実証主義の表れと推察されるところであり、〈1〉段と〈7〉段との脈診法の記述に古今の混乱が見られるのも、この『節用集』が近世後半に編集された結果と考えられよう。

2　三部（寸関尺）について

1．三部の関上の脈位

『節用集』「脉之事」の〈2〉〈3〉および〈4〉の段では寸関尺の三部について述べている。〈2〉段では脈の定位、〈3〉段では定位における身体の診ることのできる領域、〈4〉段では三部の具体的な触知の正しい仕方を論じている。

両手の寸口脈一寸九分を寸、関、尺の三部に分けて観察することを初めて考案したのは「脉之事」の〈27〉、〈28〉段で示されているように秦越人の『難経』での発明である。『難経』二難（10）に、

「二難曰．脉有尺寸．何謂也．然．尺寸者．脉之大要會也．

従關至尺．是尺内陰之所治也．從關至魚際．是寸口内陽之所治也．
故分寸爲尺．分尺爲寸．
故陰得尺内一寸．得陽寸内九分．
尺寸終始一寸九分．故日尺寸也．」

とある。この二難にもとづいて『節用集』では、〈2〉段において、「先ず脉所の高骨（橈骨茎状突起、関骨ともいう）の正中をよく探り、医師の中指を高骨の下に当てたその場所を関上という」と、最初に関上の脈位を「高骨の骨下」に中指を当て、これを定め、次いで食指（示指）で寸口の脈位を、そして小指の次の指（環指）で尺中の脈を取るとしている。

これらの脈位について近世の脈書を見ると、1577年の曲直瀬道三著『口伝集』「三關の配指」（11）には、

「先ツ中指ニテ関骨ヲサグリ定テ二番メニ食指ヲ寸口ニアテ三番メニ無名指ヲ尺部ニアツ」

とあり、また『察病指南』の「診三部脉法」（12）では、

「寸部法天主上焦診自頭以下至心病也
關部法人種中焦診自心以下至臍病也
尺部法地主下焦診自臍以下至足病也」

とあるように、寸の部は天にのっとりて上焦をつかさどる。頭より以下心に至るまでの病を診る。関の部は人にのっとり中焦をつかさどる。心より以下臍に至るまでの病を診る。尺の部は地にのっとり下焦をつかさどる。臍より以下より足に至るまでの病を診るものである。さらに同じく『察病指南』「下指疎密法」（13）に、

「凡診視其臂長則疎下指臂短則密下指…如何知病之所在今但以高骨為隼遂一指診指其部位不必拘九分一寸之説庶幾可也」

と、人により身体の長さが異なるから、脈は身体の長さに応じて指の間を詰めたり広げたりするが、その基準は高骨をもって行うものであるとする。

この両書では『節用集』とほぼ同じ見解を示している。特に注目されることは「指を下ろす疎密の法」において、この取り方が正当である根拠として、寸口の脈一寸九分は、関骨（高骨）を基準にして寸部と尺部を決めれば身体の長短、肥瘦などの体格が異なっても病の所在の判断には個人によっての狂いは無いと説明していることである。しかし関上部の位置が関骨下に当たるのかについては明確な記述は見られない。

次に、1678年刊行の森本の『本義大鈔』二難の本文「従関至魚際」の滑伯仁の本義「関者掌後高骨之分」を編者、森本が注釈（14）して、

「此註関脉也［掌後高骨］脉訣評林巻之一曰手掌背後骨是関位左右手則高骨之下是関脉形状宛然在也」

と、「…脉訣評林一に曰く、手の掌の背後の骨これ関位なり。左右の手、則ち高骨の下これ関脈形状…」と関脈を骨下に取るとする。

また『難経』本文「尺寸終始一寸九分」の注に蔡氏の説を引いて（15）、

「如蔡氏云自肘中至魚際得同身寸之一尺一寸…故古人於寸内取九分為寸尺内取一寸為尺以契陽九陰十之數」

と、「肘の中、魚際に至るまで同身寸の一尺一寸を得るなり。」とするのを、尺寸の長さが一寸九分になることの説明する段において、

「其説似通但考是骨度篇則自肘至腕長一尺二寸五分而與此數不合蓋亦言其意」

と、蔡氏の説を『霊枢』骨度編の一尺二寸五分と長さが異なるが、「蓋し、またその心をいうのみ。」と言って、その考えを容認している。

これらの森本玄閑の注釈から見れば、関上の脈位は『脉訣』の「骨下」として捉え、しかも尺寸の長さを決めるのに蔡氏の「肘から腕までの長さを一尺一寸」の説を認めていることから、1670年代ごろの脈診法の脈位は、関上の部位は「高骨の下」に取っていたことがわかる。

ところが、1730年に刊行された『脉法指南』「論三部第二」には、この寸関尺の具体的な取り様は孫思邈の説（16）をもって、

「關部ヲ見レバ手腕ノ横文ノ後五六分許ニ高骨アル其ノ旁ニ當ル者ナリ」

「然ル時ハ寸ハ高骨ノ前ニアリ尺ハ高骨ノ後ニアリテ關ハ寸尺ノ間高骨ノ旁ニ動ズ…是ヲ以テ醫トシテ脉ヲ診セバ己ガ中指ヲ以テ彼ノ高骨ヲ規トシテ關部ヲ按定メ次ニ食指ヲ以テ高骨ト手腕ノ横文トノ間ニ下シテ寸位ヲ按定メ次ニ無名指ヲ以テ高骨ノ後ニ下シテ尺位ヲ按定ム」

と、関部を先ず定めて次にその前に寸部、次いで後ろに尺部を取ると、この点においては『節用集』の記述とほぼ同じである。

しかし、「三部の取り方」について張介賓の『類経』においても指摘しているように岡本一抱もこの項において同じことを述べている。すなわち、「中華の医家、大醫令呂廣、蔡西山らは手腕横紋より肘窩横紋までを一尺一寸」として脈位を示し、また高陽生が『脉訣』の中で「骨下關脈形宛然たりと」と、腕を横にして説いて「骨傍」を「骨下」としたものがそのまま誤って高骨の下方に関部を取る者があると。

「本朝ノ(17)世醫病ヲ治シテ驗ナキ者ハ多ハ脉部ヲ誤コトアルガ故ニ其ノ病因ヲ察スルニ昧シテ遂ニ孟浪ノ治ヲ施セバナリ…然ニ今ノ醫脉ヲ診シテ三部ノ定位ヲ知ズ關部ニ寸ヲ指或ハ尺部ニ關ヲ指甚者ハ今日ノ候處明日ノ按處ト異ナリ彼診脉ニ昧クシテ病ヲコトワリ治ヲ分ツ者ハ盲者ノ月ヲ語リ聾者ノ雷ヲ語ガ如シ豈適コトアラン哉」

と、関部の定位による診法の誤りは病の治療効果に大きく影響すると指摘する。

この岡本一抱の言から、『節用集』脉之事の〈2〉段に示されている関部を、「骨下」に指を当てて取る」という記述は、高陽生の『脉訣』の記載の読み違いの誤りに陥っていたことになる。こうした、脈位の指摘は『古今医統』『類経』などの明代の代表的な医書にすでに見られるところであるが、我が国の1600年代には、まだ十分熟慮されていなかったものと思われる。岡本一抱も、

「彼道三家ニ(18)其ノ義ヲ熟セズシテ妄ニ下ノ一字ニ泥テ關脉ヲ骨下ニ取者ハ誤ノ甚キ也」

と、道三学派の脈診法を批判している。曲直瀬道三の『口伝集』が編集された時期は古典重視の時で『脉経』『脉訣』『察病指南』を参考にする旨を強調していたことからも、「道三家にその義を熟せず」して「骨下」に関部を取る誤りをしていたことは想像に難くない。

とはいっても、1795年に編集された『脉学輯要』には「骨下」の記述は見られないが、1770年の『脉法手引草』の「寸関尺三部の論」（19）では、

「人の脈を診するに先ず医者の中指にて腕くびの際の高骨を探りあて、これを関骨というなり。その骨より肘の方へ少し指を落ろす心にしてこれを関部と定め、その次に食指を付けて寸部と定め、その次に無名指を付けて尺部と定るなり。」

と、従来の関部を「骨下」に取ると思われる「肘の方へ少し指落ろす心」という記載が見られる。こうした記載が1700年代後半にも見られることは、なお、この時期において寸関尺三部の取り方二論が展開されていたのである。

以上から見て、『節用集』の脈診法は、左右三部のうち、「関部は高骨下に取る」など高陽生の『脉訣』の説を踏襲する流派に関連することが推察される。それは和一が習ったとされる入江流が、やはりこの説を採っていたためか、あるいは『節用集』が編纂された時期の説を踏襲する者によって記述されたものと考えられる。

また、蛇足ながら、岡本一抱が師匠の味岡三伯から破門されている理由の一つに、この脈診法批判があったのではなかろうか。一抱の師匠である味岡三伯は饗庭東庵の弟子であり、饗庭東庵は曲直瀬玄朔の弟子（一説には玄朔が死亡したときは一七歳であったことから孫弟子ともいわれる。酒井シヅ『日本の医療史』）と曲直瀬道三学派の系統にあった。その大御所の曲直瀬道三を元とする道三学派の脈診法が誤りとの批判が、破門の一つの起因となっているのではないかと推測される。（資料2「道三学派の系譜略図」参照）

2. 三部九候（六部定位）の臓腑経絡配当と診法

〈5〉の段では左右の三部の臓腑経絡配当とその浮中沈における指の軽重の診法が述べられている。「左手の寸口脈部を心・小腸、關上脈部を肝・胆および尺中脈部を腎・膀胱を取る。右手の寸口脈部を肺・大腸、關上脈部を脾・胃および尺中脈部を命門・三焦を取る」と五臓六腑を診する部位として配当している。特に右尺部に命門・三焦を配することを説いている。

この両手六部の臓腑経絡の配当状況を近世の医書を見ると、

『口伝集』では「浮中沈ノ三候」(20) に、

「先三指ヲウカベテ左ハ小腸胆膀胱ノ腑ノ脉ヲウカガウテ次ニ三指ヲシヅメテ心肝腎ノ臓ノ脉ヲウカガウ次ニ三指ヲ中程ニクツロゲ浮ニアラズ沈ニアラス中程ニカヨウ胃ノ氣ヲウカガウ…右ハ大腸胃三焦ノ腑脉ヲ三指ヲ浮テウカガウ次ニ三指ヲ沈シズメテ肺脾命門ノ臓脉ヲウカカフ次ニ三指ヲ中程ニクツロケ浮ナラズ沈ナラスシテ胃ノ氣ヲウカガフ…」

とあり、『察病指南』巻頭の「十二経総括」(21) において、左右の三部に該当する臓腑経絡を上記と同様の配分を示している。中でも、

「右手ノ尺内手の厥陰ハ命門ノ部屬相火一名ハ神門一名手ノ心主一名ハ心包絡主藏心與腎同氣」

と、「尺内を命門の部」および「腎ト気を同す」と、王叔和の『脉経』ならびに高陽生の『脉訣』の説を採っていることである。

この六部配当について『脉法指南』の「論五臓部位第五」(22) に、

「越人獨此篇ニ本ツキテ左寸ハ手ノ少陰（心）手ノ太陽（小腸）…右尺ハ手ノ心主（心包）手ノ少陽（三焦）ノ脉ノ出ル所トス（十八難ニ見エタリ）後世ノ診脉ハ皆コノ法ニ従フ者ナリ」

と。続けて、

「西晉ノ王叔和脉経ヲ撰ズルニ於テ左右ノ尺部倶ニ腎膀胱ノ位トシテ命門三焦又右尺ノ腎膀胱ト兼位セシメ手ノ厥陰心包ノ気ハ左寸ノ心小腸ト兼候トス」

とする他は『難経』十八難と同配分を示す。しかも、この脈診法が「後世の診脉は皆この法に従うものなり。」とあることから、1700年当初の頃、岡本一抱らが行っていた脈診法が、この『難経』に準じたものとなっていたことが推察されるのである。

また、上文に続いて高陽生の『脉訣』の説をあげて、

「左尺腎右尺命門トス近世ノ診法ハ皆コレニ従フ者ナリ (23)」

と、あることから、岡本一抱ら以前の脈診法が高陽生の『脉訣』の説によって行われていたことがわかる。

『手引草』の「三部九候の論」に (24)、

「先ず左は心、肝、腎。右は肺脾命門と覚えて…」

とあって、続いて臓腑配当の段では、

「…又右の手の尺部にて浮かべて三焦の腑を候い、沈めて心包絡を候い、中程にとりて胃の気を候うなり。三焦、心包絡ともに火に属す。故に右の尺脉は命門の相火を候う事としるべし」

と、右の尺脈は命門を候うと高陽生の『脉訣』の立場を採っている。

ところが、『脉学輯要』の総説 (25) においては、

「案此十八難。三部上中下診候之法也。蓋攷内經有寸口氣口之名。而無並關尺為三部之義。難經昉立關尺之目。而無左右府藏分配之説。其有左右府藏分配之説。始于王叔和焉。十八難所謂三部四經。未必以左右定十二經之謂。只其言太簡不可解了。故左右部位挨配之説。諸家紛然。互為詆訟。要之鑿空耳。」

と、『難経』の十八難は、三部とは上・中・下の診候の法であって、内経に寸口・気口の脈診法があるが、関・尺を合わせて三部とする理論はない。また『難経』は最初に関・尺のことを立てたが、左右の腑臓分配は説いていない。左右分配の説は、王叔和に始まるのではないか。十八難では三部四経は必ずしも左右をもって十二経を定めたのではない。従って改めるものではないと、「両手左右三部での臓腑配当は空を穿つのみ」、無意味であると喝破している。このような立場はすでに前述したように明代の医書、徐春甫の『古今医統』、張介賓の『類経』に見られ、次に続く、

「三焦者。有名無狀。所隸甚廣。豈有以一寸部候之之理。」

との三部臓腑配当の否定の論は多紀らの主張であり、その理由を

「小腸居下焦。假令與心為表裏。豈有屬諸寸位。候于上部之理乎。三部四經。全可解了。」

と、やはり『類経』と同じく「大腸、小腸は下焦で下にあるのに大腸、小腸が肺や心と表裏にあるからといって、上部に配当するのは内経の本旨にない」との主張とその立場を述べている。

以上の左右三部配当の受容状況から、受容当初の1500年代後半の曲直瀬道三『口伝集』(1577年) から山延年の『手引草』(1770年) の1700年代中頃までは王叔和の『脉経』、高陽生の『脉訣』による脈診法が行われていた。しかし、1700年代前後になると森本玄

閑の『本義大鈔』(1678年)、岡本一抱の『脉法指南』(1730年)に見るように、『難経』十八難による臓腑配当による『難経』系の脈診法が行われるようになっていた。それが、1700年代の後半の多紀元簡の『脉学輯要』(1795年)が刊行される頃からは、六部臓腑配当は全く無稽なもので、取り上げることがなくなったものと見られる。こうした状況は、岡本一抱は医家による脈位の異なる問題を提起しつつも『脉法指南』「論五臓部位」の末文(26)において、

「何ゾ脉位ノ診法各異ニシテ諸賢治法倶ニ験アルコトヲ得ル者後世診家の疑ヒナキコト不能者也請明ニ此ヲ聞ン答テ曰詳ナルカナ問コト凡古人ノ病ヲ察スルヤ診脉ノ一法ニ止ラズ病者ノ顔色ノ陰陽五音ノ輕重五味ノ厚薄土地ノ高下稟質ノ虚實位ノ貴賤産ノ貧富形ノ大小皮膚ノ麤密情ノ緩急其ノ外老壮男婦四時ノ化令気運ノ逆順等ヲ以テ病因ノ來ル所血氣神ノ有餘不足等ヲ考ルガ故ニ察スルニ皆昭昭トシテ冥冥ノ患ナシ」

と、医家によって脈位が異なりどうして病を正しく診察できようか、しかし古から診察法には「診脉ノ一法ニ止ラズ」他の様々な診察法によって捉えうるから問題はないと肯定の立場を示している。これは当時の李朱医学的(後世派)な時流になお妥協せざるを得なかったのではなかろうか。それが1700年代の後半になると多紀元簡の『脉学輯要』に見るように実証的(古方派)な立場から明確に否定している。

3　脈状

1.『節用集』の脈状診

〈6〉から〈12〉の段は、脈状診とその大綱である祖脈(基本脈状)について述べられている。

〈6〉段において、「脈状には二十四脈など多数あって名医でも弁別ができない」と中国の書にも書かれてあるというが、『口伝集』の「四脈ノ力説」(27)に、

「診脈ニ博約ノ口傳アリ。博ク辨別スル則ハ。二十四字絲毫ヲモ。ミダラザレ。約テ論スル則ハ。只浮沈遅數ノ四脉ノミ…」

と、二十四脈を浮沈遅数の四脈に要約して行うのが適切だという。これに習って『節用集』も「まして今の医師はなおさらである。」として、脈状を「浮、沈、遅、数、弦、緊、結、伏」の八脈に要約して病を弁別するように計っている。

この八脈のうち、「浮、沈、遅、数」は基本的な祖脈として『脉経』巻第一の(28)

辨藏腑病脉陰陽大法第八

「脉何以知藏腑之病也然數者腑也遲者藏也…」

辨脉陰陽大法第九

「其脉在中浮者陽也沈者陰也…」

と、数脈は腑、遅脈は臓を診し、浮脈は陽、沈脈は陰を示すという立場が採られているが「弦、緊」と「結、伏」の脈を提唱する点は特異である。

2. 祖脈

これらの基本脈状の取り方を中国の古典医書を見ると、『内経霊枢』(29)では、

小鍼解第三.

「聽其動靜者. 言上工知相五色. 于目有知. 調尺寸小大緩急滑濇. 以言所病也.」

また、「邪氣藏府病形第四」には、

「黄帝曰. 色脉已定. 別之奈何. 岐伯曰. 調其脉之緩急小大滑濇而病變定矣.」

とあって、「大、小、滑、濇、緩、急」の六脈を基本としている。
『難経』では四難（30）に、

「寸口有六脉倶動耶．然．此言者．非有六脉倶動也．謂浮沈長短滑濇也．浮者陽也．滑者陽也．長者陽也．沈者陰也．短者陰也．濇者陰也．…」

と、「浮、沈、長、短、滑、濇」の六脈を用いている。
さらに、張仲景の『傷寒論』では、

平脉法第二．（31）

「問曰．脉有殘賊．何謂也．師曰．脉有弦緊浮滑沈濇．此六脉名曰殘賊．能爲諸脉作病也．」

と、「弦、緊、浮、沈、滑、濇」の六脈を祖脈とする。
さらに、近世初頭の隣国朝鮮の李朝時の韓医学の集大成といわれる『東医宝鑑』の基本的な脈状に関することを「内景篇三」と「雑病篇一」（32）から見ると、

内景篇三　　十一、五臓六腑　　（十二）臓腑の脈の場合

「脈が低いと病は腑にあり、のろいと臓にある。低いと身は熱く、のろいと身体は冷い。すべて陽は熱く、陰は冷い。これで臓腑の病を知ることができる。」

雑病篇一　　五、診脈　　（十一）残賊脈の場合

「脈に残賊があるが、それは、脈が弦・緊・浮・濇・沈・滑することをいう。この六脈を残賊ともいうが全て経の病を生ずる。」

とある。「臓腑の脈の場合」では、「脈が低いと腑」「のろいと臓」とは『脉経』の「数は腑、遅は臓」を診することに当たり、「残賊脈の場合」は『傷寒論』の「弦緊、浮沈、滑濇」である。1613年に編纂された『東医宝鑑』による脈診法は他の編を重ね考えれば、『傷寒論』のものを用いていた。

一方、岡本一抱の『脉法指南』では、「論脉經二十四脉第八」の（33）中で、

「夫レ人ハ血氣ノ属タリ血氣ノ病ト病サルト脉ヲ切（ﾀｼｶ）ニスルニ非ズンバ得コト難シ然レドモ脉ノ形一ナラズシテ盡ク明メ難シ然レドモ病ノ因ヤ虚實寒熱ノ四ニ止ル故ニ脉ヲ候フ者モ其ノ大綱ヲ定テ之ヲ察ス」

と「脈の大綱をもって診すること」の重要性を説いている。しかし、どの大綱が適切であるか一抱自身の見解は示されていない。
また、山延年は『手引草』に「口伝を記す」（34）として、

「以上諸脉の内、浮、沈、遅、数、滑、濇、大、緩を内經にこれを八要という。浮沈の二脉は病の表裏を分つ。遅数の二脉はその寒熱を分つ。滑濇の二脈は気血の虚実を察す。大緩の二脉は病の安危を察す。旬に能く其の簡要の脉を診し得て、雑脈は類を以て考え知るべき事大口伝なり。」

とあって、浮沈、遅数、滑濇に、『内経』にあるとして大緩の二脈を加え八脈をあげる。この八脈説は他の医書には見られない基本脈状として口伝されるものであるとしている。
さらに、多紀元簡の『脉学輯要』では、脈状を要約して診することについては特に論ぜず平脈と病脈を諸家の説を引いて論じているのみである。

〈11〉段にある「弦、緊二脈」に詳しいとある王安道『医経溯洄集』（35）は、滑伯仁と

ほぼ同じ頃の元明の医書である。特に八脈として「弦、緊」の二脈について解説されている訳ではなく多数の脈状の一つとして詳細に説かれているものである。

〈12〉段の「結、伏の二脈」については、『口伝集』の「結促ノ遠慮」(36)に、

「病脉、往來オソクシテ。時々キルルヲ結脉ト云フ。或ハ往來ハヤクシテ。時々キルルヲ。促脈ト云フ。聊尓ニ生死ヲ定ムベカラス。」

と、この結、促の脈は生死に関わる恐れがあるから遠慮して慎重に取り扱うことを述べている。こうした生死に関わる重症な病人に表れる脈であるが故に八脈として取り上げたのではないかと考えられる。「伏」については「丹渓脉の下」に、「伏ハ沈伏シテ出テズ。骨ニ着テ乃チ得。」と、人迎にあれば寒湿の痼閉、気口にあれば凝思凝神と、やはり重症の虚弱状態を示す脈としている。

以上の脈状診における古今の基本脈状の採用状況から考えると、『節用集』に示された「浮、沈、遅、数、弦、緊、結、伏」の八脈のうち、「浮沈、遅数の四脈」は基本祖脈として多くの医家が認めるところである。「弦、緊」および「結、伏」の四脈は果して如何にして採用されたのであろうか。『手引草』が基本脈状を八脈を診ることに従って、八脈として診る法を整理したものであろうか。

「弦、緊」の二脈は『傷寒論』系の六脈に数えられている。このことから、一つは朝鮮経由説が考えられる。すなわち杉山流鍼術の開祖・杉山和一は、入江流鍼術の開祖・入江頼明の孫、豊明にその鍼術を習ったという。入江頼明は1590年代の朝鮮の役の際、中華の医師呉林達に鍼術を習い、頼明の孫の豊明に伝えたとされる。頼明が当時朝鮮に訪れていた中華の医家呉林達に術を得たというから、朝鮮李朝時代の医方を集大成した『東医宝鑑』脈診法が、ほぼ『傷寒論』系のものであったことを踏まえれば、頼明から豊明、和一へ、そして杉山流鍼術を継承するものの手によって後に脈診の八脈に「弦、緊」の二脈が採られたと推測されるもので、こうした朝鮮で展開された『脉経』『傷寒論』系の影響によって「八脈説」が伝えられ編纂されたとも解されるものである。また、「弦、緊の二脈」が張仲景の『傷寒論』系の基本脈状であることから、『傷寒論』を重視する古方派の実証的な者らの影響を受けて採用されたものと考えられるものである。

しかし、「結伏」の二脈を基本脈状とする説は、『口伝集』「結促ノ遠慮」に見るように「結促」の二脈の対比による説はあっても、古来には基本脈状とするものは見られない。『脉経』には、

脉形状指下秘決第一(八脈のみ抜粋)(37)

「浮脉擧之有餘按之不足

芤脉浮大而軟按之中央空兩邊實

滑脉往來前却流利展轉替替然與數相似

數脉去來促急

弦脉擧之無有按之如弓弦状

緊脉數如切縄状

沈脉擧之不足按之有餘

伏脉極重指按之著骨乃得
遲脉呼吸三至去來極遲
結脉往來緩時一止復來」

と、「結、伏」の脈とは二十四脈の二脈とされている。『難経』十八難に結脈は伏脈と対峙されて（38）、

「人病有沈滞久積聚．可切脉而知之耶．然．…」

の問に答えて、「結伏」の脈を解説する。

「其外痼疾同法耶．將異也．然．結者．脉來去時一止無常數．名曰結也．伏者．脉行筋下也．浮者．脉在肉上行也．左右表裏．法皆如此．假令脉結伏者．内無積聚．脉浮結者．外無痼疾．有積聚．脉不結伏．有痼疾．脉不浮結．爲脉不應病．病不應脉．是爲死病也．」

と、結の脈を診するは積聚の病であって、伏脈は筋の下、骨にとどくほど深くのみ感じる脈で、病久く慢性病を表すものである。従って「結伏」の二脈に注意すれば重篤な病の生死吉凶を知ることができると、「結、伏の二脈」を大綱八脈にして観察するようにしたことは画期的なものである。病人の死生吉凶を見分ける法を「七死の脈」ではなく、現実に遭遇しやすい「結、伏の二脈」として、和一もしくは杉山流鍼術の継承者らによって独特の考案に至ったものと見られる。この点においても『難経』の脈説重視の姿が見える。

とはいえ、和一の高弟らによって編集された『杉山真伝流』での脈診法が、六診十二脈を取っていることはなぜであろうか。問題の残るところである。今後の検討を待ちたい。

3. 平脈

〈13〉段に「平脈トハ則チ病ナキ人ノ脉ノ事也」とあるように、平脈とは健康で正常な脈状をいい、常に病脈を知るための基準となるものである。

平脈については、『脉経』に、

平脉視人大小長短男女逆順法第五（39）
「凡診脉當視其人大小長短及性氣緩急脉之遲速
大小長短皆如其人形性者則吉反之者則爲逆也」

と、示されており、後世の医書もほぼこれに準じている。

『口伝集』「反常ノ脉辨」（40）に、

「平人ノ脉病ミ、病人ノ脉平。長キ人ノ脉短ク、短キ人ノ脉長。少壮ノ人ノ脉老人ノコトク、老人ノ脉少壮ノ如ク。肥タル人ノ脉浮大、痩タル人ノ脉沈實ナル。以上皆ナ平常ノ候ニソムク、病アルノ脉也。」

と、すでに見られ、『察病指南』にも「觀人形性脉法」（41）に、先ず平脈のことを述べている。内容は『脉経』とほぼ同様である。

「人長ナル則ニハ脉長ク人短ナル則ニハ脉短ク人肥タル則ニハ脉沈ナリ…人痩タル則ニハ脉浮…人壮ナルハ脉大ナラント欲ス。人弱ナルハ脉小ナラント欲ス。反スル者ハ逆ト為…」

また、同じく『察病指南』「察平人損至脉法」（42）に、

「凡ソ一呼一吸ヲ一息ト為一呼吸ニ脉再ヒ至リ一吸ニ脉再至是レ一息之間脉四至并ニ五至大ナラズ小ナラズ短ナラズ長ナラズ是ヲ平人ノ脉ト為也」

と、呼吸の常息を述べる。

一方、『脉法指南』では「論呼吸常息脉五動第四」(43) に、

「夫レ病ヒハ變ナリ變ハ常ヲ知リテ此ヲ明ム故ニ診脉ノ道マヅ其ノ常ヲ知ルヲ以テ本トス平人トハ病ザルノ人ナリ」

と、平人の常なる状態を知っていることの重要性を説いて、続いて「呼吸常息」のみを述べている。

『手引草』では、やはり「呼吸定息の論」(44) に、

「朝眼の覚めたるとき、己の脉を診ておぼえる事肝要なり。」

と説き、「呼吸常息」を示している。また、「平脉の論」(45) として、

「平脉は三部とも共に大ならず、細ならず、長ならず、短ならず、浮ならず、沈ならず、滑ならず、濇ならず、手に応じて中和何脉とも名状しがたきをいうなり。」

と、述べるとともに「脉に常有るの論」として、上記の『脉経』の文を引用して平脈を説いている。

『脉学輯要』総説 (46) において、諸書を引用した後、

「按平脈不一。所謂不緩不急。不澀不滑。不長不短。不低不昂。不縦不横。此形象之平也。一息五至。息數之平也。弦洪毛石。四時之平也。而人之稟賦不同。脉亦不一其形。此之稟受之平也。」

すなわち、「案ずるに平脈は一つならず。謂うところは緩ならず急ならず、澀ならず滑ならず、長ならず短ならず、低ならず昂ならず、縦ならず横ならず、これ形象の平なるなり。一息に五至は息数の平なり。弦洪毛石は四時の平なり。而して人の稟賦は同じ成らず。脈もまたその形一つならず。これ則ち稟受の平なり。」と、多紀元簡の見解を示している。

以上のように平脈については古今を問わず個々の体質や正常な状態を踏まえて病脈との区別が大切であると説かれ、『節用集』の立場と大同小異といえよう。

4　脈を診る手順

1. 脈を診る男女の順

脈を取る手順として〈14〉段に「男は左手、女は右手」から診するということは「俗説であって書物には書かれていない」と述べているが、確かに『内経』『難経』『傷寒論』および『脉経』などには記載が見られない。

しかし、『口伝集』「男女ノ左右」(47) において、

「男子ハ陽ナル故ニ先ツ左手ヨリ診ス。女子ハ陰ナル故ニ先ツ右手ヨリ診ス。」

とあり、また『察病指南』の「下指輕重法」(48) に、

「凡診候安神靖氣男先診左手女先診右手先將中指揣得關位却以第二指著寸部令徹骨漸徐擧指關尺部皆然(此先重而後輕也活人書云先浮按消息之次中按次重按此先輕而後重也亦得)」

と、やはり男は先ず左手、女は先ず右手から診するよう男女によって指の下ろす左右の順序を述べ、次に初め指は軽く後に重くして見る(逆もあるが)とその指のあてる強さ、軽重を述べている。

このような記述は滑伯仁の『診家枢要』の「持脉平法」(49) に脈診の手順が詳細に記されている。

「凡診脉之道．先須調平自己氣息．男左女右．先以中指定得關位．却齊下前後二指．初輕按以消息之．次中按以消息之．三重按以消息．然後自寸關至尺．逐部尋究一呼一吸之間．要以脉行四至爲率．閏以大息．脉五至是平脉．」

と、すなわち「脈を診する者は先ず自らの呼吸を平らかに調える。男は左、女は右より中指で関位を決め、その前後に二指を当てる。初めは軽く按じて候い、次いで中程度に按じて候い、そして重く按じて候う。その後、寸関より尺を診察する。一呼吸に四至もしくは大息を入れて五至である。これが平脈である。」とある。この滑伯仁の内容は『脉学輯要』にも同文が引用されている（50）。

『脉法指南』には「論男女脉位第六」（51）において、

「男ハ陽體女ハ陰體タリ故ニ診脉ノ法男子ハ先ヅ左手ヨリ候ヒ女子ハ先ヅ右手ヨリ候者ハ左ハ陽右ハ陰タルノ義内經ニ謂左右ハ陰陽ノ道路トスルノ意ノ如シ…男女處ヲ同クシテ異ナラズ女子ハ右手ヨリ候フト云フ者ハ只陰陽ノ前後ヲ以テスルノミ女子ノ右手ヨリ先ツ候フ者ハ肺脾命門ト診シ次ニ左手ヲ以テ心肝腎ト候フベシ…」

と、「男は左手、女は右手から診する」とは、『内経』素問「陰陽應象大論篇第五」（52）に、

「…故曰．天地者萬物之上下也．陰陽者血氣之男女也．左右者陰陽之道路也．水火者陰陽之徵兆也．陰陽者萬物之能始也．故曰．陰在內．陽之守也．陽在外．陰之使也．」

とあることから、ただ陰陽の関係で行うもので、男と女とで五臓の位置が異なるからではない。男女によって五臓の位置を逆に捉える説、腎と命門の尺部の配当を左右反対に捉える説などはもってのほかと論破している。

『手引草』でも「男女左右の論」（53）として、

「男は陽なるゆえに左の手より脉を候い、女は陰なるゆえに右の手より脈を候うなり。陰気は右にゆき、陽気は左にゆくを以ってなり。経に所謂左右は陰陽の道路なりとは是をいうなり。左は血を主どり、右は気を主どるの陰陽には非ずと知るべし。」

と『脉法指南』と同様の意義を説いている。

ここにおいて注目すべきは、この〈14〉段の始めに「夫初テ脉ヲ候ニ男ハ左ノ手ヨリ脉取初ルト也然ル則ハ醫師ノ右ノ手ヲ以テ候フベシ女ハ右ノ手ヨリ脉捉初ルト也然ル則ハ醫師ノ左ノ手ヲ以テ候フベシ」と、医師の診る手を示していることである。すなわち、男は左手を医師の右手で、女の右手は医師の左手で診ることを提唱している。このような医師の手について触れている医書は古今未だ見られない。『節用集』独特な記述である。

今一つの注目点は、「男女倶左ニ心肝腎右ニ肺脾命門ノ五臓有ト言バ男女ヲ分タズ左ノ手ヨリ捉初テモ苦シカラズ」と、古来からの陰陽理論に基づく男女の診る原理に拘らず、内臓の位置は男女では違わないのであるからどちらから診ても差し支えないと論じていることである。これらの記述は鍼灸受容期、復古的思潮の勃興期の1600年代の論説とは考えにくく、やはりこの『節用集』が編纂された時期が近世後期にある由縁ではないかと考えられるところである。

2. 男女の脈状

〈15〉段では「男女の脈状の相違」について述べている。すなわち「男の脈は寸部が強く尺部が弱く、女の脈は寸部が弱く尺部が強い。もし男の脈が女の脈となれば病変である。また、女の脈は常に男の脈より細いものである。これはいずれも陰陽の関係でこのように

なる。」と説いている。

『口伝集』「陰陽ノ升降」(54) に、

「男子ハ陽脉常ニ盛ニシテ陰脉常ニヨハシ。女子ハ陽脉常ニヨハクシテ陰脉常ニ盛ナリ…男子女脉ヲ得ルヲ不足トス。虚病内ニアルトシレ。女子男脉ヲ得ルヲ有餘トス。實病四肢ニアルトシレ…」

と「男は左脈が盛んで、女は右脈が盛ん」であると説く。

『察病指南』「男女反脈」にも、上記の『口伝集』とほぼ同じ内容が記され、「男の尺脈は浮、女の尺脈は沈」ともある。

『脉法指南』の「論男女順逆第七」(55) には、

「左右平和ノ脈中ニ於テ男ハ陽體タルガ故ニ右ヨリモ左充(ミチ)女ハ陰體タルガ故ニ左ヨリモ右充タルヲ以テ男女ノ順逆トスルヲ云フ左右平調ノ中ニ於テ大ト云フノミ」

と、やはり『脉経』における、

兩手六脉所主五藏六腑陰陽逆順第七 (56)

「脉法讃云肝心出左脾肺出右腎與命門俱出尺部
魂魄穀神皆見寸口左主司官右主司府左大順男
右大順女關前一分人命之主左爲人迎右爲氣口」

の立場から左右の男女の脈について「男は左が満ち、女は右が満ちる」と古来からの思潮に拘泥している。しかし『手引草』にはこうした論は見られない。

『脉学輯要』においては、男女の脈に関しては前述の滑伯仁の『診家枢要』の「持脉平法」に (57)、

「尺寸陰陽相符. 男女左右強弱相應. 四時之脉不相戻. 命曰平人. 其或一部之內. 獨大獨小. 偏遲偏疾. 左右強弱之相反. 四時男女之相背. 皆病脉也.」

と、「男女、左右の強弱が相応じる」は平脈で、反すれば病脈であるという。また引用して、

「持脉之要有三. 曰舉. 曰按. 曰尋. 輕手循之曰舉. 重手取之曰按. 不輕不重委曲求之曰尋. 初持脉輕手候之. 脉見於皮膚之間者. 陽也. 府也. 亦心肺之應也. 重手得之. 脉附於肌肉之下者. 陰也. 藏也. 亦腎肝之應也. 不輕不重. 中而取之. 其脈應於血肉之間者. 陰陽相適中和之應. 脾胃之候也.」

と、「脈を取るの要に三つある。初めに脈を取るには軽手をもってこれを候う。これを挙という。脈が皮膚の間に診える時は、陽で腑を示す。また心肺に応じている。次に重手して脈が肉の下に感ずる程度で診するを按という。陰で臓である。また肝腎に応じるものである。そして、軽からず重からず半ばにしてこれを取ることを尋という。血肉の間に脈が応ずる時は陰陽相叶い、中和の応で脾胃の効である。」として、浮中沈の部におけるつかさどりと脈診の手順を述べている。

これは『脉経』の「持脉輕重法第六」(58)

「脉有輕重何謂也然初持脉如三菽之重與皮毛相得者肺部也…如六菽之重與血脉相得者心部也…如九菽之重與肌肉相得者脾部也…如十二菽之重與筋平者肝部也…按之至骨舉之來疾者腎部也」

に従うものであり、多紀元簡も脈の捉え方としては古来からのものを一応踏襲していると言える。

これらの記述から「男は左、女は右から」という脈診の手順は、古の医書には明確には記載はないものの『内経』素問による陰陽論の立場から「男は左、女は右から」との男女差が、『察病指南』が刊行された宋代以前から行われて来たものである。日本においても、これを踏襲して少なくとも『脉学輯要』が出る寛政年間（1790年代）ごろまで行われていたものと見られる。しかし『節用集』では「男女ヲ分タズ左ノ手ヨリ捉初テモ苦シカラズ然レドモ後世ハ俗ニ従ヒテ男ハ左女ハ右ノ手ヨリ脉捉初ムベシ」と、「男女とも左手から取り始めても問題はない。しかし後世の原則に従っておく。」と、左からでも差し支えないと説きながら後世の原則に従うという実践的、妥協的な立場が伺われる。

現今の我が国の脈診法を用いている鍼灸家の多くは、両手寸関尺の六部を左右同時に診して各部の違いを比較して行う方法が採られている。こうした脈の見方は1700年代以前に見られないスタイルであって、近代になって定着した比較的新しい見方である。現今の中国でも伝統的な左右どちらかの手より片側交互に診察している。

こうした脈の見方の変化は『節用集』に見られる「男女によって左右をどちらから診ても良い」とする姿勢がいわば実証主義的な現れとも解されよう。このことは、ひいては『節用集』が近世後半に編集されたことをも意味しているとも言えるところである。

5　婦人の脈、小児の脈

1. 婦人の脈

〈16〉および〈17〉段の婦人の脈では、妊娠・出産に関するもののみで一般的な婦人の病についての記載は見られない。

『口伝集』「察妊ノ脉法」（59）に、この〈16〉、〈17〉段の二段と同様の文が見られる。

「婦人ノ脈ヲ診スルニ脉三部ニアラハレ動シテ産門ニ入リ甚キハ胎有ルノ脉也。尺外ヲ産門トイフナリ。尺脉細滑ニシテ絶セザルハ胎アルノ脉也…」

以下、妊娠時の男女の見分ける脈と分娩の時を知る脈法が述べられている。この編では婦人に関する脈法は、『節用集』と同じく妊娠に関するもののみである。

『察病指南』では「辨帯脉」「外候胎法」「妊娠雑病生死外候」および「産難外候」に上記と同様の妊娠の有無、男子女子の見分けの脈、出産に関することが示されている。一般的な婦人の病は「診婦人病脉生死訣」で月経や帯下などの病に触れてはいるが、この編において産前、産後のことについて記述している。

『脉法指南』では、巻二以降は脈診の各論として各病の脈診法を示している。婦人に関する病も最終巻六に「婦人科脉法」「婦人生死脉訣」「血崩脉法」「虚労脉法」「求嗣脉法」「妊娠脉法」「臨産脉法」および「産後脉法」と一般的な婦人病から出産妊娠に関するものまで多岐にわたっている。

『手引草』においては巻下「諸病の主脉並に生死の脉」の諸病の脈法を述べる中で「婦人の諸脉」として一項を立てて、「雑病の脉」「懐胎の脉」「臨産の脉」および「産後の脉」としている。「雑病の脈」で婦人一般の病（60）を、

「婦人の脉は男子に比ぶるに更に濡弱の者は常なり。…脉経に曰く寸関調うる事常のごとく、尺脉絶して至らざる者は月水利せず。小腹より腰へ引きつり痛むの痛あるべし」

のように、『脉経』の古典の立場に立って、以下、出産、妊娠の脈を説いている。

『脈学輯要』においても、その巻下を「婦人」「小児」「怪脈」の三項目に分けて解説している。「婦人」の項（61）では、

「孫思邈曰凡婦人脈常欲濡弱於丈夫」

と、「孫思邈曰く、凡そ婦人の脈は常に丈夫に軟弱たらんと欲す」から始まり、以下、『内経』をはじめ古今の医書から婦人に関する諸説を抜粋し、妊娠、出産に関する脈診法のみを掲載している。その初めに「古に女子の右の脈常に盛ん、女脈関の下にある。」とする古説を否定する論説をも掲げている。

『節用集』では婦人の病は妊娠、出産に関するのみが記述されているが、近世初頭の『口伝集』も同様で、その当時は婦人の病といえば妊娠に関する問題が大きかったことを物語っている。それが『脉法指南』『手引草』に見るように1700年代になると、婦人の病も婦人特有の病症も広く捉えて治療対象となっていった様子が伺われる。『節用集』の記載も近世初頭当時のスタイルを取って妊娠・出産に関するもののみに止めている。

2. 小児の脈

〈18〉段および〈19〉段において、小児の脈診法を説く。〈18〉段では色々と説があるが、

「四歳ヨリハヤ脉ヲ候フベシ其時醫師ノ大指ヲ以テ小兒ノ寸關尺ノ三部ヲ一ツニ診ルニ呼吸一息ニ七八動打ヲ平脉トシ九動十動打ヲ病脉トス」

と、四歳から寸関尺の三部を拇指をもって診察するといい、平脈は呼吸一息に七、八動打、病脈は九動十動打とすると、『脉経』の説を述べる。

この『脉経』の脈動については「平小兒雜病證第九（62）」に、

「小兒脉呼吸八至者平九至者傷十至者困」

とあるものである。

しかし、呉崑の『脉語』には六動打を平脉とし七、八動打を病脈としていると別の説をあげている。

〈19〉段では、

「小兒ニ額脉ト云コト有小兒生テ半年ノ頃ヲ候ヒサテ一歳ヨリハ虎口ノ紋ノ論ヲ見テ　寒熱ガ虚カ實カヲ候フベシ」

と、小児が生まれて半年ほどは額脈をもって診て、一歳より虎口三関の脈を診るものであると説き、この額脈の論は『医学入門』に見られる法であると興味深い説を述べている。しかし、虎口三関の脈については〈18〉段に「虎口ノ紋ノ論ハ何レノ書ニモ詳ナルガ故ニ略セリ」として全く触れていない。

『口伝集』には「小児の虎口」として小児の示指での望診法のみが記されている。これに反し、『察病指南』では「診小児雜病脉法」（63）の項で小児一般の脈の見方を示す。『節用集』と同じく、

「凡小児五歳以下三歳以上只看形五歳以上漸可診脉呼吸八至是常脉也九至者病…（許　氏以大指

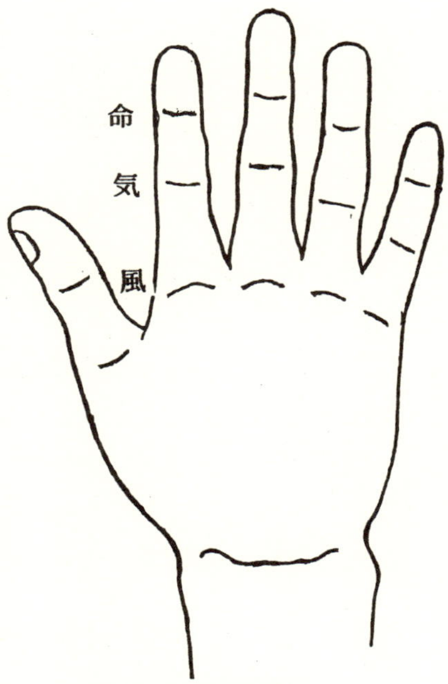

図4-2 虎口三関の脈

按三部十至為發熱五至為内脹)」
と、五才以下三才以上はただ形を診察し、五才以上は脈を診るとしている。一呼吸に八至は正常でそれ以上は病脈であり、拇指で三部を候うのだとある。さらに、「看小児虎口訣」には「生レ下テ一月ヨリ三歳ニ至ルハ當ニ虎口ノ内脉ノ兩邊ヲ看」と説いている。

以下、

「辨小児生死脉」「小児死證一十五候歌」「看小児虎口訣」「聴聲驗病訣」「察五臓色知生死訣(色者氣之華也)」「攷味知病法」

と小児の病を診するに五声五色五味との関連から診するという、他の医書には見られないかなり詳細な診察法を載せている。

『脉法指南』においては小児に関する記載は全く見られない。これに比して注目されるのは〈19〉段の「額の脉」が『手引草』に示されていることである。

『手引草』巻下「諸病の主脉並に生死の脉」の「小児の諸脉」(64)において、『節用集』に述べられている「額の脉」の診脈法を「初生の脉」として載せている。

「入門に曰く、小児初生より半歳に至るまでは額の脉を看るなり。その取り様は額の前眉の上髪際の下を食指、中指、無名指を以て是れを按すに、三指ともに熱せば寒邪に感ず。鼻塞ぎ声あらし、三指ともに冷えれば吐瀉して臓安からず。食指熱せば胸中満つ。無名指熱せば乳消しがたし。若し上熱下冷は食指、中指熱するなり。若し無名指、中指熱せば驚風をさしはさむの候なり。」

と、以下「虎口三関の脉」を論じて、

「小児周歳より三、四歳までは虎口三関の脉をうかがう。…」

と、「虎口三関の脉」の見方を説いた後、

「按ずるに素問通評虚実論に三歳より以下の乳子も寸口動脉を以て病を候うの事ある時は、三部の脉と三関の脉紋とを兼ねて候うべし。」

と、乳児の頃は「額の脉」をもって診し、三歳ごろまでは「寸関尺三部」と「虎口三関の脉」を併用して診察することを論じ、山延年は小児の病に長けていたことが推察される。

『脈学輯要』になると、巻下に「婦人」の項と並んで「小兒」の項目を設け、諸説を連ねて解説している。それを要約すれば、「三歳以後は皆両手の三部の脈を診脈する」、その脈法は「大指をもって寸関尺を診する」と、七、八歳から十一、十二歳にかけては徐々に三部に移して診る。十四、十五歳ではおおかた三部に分けて診脈する。「初生の脉(額の脉)」の記載はなく、多紀元簡は、張介賓の説を採って(65)、

「痛評虚実論曰乳子病勢。脈懸小者。手足温則生。寒則死。乳子病風熱。喘鳴肩息者。脈實大也。緩則生。急則死。此軒岐之診小兒。未嘗不重在脈。亦未嘗不兼證為言也。故凡診小兒。既其言語不通。尤當以脈為主。而參以形色聲音。則萬無一失矣。…但察其強弱緩急。四者之脈。是即小兒之肯綮。」

と、『内経』の乳児の脈を診るに脈状をもって記されている。脈法のみに頼らず望診、聞診などを併用して診脈すれば万に一つ誤診することはない。よって、乳児脈を診るには強弱緩急の四つの脈状を診すれば良いというのである。

『節用集』の小児の脈法については、敢えてどの古書にも記されている「虎口三関脉」は省いて、『医学入門』の「額の脉」を示している。これは虎口三関脈法は切診(触診)

ではなく、小児の手の第二指の関節前面部を本節より「風関」「気関」「明関」として、そこに各関に表れる色脈を診るいわゆる望診（視診）であるため、視障者にとっては取り扱いにくい。そこで、触診できる「額による脈診」を採用するように計ったものと思われ、独自性をここにも見せている。

また、平脈と病脈の拍動数に『脉語』の「六至」の異説を掲載していることは自説がないことを意味することになる。敢えて異説を掲載したのはなぜであろうか。

『脉学輯要』(66) に

「案脈經。脈訣。諸本並八至。不可斷為鏤版之訛。然以六至為平者似是。後世幼科書。率以六至為中和之脈。」

とあることは、『脉学集要』が編纂された頃までには小児の平脈は一呼吸に「六至」が定説となっていたことを物語っている。この『節用集』編集当時の小児の脈診法の現状を踏まえざるを得ない事情が異説注記となったものであろう。

そして、『手引草』とほぼ同様な説を論じていることは、山延年に縁の者の編著とも推察されるところである。

6　その他の脈診法

1. 托物、祟物の脈

この〈20〉段の托物（つきもの）、祟物（たたりもの）の脉は『察病指南』のみに記述されている。

『察病指南』「診祟脉法」(67) に、

「乍大乍小乍短乍長為禍祟」

とあり、さらに別本として「右尺洪大為祟脈」と、また「寸尺有脈關中無脉為鬼病」と異形な脈を示している。

『察病指南』は、宋代に創作されたものであることから、このような脈状が記載されているものと考えられるが、さすがに近世初頭にはすでにこうした中世的な病理感は廃れていたためか、我が国の医書中には取り上げられていない。『節用集』のみ、この説が記述されたのは、近世後期の編者が百年以前の和一の時代の様相を語る意味として残したのではなかろうか。

2. 悪脈（病と脈とが相違する脈）

〈21〉段の悪脈については病人の生死吉凶を判断する脈証として「内經ニ日ク病脉相反スル者死スル」と『内経』に説かれているという。

『口伝集』「證脉相反」(68) に、

「病ハ熱シテ脉静　泄シテ而脉大　脱血シテ脉實　汗後ノ脉躁 是レ皆ナ治シカタシ。故ニ内經ニ四難ト号ス」

と、『節用集』と同じ内容が見られる。「内経に四難と号す」は、『素問』「玉機眞藏論篇第十九」(69) に、

「黄帝曰. 凡治病. 察其形氣色澤. 脉之盛衰. 病之新故. 乃治之. 無後其時. 形氣相得. 謂之可治. 色澤以浮. 謂之易已. 脉從四時. 謂之可治. 脉弱以滑. 是有胃氣. 命曰易治. 取之以時. 形氣相失. 謂之難治. 色夭不澤. 謂之難已. 脉實以堅. 謂之益甚. 脉逆四時. 爲不可治. 必察四難. 而明告之.」

と、「病を治するには、その形気、色沢、脈の盛衰、病の新故を診察してこれを治するが、これらの四つのものが適合していれば治しやすく、逆に相反する時には治し難いから、必ずこの四難を明らかにして対応しなければならない。」と説かれているものである。

『本義大鈔』では『難経』四難の病と脈との不一致は死証、『脈法指南』には「論診脉逆順」として、『脉学輯要』では朱丹渓の論を載せて病の予後判定の重要性を説いている。

3. 二十四脈

〈22〉段の二十四脈に関しては、すでに前述したように多くの医書が、その大綱を診て病状を診することを推奨している。

『口伝集』においても「二四脉ノ指南」(70) として、

「七表八裏九道之形状ハ一枚脉書ニ詳也。」

として、「対脈ノ二十六状丹渓脉ノ下」の別項に二十四脈と「数、散」の二脈を加えて二十六脈を説いている。同様に『察病指南』では巻中に「弁七表八裏九道七死脉」としてに二十四脈に「数、大」を加え二十六脈を詳細に述べる。

『脉法指南』においては「二十四脉之形状秘訣」として、七表八裏に九道の「長、短、牢」の脈に代えて「数、革、散」を一抱の見解によって二十四脈を説明する。

『手引草』では「諸脉の形の論」に二十四脈を述べ、別の項で『脉訣』の誤りを指摘している。『脉学輯要』では巻中で二十八脈を説きほぼ全ての脈状を示している。

『節用集』では名のみあげて逐次の解説はない。「八脈」の基本脈状に重点をおいているために省略したものであろう。

4. 七死の脈

〈23〉段の七死の脉は古くは『脉経』「診三部脉虚實決死生第八」(71) に、「七死の脉」という用語は見あたらないが、いわゆる「七死脉」に属する名が見える。

「三部脉如屋漏長病十日死
三部脉如雀啄長病七日死
三部脉如釜中湯沸朝得暮死夜半得日中死日中
得夜半死」

のようにすでに様々な生死の脈状が記されており、古今の医家は病人の生死吉凶を判断する法、すなわち予後の判定は重要な問題であったため、様々な形の生死を弁じる論説が採られてきた。この七死の脈はその代表的なものである。

『口伝集』「壮痩細大」(72) に、

「病人其ノ形、壮ニシテ而脉細少、氣ニシテ以テ息スルニ足ラザル者ハ危シ。病人其ノ形、焦痩 (ｶｼﾞｹﾔｾ) 而脉大、胸中多気ナル者ハ死ス。」

と、「七死の脈」ではない。

『察病指南』「定生死訣」(73) においても、上記と同様に、

「陽病得陰脉者死陰病得陽脉者生脉病人不病者死…人病脉不病者生」

と、「死の脈」を解説する。

朝鮮の『東医宝鑑』も、「外形篇三　一九、脈」に、(p270-271)

「二〇、十怪脈の場合
一は釜沸、二は魚翔、三は弾石、四は解索、五は屋漏、六は鰕遊、七は雀啄、八は信刀、九は転豆、一〇は麻促である。」

とあって「七死脈」にさらに三種の脈状をあげている。

一方、『脉法指南』には「七死の脈」の記載は無く、『手引草』では「七死の脉の形状の論」の項で逐次解説している。また『脉学輯要』においては巻下に「怪脈」として「婦人」「小兒」の項に並べて恰も付録のような体裁で脈の名と形のみが説かれている。

これらの一連の古今の医書の「七死脈」の取り扱いから見て、『節用集』においても〈23〉段に見るように「七死の脈」は実用性が低いため古典に述べられているものを一応紹介したものと見ることが出来よう。前記の「八脈」の「結、伏の二脈」をもって死生吉凶を知ることを推奨するところである。

7 総括

〈24〉から〈29〉段は終章とも言えるもので脈診法を総括している。

(1) 人迎気口の脉による内傷と外感の弁別

〈24〉段では脈診の大原則ともいえる人迎気口による外感病との内傷関係を明らかにする。すなわち、人迎気口の脉による内傷と外感の弁別は外は陽、内は陰。外感病は外因、内傷は内因。よって外感病は陽病、内傷病は陰病である。

(2)『内経』の人迎気口の脈診法

次に〈25〉段と〈26〉段において、『内経』による脈診の原点を述べる。すなわち〈25〉段では「人迎の脈」について述べる。「人迎の脈動は胃経の脈動、胃経は六腑の太源で陽に属する、よって人迎脈は六腑を候い外感病を診することができる」と説く。

そして〈26〉段では「気口の脈」について述べ、「気口の脈は手の太陰肺経の脈動、肺経の脈動は十二経の脈の終始するところで陰の五臓に属する、よって気口の脈は五臓を候い内傷を診することができる」と結論する。

この『内経』に示されている〈25〉段と〈26〉段の「人迎気口」の脈診法は『素問』中の諸編にその一部が見えるが、主要な記載は『霊枢』終始第九（74）に、

「終始者．經脉爲紀．持其脉口人迎．以知陰陽有餘不足．平與不平．天道畢矣．所謂平人者不病．不病者．脉口人迎．應四時也．上下相應而俱往來也．」

とある「人迎脈口（気口）」の脈診の理論に基づいている。その具体的な診断基準は、『霊枢』経脉第十（75）に示されており、

「黃帝曰．經脉者．所以能決死生．處百病．調虛實．不可不通．肺手太陰之脉．起于中焦．下絡大腸．還循胃口．上膈．…」

とあって、続けて各十二経脈の流注、病証を明らかにした後、人迎脈と気口の脈との関係の論説を、

「以經取之．盛者．寸口大三倍于人迎．虛者．則寸口反小于人迎也．」

のように人迎の脈の大きさと気口の脈（寸口の脈）の大きさとを比較して診する方法を示している。

(3) 秦越人の『難経』十八難の脈論

次いで、〈27〉段では、秦越人の『難経』十八難に見られる脈論（76）、すなわち

「脉有三部九候．各何所主之．然．三部者．寸關尺也．九候者．浮中沈也．上部法天．主胸以上至頭之有疾也．中部法人．主膈以下至齊之有疾也．下部法地．主齊以下至足之有疾也．審而刺之者也．」

に、基づくもので、両手寸関尺の三部で上焦、中焦、下焦の状況を観察する脈診法が秦越人によって開発されたと説明する。

(4) 王叔和の『脉経』の脈診法

そして〈28〉段では、中華はもとより我が国に置いても混乱を引き起こした「『内経』の人迎脈は左手、気口脈は右手」と改良したのが王叔和の『脉経』の「兩手六脉所主五藏六腑陰陽逆順第七」（77）の

「脉法讃云肝心出左脾肺出右腎與命門倶出尺部魂魄穀神皆見寸口左主司官右主司府左大順男右大順女關前一分人命之主左爲人迎右爲氣口」

とある、この記載であって、後に『脉経』の説を推進させたのが『脉訣』であったのであるが、こうした「人迎気口」を「両手の気口（寸口）」に当てはめる論は秦越人は『難経』中では述べていないと説いている。この点も前述のように多紀元簡の『脉学輯要』が指摘しており、この説も追認して述べたとも考えられるところである。

(5) 終結

以上のごとく〈24〉段から〈28〉段において､脈診法の展開の経緯を述べているが､〈29〉段に「惣ジテ脉ノ事ハ内經難經ヲ暁メテ其後王叔和カ脉經ヲ閲則ハ審ニ知ヘシ」とあるように、『内経』→『難経』→『脉経』へと踏襲されて行ったが、その誤りが訂正されて現在の『難経』系の脈診スタイルになっていると、『節用集』が編集された当時の脈診を説くものである。

このことは、また〈26〉段に「古に気口の脉と言えば、‘今の医師’が候う寸関尺の左右とも全てを気口と言っていた」とあることからも、『節用集』が編集された時期の医師の脈診法は、寸関尺の三部の脈を取って五臓六腑・上焦・中焦・下焦を候う、『難経』による秦越人の脈論に基づいていることを裏付けていると解されるものである。

第3節　杉山和一の脈診法と『医学節用集』の成立

この節では前節での『医学節用集』「脉之事」を通して、杉山和一の脈診法と『医学節用集』の成立について考察する。

1　杉山和一と脈診法

我が国における1500年代後半から1700年代における脈診法の施行の経緯を見ると、二大潮流が伺われる。その第一の潮流は曲直瀬道三らによって展開された李朱医学系いわゆる後世派に見る『脉経』から『脉訣』を基本とする流れであり、第二の潮流は、明代後半に展開された『内経』の原点に立ち返ろうとする復古的な実証主義的な立場、張介賓の『類

経』などに至る流れである。前者は近世前半に展開され、後者は中後期に展開され今日に至るものである。

これらの潮流の転換期ははたしてどの時期になるであろうか。1678年に刊行された森本玄閑の『難経本義大鈔』には、すでに徐春甫の『古今医統』や張介賓の『類経』の「人迎気口脈」に関する『脉経』批判が引用されている。このことなどから少なくとも『難経本義大鈔』が編纂された1670年代には『難経』十八難による両手六脈法説が展開され始めていたものと考えられる。1730年に刊行された岡本一抱の『万病回春脉法指南』には『脉経』『脉訣』に関わる「左手人迎、右手気口」「尺中部の命門三焦配分」あるいは「関上部位の高骨下の誤り」「七表八裏九道の脉の誤り」などの脈診批判から見て1700年代になって新たな脈法が理解され、『脉学輯要』が刊行される1700年代末ごろには『傷寒論』系のいわゆる古方派の実証的な脈診法が展開されたと見られよう。

1600年代後半の時期は、『杉山流三部書』を著した杉山和一は60歳から70歳の晩年期に当たっている。和一が著した『選鍼三要集』の跋文に、

「及壮年聞靈樞其理深而事廣矣今所刺本朝之流者捨經絡而尋病而已」

と、壮年期に読んだ『霊枢』は理が深く広い霊妙な医書であることを述べている。これは診脈の記載が『霊枢』に多くあることを考えれば、和一は脈診を知る機会が壮年期にあったことになる。であれば、『霊枢』の「人迎気口の脈診」か、あるいは当時行われていた「関上部を関骨下に取る」『脉経』『脉訣』の説に従っていたことになろう。

しかし、和一がこの時期に著作したと思われる『選鍼三要集』や『療治大概集』には全くと言っても良いほど脈診に関する記載が見られない。もし、和一が脈診を用いていたとすれば、師匠にあたる入江流鍼術によるものであり、とすれば『東医宝鑑』に見る朝鮮で行なわれていた『傷寒論』系のものと考えられる。

ところが『医学節用集』「脉之事」に示されている脈診法は、『脉経』『脉訣』の説に従う脈診法と『難経』系のものとが混在して示されていることから、その真偽は混沌としてくる。

さらに、後に杉山和一の高弟・三代目総検校島浦和田一らによって編集された杉山真伝流に関わる書があるが、そのうちの一つである『杉山真伝流表之巻　第一』に掲載されている脈診法が、『医学節用集』「脉之事」のものとは大きく相違している。『表之巻』の脈診法は「所用十二脉」とあり、「浮、沈、遅、数、大、小、緩、急、長、短、滑、濇」の十二の脈状を診るものである。この十二脈は、前節にすでに述べた古典医書に見られる基本脈状（祖脈）のうち、重複を避けて六種の脈状を十二脈として示したと見られるものである。(第2節の「3　脈状　2. 祖脈」を参照)

すなわち、『脉経』の四脉「浮、沈、遅、数」に加えて『霊枢』の六脉「大、小。緩、急。滑、濇。」、そして『難経』六脈のうち「長、短」を採用して十二脈としている。

これに対して『医学節用集』では、「祖脈」を「浮、沈、遅、数、弦、緊、結、伏」の八脈である。「弦、緊」の二脈は『傷寒論』の六脈のうちの二脈であって、むしろ『傷寒論』の説を採っているともいえる。

この相容れない問題は、『医学節用集』が和一の後継者らによって近世後半の現状を肯定しつつ、和一時代の脈診法を論じたものであったと考えられるところでもある。

2 『医学節用集』の成立と『杉山流三部書』について

『杉山流三部書』は従来「杉山流鍼術」の祖、元禄七年（1692）に惣検校となった杉山和一によって編纂されたものとされてきた。杉山流鍼術の多くを示したこの書は、江戸時代を通じて秘蔵されたためか、また和一の私塾期の「鍼治導引稽古所」あるいは1682年に幕府によって公認された「鍼治講習所」などで視障者の指導書とされていたためか、明治に至るまで出版されることはなかった。

現今、一般に復刻されているものは明治十三年（1880）、今村了庵らによるものである(78)（資料3「復刻版『杉山流三部書』」）。後に昭和7年医道の日本社『杉山流三部書』ならびに昭和54年の東洋はり医学会編の『解説杉山流三部書』、現代語訳の谷口書店の同名書などがある。

初めて復刻出版された明治十三年の今村了庵の序（79）にはその間の事情が述べられている。

> 「是ノ書、畢生ノ精力ヲ以テ鍼法ノ秘蘊ヲ発揮ス。之ヲ筐中ニ秘ス。今茲(コトシ)明治十三年前ノ検校明石野亮ト和一九世孫昌大ト相謀リ官ニ乞フテ準（ユルシ）ヲ得タリ。輾轉謬写シ人命ヲ殞センヲ恐レ更ニ校正ヲ加エ活字刷印シ世ニ公布ス。」

とあり、以後の『三部書』の活字版は上記の明治十三年の復刻版に基づくものである。

『選鍼三要集』『療治大概集』および『医学節用集』が『杉山流三部書』として初めて紹介されたものは浅田宗伯の『皇国名医伝』に見られる（80）。

> 「和一著有杉山流首巻（大概書、節用集、三要集謂之杉山流三部書總名曰首巻其徒尤所秘）撰鍼論等有り」

ところが寛政三年（1791）に四名の視障者らによって江ノ島に建てられた碑文中（81）には、次のようにある。

> 「所著有大既集三要集。雖成其手而復上賜校正云。故日之賜書蓋所以教後世盲而爲鍼治者。併閔民生之大仁也。」

この碑文には『三部書』の呼称はなく、しかも『選鍼三要集』『療治大概集』の二書のみが記されているのに『医学節用集』の書名は見あたらない。

そこで、『選鍼三要集』『療治大概集』の二書と『医学節用集』とを比較して見ると、以下の点に相違が認められる。

①前二書は視障者が暗記し易いよう短文で編集されている。特に『療治大概集』では項目を多くし説明文が非常に短くまとめられ、心覚えになるように配慮されている。これに対して『節用集』では読み下し文ながら八項目にわたってかなりの長文をもって解説されている（82）。（資料4参照）

②『選鍼三要集』のみ漢文で記されており、多くは『黄帝内経（素問、霊枢）』に基づいて記述されている。『療治大概集』では治療穴など『選鍼三要集』とは異なり、和一自らが用いた経穴、すなわち和一の実践記録からの記述の風体である。これに反して『医学節用集』では医の理論は多くは『八十一難経』に基づいて解説されている。特に「先天之事」では『難経』によって提示された「腎間の動気」を専ら解説しており、「腹ノ見様之事」では『選鍼三要集』の「腹経穴」の項とは全く異なり『難経』の腹診の説のみ掲載している。

③また、『医学節用集』の「三焦之事」「井栄兪経合之事」「脉之事」などの項目を具に見ると、この書が1600年代の復古的な気運の頃に記述されたものとすれば、古典を重視した内容

になるはずである。しかし、たとえば脈診法において西晋の王叔和の『脈経』の説を採っておりながら、実際の臨床においては簡易な方法でよいと指示をしているなど、実践的な実証主義的傾向が諸処に伺われる。

こうした相違と浅田宗伯の記録、江ノ島の碑文から見て、『医学節用集』は碑文の設立の寛政三年（1791）以降、『皇国名医伝』の書かれた嘉永四年（1851）の間に、近世後半の実証的立場を踏まえつつ編集されたものと考えられる。

このことについては、明治十一年（1878）の「杉山流免許皆伝」の目録（83）に、

「嘗目録書曰今世流布杦山流者流儀之書目並多不知鍼術手術之微妙數多者也杦山先生所集大概書三要集也節用集者是後人所集之書然杦山先生集之由而傳也然非可捨書貴文不誤」

と、すなわち

「嘗て《目録書》に曰く、「今世流布せる杉山流なる者は、流儀の書目並び多く、鍼術手術の微妙数多き者を知らざる也。杉山先生の集むる所は、《大概書》と《三要集》なり」と。《節用集》は、是れ後人の集むる所の書、然れども、杉山先生集むるの由、而して伝わる也。然らば、捨つべきには非ざる書にて、貴文は誤らず。」

とある。「『医学節用集』は杉山先生の著述ではないが、その内容は先生の伝えるもので何ら変わるものではない。」と、関係者間では承知されていた様子が伺われ、明らかに『医学節用集』は和一の手によるものではなかったことがわかる。

以上のように『医学節用集』が1800年代に創作されたことは、その「脈之事」に示された脈診法が、曲直瀬道三学派と同様の『脈経』→『脉訣』系統の脈診法を示しながら、近世中後半に展開した古方派（『傷寒論』系）の脈診法も混在して編集されていることからもこの間の事情がわかる。

『医学節用集』が近世後半に編集された故に、一方では和一の伝承を表すために和一当時の脈診法を示し、一方では編集当時の脈診法を踏まえざるを得なかった事情をも考慮してのまとめとなっていることが理解できるところである。

注

・以下の四書は日本内経医学会作成のテキストファイルを使用した。該当書には「テキストファイル」と注記した。

・各版本の句読は、江戸の考証学派である多紀元堅（1795～1857）、森立之（1807～1885）、渋江抽斎（1805～1858）の句読を参考にしてテキストファイルが作成されている。

■底本一覧

①『素問』明・顧従徳本

②『霊枢』明・無名氏本

③『難経』江戸・多紀元胤著、黄帝八十一難経疏証

④『傷寒論』明・趙開美本

なお、滑伯仁『診家枢要』は、日本内経医学会作成テキストファイルを用いた。

・本稿に使用した医書名は一部旧漢字を使用せず簡易な文字を用いた。

『脉經』→『脉経』、『難經』→『難経』

（1）『八十一難経』十八難、テキストファイル、冒頭、

「十八難曰．脉有三部．部有四經．手有太陰陽明．足有太陽少陰．為上下部．何謂也．然．手太陰陽明金也．足少陰太陽水也．金生水．水流下行．而不能上．故在下部也．……」

と、五行をもって六部に経を配分するというものである。

（2）『脉経』「兩手六脉所主五藏六腑陰陽逆順第七」の一文

「關前一分人命之主左為人迎右為氣口」

（3）曲直瀬道三『診脉口伝集』（1577年）、「一、左右ノ診察外感内傷」「鍼灸医学典籍集成7」、p157～p158、オリエント出版社、1985年

（4）施発『察病指南』（1241年）、「人迎気口脉」、「鍼灸医学典籍集成6」、p553、オリエント出版社、1985年

（5）森本玄閑『難経本義大鈔』十八難（1678年）、「鍼灸医学典籍集成3」、p281～p282、オリエント出版社、1985年

（6）張介賓『類経』（1624年）、第5巻、p9、経絡治療学会、1978年

（7）岡本一抱『万病回春脉法指南』（1730年）、「鍼灸医学典籍集成8」、p505～p506、オリエント出版社、1985年

（8）多紀元簡『脉学輯要』総説（1795年）、「鍼灸医学典籍集成9」、p114、オリエント出版社、1985年

（9）山延年『脉法手引草』「気口人迎の論」、p28、医道の日本社、1991年

（10）前掲：『難経』二難、テキストファイル

（11）前掲：『診脉口伝集』「三關ノ配指」、p155

（12）前掲：『察病指南』「診三部脉法」、p536

（13）前掲：『察病指南』「下指疎密法」、p555

（14）前掲：『難経本義大鈔』二難の本義、p179

（15）前掲：『難経本義大鈔』・『難経』「尺寸終始一寸九分」注、p182

（16）前掲：『万病回春脉法指南』「論三部第二」、p507

（17）前掲：『万病回春脉法指南』、同上、p511

（18）前掲：『万病回春脉法指南』、同上、p510

（19）前掲：『脉法手引草』「寸関尺三部の論」、p26

（20）前掲：『診脉口伝集』「浮中沈ノ三候」、p155

（21）前掲：『察病指南』「十二経総括」、p535

（22）前掲：『万病回春脉法指南』「論五臓部位第五」、p518

（23）前掲：『万病回春脉法指南』、同上、p519

（24）前掲：『脉法手引草』「三部九候の論」、p33

（25）前掲：『脉学輯要』総説、p113

（26）前掲：『万病回春脉法指南』「論五臓部位第五」、p520

（27）前掲：『診脉口伝集』「四脈ノ力説」、p159

（28）王叔和『脉経』、「鍼灸医学典籍集成3」、p523、オリエント出版社、1985年

（29）『黄帝内経霊枢』「小鍼解第三」、テキストファイル

（30）前掲：『難経』四難、テキストファイル

（31）張仲景『傷寒論』「平脉法第二」、テキストファイル

(32) 許浚教『東醫寶鑑」(1613 年)、「内景篇三」、p85、同「雜病篇一」、p342、日韓経済新聞社、1972 年
(33) 前掲：『万病回春脉法指南』「論脉經二十四脈第八」、p530
(34) 前掲：『脉法手引草』「口伝を記す」、p61
(35) 王履（安道)『医経溯洄集』、「傷寒温病熱病説」、p28、元末明初（王履：1332 ～ 1391 ？）
(36) 前掲：『診脉口伝集』「結促ノ遠慮」、p158
(37) 前掲：『脉経』「脉形状指下秘決第一」、p521
(38) 前掲：『難経』一八難、テキストファイル
(39) 前掲：『脉経』「平脉視人大小長短男女逆順法第五」、p522
(40) 前掲：『診脉口伝集』「反常ノ脉辨」、p160
(41) 前掲：『察病指南』「觀人形性脉法」、p549
(42) 前掲：『察病指南』「察平人損至脉法」、p550
(43) 前掲：『万病回春脉法指南』「論呼吸常息脉五動第四」、p515
(44) 前掲：『脉法手引草』「呼吸定息の論」、p29
(45) 前掲：『脉法手引草』「平脉の論」、p34
(46) 前掲：『脉学輯要』総説、p125
(47) 前掲：『診脉口伝集』「男女ノ左右」、p155
(48) 前掲：『察病指南』「下指輕重法」、p543
(49) 滑伯仁、『診家枢要』「下指輕重法」、テキストファイル
(50) 前掲：『脉学輯要』総説、p117
(51) 前掲：『万病回春脉法指南』「論男女脉位第六」、p521
(52)『黄帝内経素問』「陰陽應象大論篇第五」、テキストファイル
(53) 前掲：『脉法手引草』「男女左右の論」、p25
(54) 前掲：『診脉口伝集』「陰陽ノ升降」、p158
(55) 前掲：『万病回春脉法指南』「論男女順逆第七」、p524
(56) 前掲：『脉経』「兩手六脉所主五藏六腑陰陽逆順第七」、p523
(57) 前掲：『脉学輯要』総説、p118
(58) 前掲：『脉経』「持脉輕重法第六」、p522
(59) 前掲：『診脉口伝集』「察妊ノ脉法」、p164
(60) 前掲：『脉法手引草』「雑病の脈」、p144
(61) 前掲：『脈学輯要』「婦人」、p217
(62) 前掲：『脉経』「平小兒雜病證第九」、p614
(63) 前掲：『察病指南』「診小兒雜病脉法」、p613
(64) 前掲：『脉法手引草』「小児の諸脉」、p151 ～ p152
(65) 前掲：『脉学輯要』「小兒」、p223
(66) 前掲：『脉学輯要』「小兒」、p224
(67) 前掲：『察病指南』「診祟脉法」、p551
(68) 前掲：『診脉口伝集』「證脉相反」、p160
(69) 前掲：『黄帝内経素問』「玉機眞藏論篇第十九」、テキストファイル
(70) 前掲：『診脉口伝集』「二四脉ノ指南」、p156

(71) 前掲：『脉経』「診三部脉虚實決死生第八」、p554

(72) 前掲：『診脉口伝集』「壮痩細大」、p161

(73) 前掲：『察病指南』「定生死訣」、p554

(74)『黄帝内経霊枢』「終始第九」、テキストファイル

(75) 前掲：『黄帝内経霊枢』経脉第十には、十二経の全ての流注、病証、人迎と寸口の比較が記載されている。この経脈編と 1341 年に編纂された滑伯仁の『十四経発揮』の記載が人迎気候脈診法の診察の根拠となっている。

(76) 前掲：『難経』十八難のこの文は滑伯仁の『難経本義』の本義において、「疑うらくは他経の錯簡ならん」と、また森本玄閑は『難経本義大鈔』で『難経』本文の「一節ハ十六難ノ中ノ答辞也」と、異説を唱える諸家の指摘を追認している。

(77)『内経』では大宇宙たる天は陽、地は陰で、小宇宙たる人身は頭方は陽、足方は陰と陰陽を上下で捉えて、その変化を診るために人迎気口を上下に捉えて体系化されている脈診法を、『脉経』では陽は左、陰は右とする陰陽原理をもって人迎気口を説明しようとしたところに王叔和の誤解が生じたものと考えられる。

(78)『杉山流三部書』：今村了庵らによって明治十三年（1880）に復刻されたものである。（筆者所蔵）

(79)『杉山流三部書』序文（今村了庵）、明治十三（1880）年、原本。

(80) 前掲：浅田宗伯『皇国名医伝』杉山和一、嘉永四年

「和一著有杉山流首巻（大概書節要集三要集謂之杉山流三部書總名曰首巻其徒尤所秘）撰鍼論等」（括弧で囲んだ部分は原文細字）

(81) 島田筑波『江ノ島と音曲』「杉山検校和一」江島神社社務所発行

(82)『杉山流三部書』の目次項目（資料 4 参照）

(83)『秘傳・杉山眞傳流』「杉山真傳流目録巻」、p812 ～ 816、（財）杉山検校遺徳顕彰会、2004 年（資料 5 参照）

〔資料1〕『医学節用集』「脉之事」原文（段落番号は筆者添付）

脉之事

〈1〉夫脉ハ古ハ人迎気口ヲ候テ内傷外感ヲ診ル也然ルニ其後手ノ三部ヲ以テ一部ニ浮中沈ヲ候ヒ上焦中焦下焦五臓六腑ヲ攷テ病ノ軽重大過不及生死ヲ識

〈2〉寸口關上尺中ヲ定ムル事先脉ヲ候フニ脉所ノ高骨ノ正中ヲ能探テ醫師ノ中指ヲ以テ高骨ノ下ニ當ル是ヲ關上ト云高骨トハ俗ニ云踝ノ事也此關上ノ所ヲ能定テ食指ヲ取テ中指ト並テ當ル是ヲ寸口ト云關上ノ後ニ小指ノ次ノ指ヲ當ル是ヲ尺中ト云此三所ニ三ノ指ヲ當テ浮テハ腑ノ病ヲ候ヒ押テハ臓ノ病ヲ知中ニ押テハ胃ノ元氣ヲ診ル也是ヲ浮中沈ト云

〈3〉寸口ハ上焦陽ニシテ天ニ象ル是ニ由テ胸ヨリ頭ニ至ルマデノ病ヲ候ヒ關上ハ中焦半陽半陰ニシテ人ニ象ル是故ニ胸ヨリ臍ニ至ルマデノ病ヲ候ヒ尺中ハ下焦陰ニシテ地ニ象ル故ニ臍ヨリ足ニ至ルマデノ病ヲ候フ寸口ヲ陽脉トシ尺中ヲ陰脉トス故ニ關上ハ寸口ト尺中トノ間陰陽ノ界目ト云リ惣ジテ寸關尺ノ脉ノ座一寸九分ト意得ベシ

〈4〉サテ丈高キ人ノ脉ヲ取ニハ醫師ノ指ヲ擴テ脉ノ座ヲ廣ク取也丈ノ小キ人ノ脉ヲ取ニハ醫師ノ指ヲ狭ク脉ノ座ヲ詰テ取ベシ

〈5〉サテ左ノ手ノ寸口ノ脉ヲ心小腸ト取關上ノ脉ヲ肝膽ト取尺中ノ脉ヲ腎膀胱ト取也右ノ手ノ寸口ノ脉ヲ肺大腸ト取關上ノ脉ヲ脾胃ト取尺中ノ脈ヲ命門三焦ト取也左ノ手ノ三部ニテ臓腑ヲ診ルニ指ヲ軽ク浮テハ小腸膽膀胱ノ三腑ヲ候ヒ指ヲ重ク押テハ心肝腎ノ三臓ヲ診ル也右ノ手ノ三部ニテ臓腑ヲ診ルニ指ヲ軽ク浮テハ大腸胃三焦ノ三腑ヲ診ミ指ヲ重ク押テハ肺脾命門ノ三臓ヲ診ル也腑ハ陽ナルガ故ニ軽ク候ヒ臓ハ陰ナルガ故ニ重ク押ト知ベシ陽ハ外ヲ主リ陰ハ内ヲ主ルガ故也

〈6〉夫二十四脉七死ノ脉有ト雖ドモ名醫モ是ヲ取分ル事成難シト中華ノ書ニモ見ヘタリ然ルニ今ノ醫師増況唯浮沈遅數弦緊結伏人迎氣口ノ八脉ヲ分明ニ取分テ病ノ源ヲ知ベシ

〈7〉人迎ノ脉トハ左ノ手ノ寸口ト關上トノ間也此説ハ王叔和ガ脉經ニ見タリ然ドモ氣口人迎ノ脉寸口關上ノ間一部ニテハ見分ルコト成難キ故今是ヲ檢議シテ左ノ寸口ヲ總テ人迎ト定メ右ノ寸口ヲ總テ氣口ト定ムル也然ルニ左ノ手ノ入迎ノ脉右ノ手ノ氣口ノ脉ヨリ緊ク強ク打バ外感ノ病ト知ベシ外感トハ外ヨリ入病也譬バ四時ノ氣或ハ風寒暑氣濕氣或ハ熱シ燥ク氣等ニ中ルノ病也右ノ手ノ氣口ノ脉左ノ手ノ人迎ノ脉ヨリ緊ク強ク打バ内傷ノ病ト識ベシ内傷トハ内ヨリ傷損ズル也譬バ飲食等ヲ過シテ腹中ヲ損ジ或ハ忿ヲ過シテ肝ノ臓ヲ傷リ喜ヲ過シテ心ノ臓ヲ傷リ憂ヲ過シテ肺ノ臓ヲ傷リ思ヲ過シテ脾ノ臓ヲ傷リ恐ヲ過シテ腎ノ臓ヲ傷リ智恵才覺ヲ過シテ神ヲ削ルル類ノ病也能攷テ取分ベシ

〈8〉浮脉トハ浮デ打脉也指ヲ皮メニ軽ク浮テ取ベシ浮デ力有ハ風ヲ引テ小鬢痛ミ項噤身ニ熱氣有テ眩暈意有ト知ベシ浮デ力無ハ虚シテ小便黄ニ汗シ易ク節々發熱來ル病ト知ベシ或ハ手ノ中熱キ意有ト知ベシ沈脉トハ沈デ打脉也沈デ力有ハ大便常ニ結シ腹中ニ氣積有實シタル症ト知ベシ沈デ力無ハ或ハ土座ナドニ臥惣身重ク腰足痛ミ脹滿出ル人ト知ベシ

〈9〉遅脉トハ遅ク打脉也遅ク打テ力有ハ寒邪ニ強ク傷ラレ惣身指噤テ手足ノ端ヨリ冷升ル人ト識ベシ遅ク打テ力無ハ腎虚シテ養生ヲセズ小便繁ク下焦ノ寒タル人ト知ベシ數脉トハ疾ク數アル脉也疾ク打テ力有ハ傷寒ノ發熱温病暑氣ノ屬ト知ベシ速ク打テ力無ハ或ハ疔癰風毒腫瘡癬疥ノ症ト知ベシ

〈10〉故ニ此四ノ脉ヲ以テ諸病ヲ候フ

〈11〉 弦脉トハ弓ノ弦ヲ引張テ指ニテ押如クナルヲ云惣身筋拘攣則ハコノ脉也浮テ弦ナルハ瘧ノ脉ト知ベシ緊脉トハ絲ノ如ク細ク引拘指ニ緊ク尖ニイライラトスル脉ナリ寸口ニ緊脉有バ胸ヨリ上ニ痛有ト知ベシ尺中ニ緊脉有バ下焦ニ痛有ト知ベシ緊脉左ノ手ニ有則ハ左ニ痛有ト知ベシ緊脉右ノ手ニ有則ハ右ニ痛有ト知ベシ緊脉両ノ手ニ有則ハ惣身ニ痛有ト知ベシ凡ソ此弦緊ノ二脉ノ事ハ王安道ガ泝回集ニ詳カ也

〈12〉 結伏ノ二脉ヲ以テ血塊積聚ヲ知ル結脉トハ遅ク打テ間々ニ一度打切結ル脉ヲ云伏脉トハ少シモ打ズシテ不審ナルニ由テ指ニテ脉筋ヲ強ク排クヤウニシテ取テ見レバイカニモ底ニ沈デ脉打如クナルヲ云然ルニ此結伏ノ二脉左ノ手ニ打則ハ左ノ腹ニ積塊有ト知ベシ右ノ手ニ此脉打バ右ノ腹ニ塊積有ト知ベシ此脉兩ノ手ニ打則ハ悪脉ト知ベシ霍亂強ク吐瀉有人ニハ伏脉有モノ也脾胃ヲ温メ燥タルヲ滋ス療治ニテ次第ニ脉現ルルモノ也又常怔忡シテ痰有痛有人ニハ結脉有モノ也心ヲ養ヒ気ヲ行ス療治ニテ次第ニ脉續クモノ也兎角悪脉カ病脉カヲ能分別シテ取分ベシ

〈13〉 平脈トハ則チ病ナキ人ノ脉ノ事也其平脉ト云ハ其人ノ壮盛老弱ニ由テ定ル事ナレドモ大體醫師ノ呼息吸息ヲ一息トス然ルニ呼吸一息ノ呼息ニ二動吸息ニ二動呼吸息ノ間ノ湛ル所ニ一動都テ呼吸一息ノ間ニ五動打ヲ平脉ト云是ヲ能辨テ寒熱ノ脈ヲ候ニ平脉ヨリ微疾ヲ熱有脈ト識平脉ヨリ微遅ヲ寒タル脉ト知ル又氣血ノ虚實ヲ診ルニ平脉ヨリ微強キヲ實トシ平脉ヨリ微弱キヲ虚トス然レドモ肥タル人ノ脉ハ沈ミ痩タル人ノ脉ハ浮モノ也此浮沈ヲ攷テ平脉カ病脉カヲ捉分ベシ

〈14〉 夫初テ脉ヲ候ニ男ハ左ノ手ヨリ脉取初ルト也然ル則ハ醫師ノ右ノ手ヲ以テ候フベシ女ハ右ノ手ヨリ脉捉初ルト也然ル則ハ醫師ノ左ノ手ヲ以テ候フベシ然レドモ俗語ニテ書ニ見ザレハ定メ難シ男女俱左ニ心肝腎右ニ肺脾命門ノ五臓有ト言バ男女ヲ分タズ左ノ手ヨリ捉初テモ苦シカラズ然レドモ後世ハ俗ニ従ヒテ男ハ左女ハ右ノ手ヨリ脉捉初ムベシ

〈15〉 男ノ脉ハ寸脉常ニ強ク尺脉弱キヲ能脉也ト譽タリ是陽ノ主ルガ故也女ノ脉ハ寸脉常ニ弱ク尺脉強キヲ能脉也ト讃タリ是陰ノ主ルガ故ニ此ノ如シ又曰ク男ノ脉女ノ脉ノ如ク打ハ變也女ノ脉男ノ脉ノ如ク打モ是モ亦變也男ノ脉ハ常ニ太ク女ノ脉ハ常ニ細シ是陰陽ノ道理也

〈16-1〉 サテ女ノ脉ヲ候テ居經ノ煩カ妊娠脉カヲ常ニ捉分ルコト肝要也月水止テ後平脉ヨリ微弱ク寸脉細ニ五動程打脉少シモ絶セザルヲ妊娠脉ト識ベシ三部ノ脈動クコト甚シク押テ産門ニ出ルハ是モ妊娠類脉也産門トハ尺中ノ外ヲ云

〈16-2〉 或ハ寸脉關脉能整ト雖ドモ尺中バカリ指ノ下ニ澁テ絶スルハ居經ノ煩也居經トハ月水二月モ三月モ滞リテ下リ遂ニ孕ルコトナク氣恒ニ煩シク不食シ思慮深ク鬱有症也是ハ血塊積聚ノ類ト成也

〈17-1〉 臨産離經ノ脉ヲ候フコト離ハハナルルト訓經ハ常也トアリ然レバ常ヲ離レタルコト也前ニ言フ如ク人ノ脉ハ呼吸一息ノ間ニ五動打ガ常也然ルニ呼吸一息ニ六動打ハ是ハ疾クシテ常ヲ離タル也又呼吸一息ニ三動打ハ是モ亦遅クシテ常ヲ離タル也常トハ平脉ヲ云ヒ離トハ平脉ニ違タルヲ云意也或ハ復脉至極細ク沈テ骨ニ附テ打強ク按バ底力有テ珠數玉ナドヲ撫探ル如ク粒々ト手ニ觸ルヲ亦離經ノ脉ト云凡ソ此三種ノ脉ハ皆臨産ノ脉也斯ノ如クシテ其後額ニ寒汗出腰腹強ク痛ムナラバ出産有ト識ベシ

〈17-2〉 又縱令腰腹痛ムトモ時々痛モ止離經ノ脉見ザル則ハ生ルベカラズ醫師見分ルコト肝要也

〈18〉サテ小兒ノ脉ハ九歳ヨリ捉ト云説モ有七八歳ヨリ捉ト云説モ有又ハ五歳女ハ六歳ヨリ捉ト云説モ有然レドモ三歳ヨリ内ハ虎口ノ紋ヲ見ト有然ル則ハ四歳ヨリハヤ脉ヲ候フベシ其時醫師ノ大指ヲ以テ小兒ノ寸關尺ノ三部ヲ一ツニ診ルニ呼吸一息ニ七八動打ヲ平脉トシ九動十動打ヲ病脉トス又一説ニ六動打ヲ平脉トシ七八動打ヲ病脈トス此説ハ呉崑ガ脉語ニ誌セリ虎口ノ紋ノ論ハ何レノ書ニモ詳ナルガ故ニ略セリ

〈19〉又小兒ニ額脉ト云コト有小兒生テ半年ノ頃ヲ候ヒサテ一歳ヨリハ虎口ノ紋ノ論ヲ見テ寒熱ガ虚カ實カヲ候フベシ其額脉トハ額ト云字ハヒタイト訓也其時醫師ノ手ヲ以テ小兒ノ額ノ鋭眥ノ上通ニ食指ヲ上ニシテ中指無名指三ノ指ヲ横ニ並テ診ルニ三ノ指ナガヲ熱キハ風寒ニ冒サルル症也三ノ指ナガヲ冷ルハ吐瀉有症也食指バカリ熱ハ胸ノ中苦ム症也小指ノ次ノ指バカリ熱キハ飲タル乳消シ兼ル症也ト識ベシ又小指ノ次ノ指ト中指トニ熱セバ驚風ノ下地ナルベシ食指ト中指ト二熱キハ上熱シ下寒ル症也ト知ベシ凡ソ此額脉ノ事ハ醫學入門ニ見タリ

〈20〉托物祟物ノ脉ヲ識コト脉ノ來ル度毎ニ或ハ太ク或ハ細ク或ハ疾ク或ハ遅ク遂ニ定ラザル脉ノ容ハ皆托物ノ爲也托物トハ狐狸惣ジテ獣或ハ天地ノ悪氣ニ中リナドスル類皆人ニ禍ヲ爲モノ也祟物トハ宗廟神靈ノ祟ナルベシ脉ノ意得各々同事也

〈21〉悪脉トハ假バ病ハ熱シテ脉ハ遅ク病ハ寒テ脉ハ疾キノ類病ト脉ト相違ナルヲ云内經ニ日ク病脉相反スル者死スルトハ是也其脉或ハ切或ハ續或ハ結レ或ハ解ナドスル類皆死脈也

〈22〉二十四脉トハ七表八裏九道ノ事也七表トハ浮芤滑實弦緊洪八裏トハ微沈緩濇遅伏軟弱九道ノ脉トハ細數動虚促結代散革

〈23〉七死ノ脈トハ弾石解索雀啄屋漏蝦游魚翔釜沸弾石トハ指ニテ小石ヲ弾キ除ル意也脉ノ容醫師ノ指ニ堅ク當ル程ニ強ク押テ尋診ルニ指ノ下ニ散失テ無様也解索ハ譬バ草木ノ枝ナドヲ縄ニテ結束タル其結縄ノ打解テ結タル枝ノ打亂ルルガ如ク脉ニ締ナク捌テ二筋ニモ三筋ニモ打脉也雀啄ハ雀ノ啄ムガ如ク脉啄々ト三動モ五動モ打カト思ヘハ透ト切テ暫ク間有テ復右ノ如ク打ヲ云烏ノ餌食スル如ク嘴ニテチョクチョクト啐キ急ト止テ頭ヲ擧テ居テ復チョクチョクト爲也是ニ肖タルガ故ニ屋漏ハ脈脉一動打四五動打程モ間ヲ置モハヤ脉切レタルカト思ヘバ復打也間ノ久ク切ル脉也雨漏ノ隕ル容也蝦遊ハ脉ノ容三部トモニ浮脉ニシテ浮テ打カト思ヘバ間ニ不圖沈ミモハヤ浮ミ出ヌ歟ト思ヘバ復不圖浮ミ出ル脉也蝦蟇ノ水ノ上ヲ游状也又一説ニ蝦ノ游トモ有魚翔ハ脉ノ状三部等カラズ寸關ハ無シテ尺中バカリ幽ニ有カト思ヘバ無無カト思ヘバ復微チラツキ根ノ無脉也釜沸ハ釜ノ湯ノ湧返ルガ如ク尺脉ヨリ進升ルコト煩々ト指ノ下ニ張揚ルヤウニ蠕テ打脉也

〈24〉惣シテ此篇ノ初ニ人迎氣口ノ脉ヲ候テ内傷外感ヲ識ト言シハ何ントナレバ夫内外ノ陰陽ヲ定ルニ外ヲ陽トシ内ヲ陰トス故ニ外感ハ外ヨリ入病タルヲ以テ陽トシ内傷ハ内ヨリ出ル病タルヲ以テ陰病トス

〈25〉然ルニ人迎ハ足ノ陽明胃ノ經ノ穴ニシテ喉ノ兩傍動脉躍ル所也夫胃ノ腑ハ六腑ノ大元也ト云是故ニ人迎ノ脉ニテ六腑ヲ候ヒ外感ヲ診ム是六腑ハ陽タルガ故ニ此ノ如シ

〈26〉古氣口ノ脈ト云シハ今醫師ノ候フ所ノ寸關尺ノ三部ヲ左右トモニ都テ氣口ト云リ然ルニ内經ニ於テ此氣口ノ脉ヲ捉テ五臓ヲ候ヒ内傷ヲ知トハ何ントナレバ氣口ノ脉ハ手ノ太陰肺經ノ流ルル所也然ルニ肺ハ百脉ヲ朝會スト内經ニ見タリ其百脉ヲ朝會ストハ諸經ノ氣ノ聚ル所ト云意也是ヲ以テ氣口ノ脉ハ諸經ノ氣ノミナ聚ル所タルガ故ニ五臓ヲ候ヒ内傷ヲ

知ト内經ニ見タリ是皆五臟ハ陰六腑ハ陽タルガ故ニ斯ノ如シ惣ジテ内經ニハ喉ノ人迎手ノ氣口足ノ大谿跗上ノ脉ヲ捉テ上焦中焦下焦ヲ候タリ

〈27〉 然ルニ其後寸關尺ノ三部ノ脉ヲ捉テ五臟六腑上焦中焦下焦ヲ候コトハ難經ニ於テ越人ノ發明タリ

〈28〉 然レドモ古ノ氣口人迎ノ二脉ヲ左右ノ手ニ摸シテ人迎氣口ト號ルコトハ越人未ダ定メズ故ニ難經ノ後ニ晋ノ王叔和ガ脉經ニ氣口人迎ヲ論ジテ日ク左ノ寸口ト關上トノ間ヲ人迎ト定メ右ノ寸口ト關上トノ間ヲ氣口ト定ル也

〈29〉 惣ジテ脉ノ事ハ内經難經ヲ暁メテ其後王叔和カ脉經ヲ閲則ハ審ニ知ヘシ

醫学節要集　終

〔資料 2〕 道三学派の系譜略図と『皇國名醫傳』「岡本一抱」

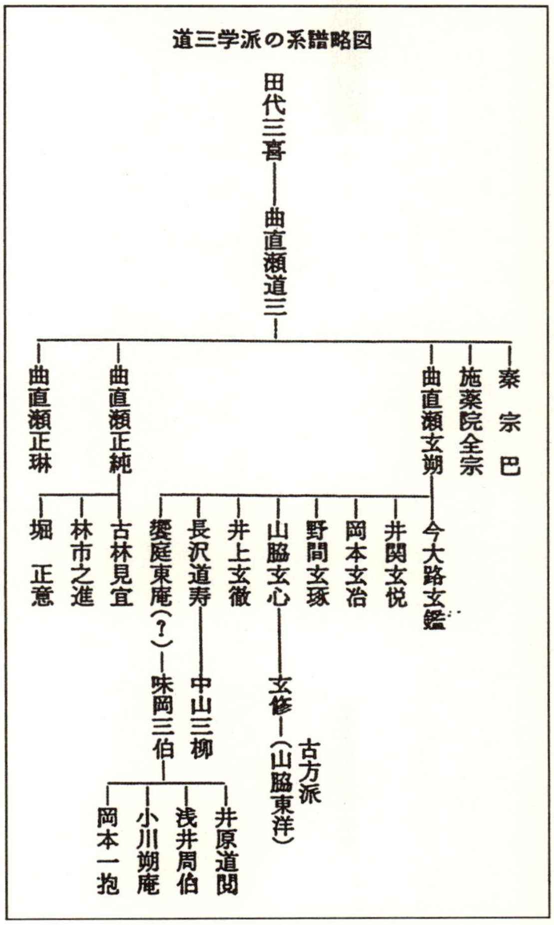

酒井シヅ『日本の医療史』より

岡本一抱

岡本一抱通稱爲竹（號得齋）一本姓杉森世〻士族出嗣舅家祖杏園以醫仕豐臣太閤敍法印父受慶仕福井侯敍法眼至一抱三世襲稱爲竹一抱從居京師初從味岡三伯講素難時三伯業方盛學徒群集一抱爲之高足然不循細行屢失三伯意三伯終絶師徒之義於是退爲一家之言廣作諸書讀解專以開發淺蒙爲已任其書大行於時嘗謂其兄近松信盛（通稱門左衞門）曰兄抱奇才

浅田宗伯『皇國名醫傳』より

〔資料3〕 復刻版 『杉山流三部書』明治十三年

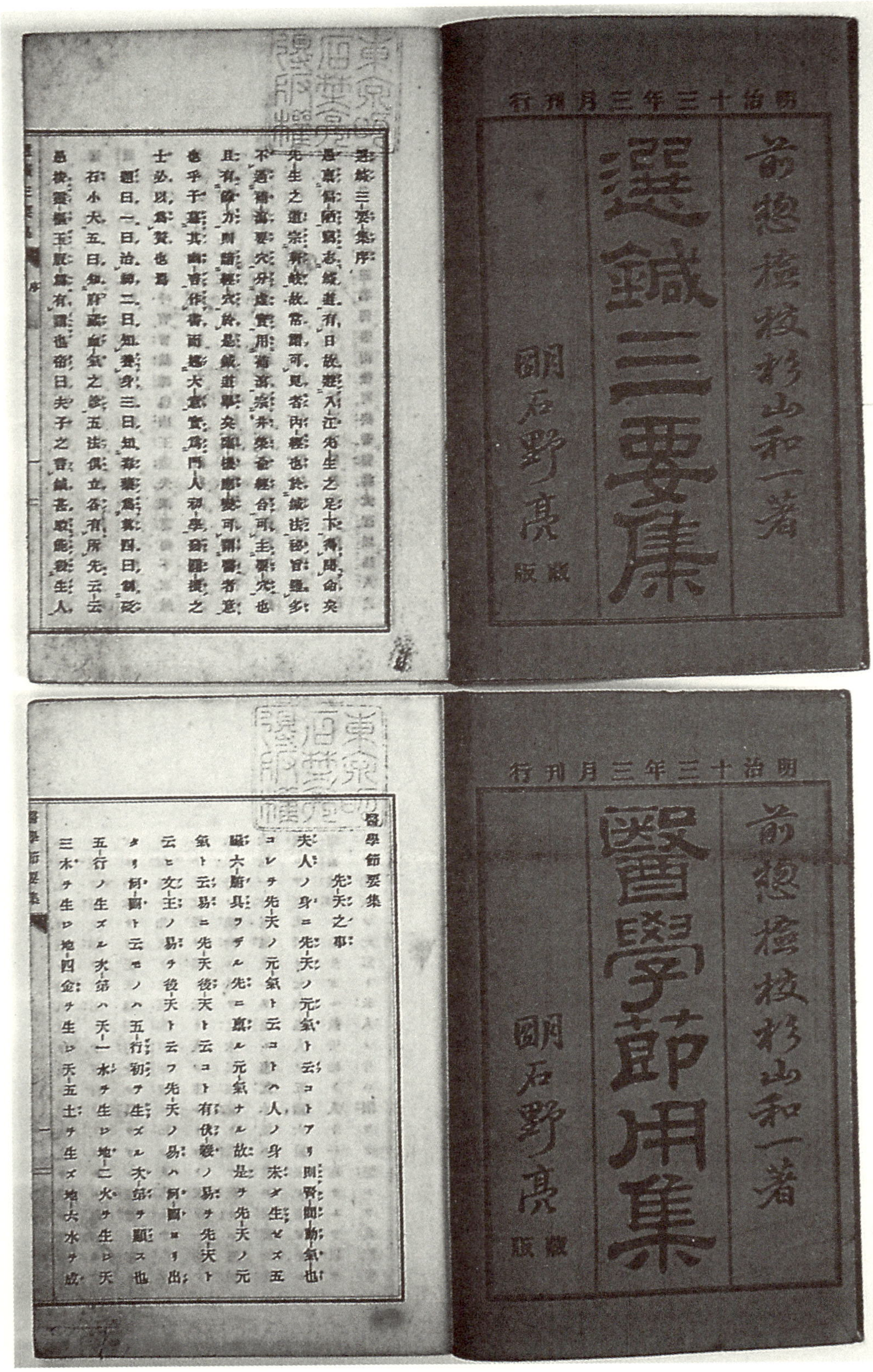

〔資料 4〕『杉山流三部書』目次項目

三部書　序　今村亮

療治の大概集　巻上

補瀉之事　押手之事　撚之事　四季鍼之事　男女立様之事　鍼折タル時之事
不抜鍼之事　鍼立違之事　鍼立ザル人之事　禁穴之事　尺寸ヲ定ムル事
髪際ヲ定ムル事　大椎ヲ定ムル事　鍼灸用ザル日之事　血忌也
血支日之事　灸セザル日也　寅ヨリ順ニ繰也　十二支人神有所之事　灸ヲ禁
十二時人神之事　灸ヲ禁　四季ノ人神之事　灸ヲ禁　長病日之事　灸セザル日也
男女ニ灸ヲ禁日之事　病人初テ醫師ニ遭吉日之事　中風之事　傷寒　痎瘧
痢病　シブリ腹之事　嘔吐　カラエヅキノ事　泄瀉　腹ノ下ル事　霍乱
秘結　大便ノ結スル病也　咳嗽　スワフキノ事　痰飲　喘急　喘息也
翻胃　膈之事　癆瘵　身弱キ人　咳逆　シヤクリ也　頭痛
心痛　胃脘痛也　世俗ニ胸虫ト云物也　眩暈　目ノマフ事　腰痛　コシノイタム事
脚気　黄疸　身ノ黄ニ成病也　淋病　消渇　カワキノ病ノ事
赤白濁　小便ノ濁ル病也　水腫　ミヅバレノ事　脹満　腹ノ脹病ノ事
積聚　五積六聚有····　自汗　アセカク事（附タリ）盗汗ハ子アセ也
癲癇　クツチカキノ事　吐血　血ヲハク病ノ事　下血　大便ニ血下ル病ノ事
脱肛　肛門ノ出ル病ノ事　遺尿　覺エズ小便タルル事　遺精　夢ニ精泄ルル事
上気　気ノ上ル事　腹痛　腹ノイタム事

療治の大概集　巻中

諸蟲門　モロモロノムシノ事　口中門　口歯ノ病ノ事　眼目　目ノ病ノ事
耳門　耳ノ病ノ事　婦人門　女ノ疾ヲ集書也　産前　胞衣下ザル事
産後（産直後）　産後　小児門　幼キ児ノ病ヲ聚書也　小児死スル者ノ見様ノ事
急驚風　慢驚風　疳　癖疾　腹脇ニ有塊也····　咳嗽　スワフキノ事
嘔吐　カラエヅキノ事　泄瀉　サツサツト下ル腹也
夜啼客忤　夜啼ハヨナキ客忤ハヲビユル也　痘瘡　イモノ事　五行之事
五臓六腑之事　五臓主之事　陰陽之事　栄衛之事　七情之事　喜怒憂思悲驚恐
六淫之事　風寒暑湿燥火

療治の大概集　巻下

十五絡之事　穴寸法之事　気附鍼之事

選鍼三要集　巻上

序　論補瀉迎隨第一　論井栄兪経合第二　論虚実第三　論謬鍼第四
腹経穴　九鍼図　十五絡脉

選鍼三要集　巻下

十四経穴並分寸　　鍼灸要穴之論　　婦人病　　小児病　　禁鍼穴歌共三十一穴
禁灸穴歌四十七穴　　跋

医学節用集

先天之事
後天之事
腹ノ見様之事
食物胃腑エ受テ消化道理之事
三焦之事
井栄兪経合之事
五臓ニ五臭五声五色五味五液ヲ主ル事
脉之事

〔資料5〕『杉山眞傳流目録巻』

嘗目録書曰今世流布
杦山流者流儀之書目
並多不知鍼術手術之
微妙數多者也杦山先
生所集大概書三要集
也節用集者是後人所
集之書然杦山先生集
之由而傳也然非可捨
書貴文不誤（中略）
・・・・依之録杉山
真傳流鍼法九十六術
與河辺秘密以授馬場
美静者也
（中略）
明治十一年戊寅十二月
従紀河辺多免麻呂
六十代目
小野塚楽山　（印）
秀頴（花押）
馬場美静殿
杉山流　鍼治稽古場　（印）

第5章　手技療法の展開

手技療法は、どの手技療法に関する史書でも述べられているように、単に特定地域に発祥したものではなく、医療行為を「手当て」といわれるごとく病むところに本能的に手を当てるなど、命あるものはその命を守るための本能的な行為、あるいは苦しむ者に対する人間愛的な行為が起源とされる。

古代インドの"Yogavade"、古代中国の養生法、導引按蹻（自己体操法、按摩法）、古代ギリシャでのヒポクラテス"Hippocrates"によるマッサージやサンドウィッチ諸島の原住民が行っていたロミ・ロミ"lomi-lomi"、あるいはニュージーランドのマオイのロミ・ロミ"romi-romi"、トンガ島のトゥーギ・トゥーギ"toogi-toogi"、またフィンランド・ラプランドに行なわれていたという鞭打の術"bundles of birch twigs"など、世界各地にその地域々々の考え方を根拠に「手当て」が行なわれてきた。

このように各地域に芽生えた医療行為も人々の生活の中から次第に経験を積み上げて行き、その地域の文化・思想によって理論化され一般化して用いられて来たと考えられる。その手段も手技療法、体操法、薬あるいは呪や鍼・灸などと地域の自然環境や文化の発展によって様々に応用されるとともに、相互の文化交渉もあって、次第に地域特有な伝統医療として発展して来たものである。

本章では、こうした医療の原点たる我が国の手技療法「按摩・導引」「マッサージ」について、その導入と発展過程を考察する。

第1節　我が国における按摩療法の変遷

我が国古来より行われてきた按摩療法は、その起源が古代中国にある。この按摩療法は、医薬・鍼・灸・導引などとともに我が国古代に伝来したものと思われるが、その時期は明らかではない。（本書、第1章参照）

そこで、按摩療法がどのような形で民衆に浸透していったかについて、ほぼ平安期から江戸期にかけての医書および物語や説話・風俗誌などより、按摩技術に関する事項を抽出して受容と発展状況を概観する (1)。

1 手技療法の起源

1．手技療法の発祥

中国における手技療法の行われていた痕跡は、殷代の甲骨文字にあるとの解釈がある。それは甲骨文字  を按摩術と解するものである (2)。

次いで按摩術を含んだ記述と考えられるものは『周礼』天官 (3) に医の官職として医師、疾医に加えて、

「瘍醫掌腫瘍．潰瘍．金瘍．折瘍．之祝藥劀殺之齊．凡療瘍．以五毒攻之．以五氣養之．以五藥療之．以五味節之．凡藥．以酸養骨．以辛養筋．以鹹養脈．以苦養氣．以甘養肉．以滑養竅．凡有瘍者．受其藥焉．

獸醫掌療獸病．療獸瘍．凡療獸病．灌而行之．以節之．以動其氣．觀其所發而養之．凡療獸瘍．灌而劀之．以發其惡．然後藥之．養之．食之．凡獸之有病者．有瘍者．使

療之. 死則計其數　以進退之. 」
とあることである。

「瘍醫」が行う「折瘍」は打撲・捻挫・脱臼・骨折などの外傷性疾患を示すものである。これは現行の我が国における按摩療法には外科的処置は法的に禁じられているが、『唐令』に基づくとされる『養老令』の官職按摩生の学習事項(4)において

「按摩生學按摩傷折方及判縛之法」

とあって、古代の按摩治法には包帯法を含めた外傷性処置法をも行っていたことを示している。このことは現在の中国での按摩療法が、古代からの手法に基づいて、按摩療法の概念に脱臼の整復や包帯法などをも行うようになっていることからも理解できる(5)。また、「以滑養竅」とは「滑(オイル)」をもって「九竅(身体の九つの穴)を養う」と皮膚上からのオイルマッサージ的なものを連想させる。

2．手技療法の受容と発展

大宝元年、初めて唐の律令に倣って医療制度が設けられ、その中で按摩博士・按摩師・按摩生の官位が定められた。平安時代に編纂された我が国最古の医書『医心方』には按摩技術の記述が見られるものの、その後、江戸期までの医の専門書には、禅宗などの僧医による養生法として導引の記述はあっても、按摩技法は、ほとんど医療の分野から見られなくなる。これは中国においても医療から養生の方術として民間で広く用いられるようになると同様、我が国においても簡易な方術として民間に浸透していったものである。

(1)律令、医書中の按摩記録

奈良期に制定された『大宝律令』およびその修正版の『養老令』第二四　醫疾令(十六)女醫條(6)には、

「教以安胎産難、及創腫傷折、針灸之法。」

とあり、按摩博士、按摩師、按摩生に加えて、この時期にすでに女医を設けて、按摩・鍼灸などとともに安胎・産難など按腹を教授するように定められている。

また、平安期の『医心方』巻二十七　養生編導引術の項(7)には20種の養生法が示されている。そのうち、

「18　(千金方)又云　人無問有事無事恒須日別一度遣人踏背及四支頸項苦令熟踏即風氣時氣不得着人此大要妙不可具論之

20　蘇敬脚氣論云　夏時着腠理開不宜臥眠眠覺令人揉按勿使耶氣稽留数勞動関節常令通暢此並養生之要提拒風耶之法也」

とあり、18では「毎日一度は背中や四肢、頸、項を踏ませると風気や時期の病にかからない」と。20では巻第八　脚病篇と同じ記載を掲載して「夏期には…人に揉按(もみおさ)即ち按摩をしてもらい邪気を体内に止めないようにせよ」と脚気病や養生に按摩法が有効であるとの記述が見られる。特に前者では「踏ませる」といった技法が示され「足力按摩」の起源と思われる記載がある。

(2)「腹とり」としての按摩療法

平安期になると清少納言の『枕草子』「えせ物のところうるおり」(8)に、

「はらとりのをむなのえうありてよはれたる」

と見られる。また、『栄花物語』巻三九　布引の瀧(9)に、

「大臣はなど泣く。痛き所やある。腹とりの女にとらせよかし。我もさこそはすれ」

とある。

そして鎌倉期の『明月記』(藤原定家)に、

「小児悩む所甚だ重し、腹取りを喚び寄せて取らしむ、如来房尼なり」

また同じく鎌倉期の『頓医抄』(梶原性全)積聚の頃には、

「一方、腹取様

一、胸大ナラバ肝臓心前(ムナサキ)ヲ取ベシ

一、痃癖虫腹癥瘕肺蔵ノ折骨(アバラ)ノ下ヲ取ベシ…(後略)」

と、具体的に述べられている。

また、江戸期の『浮世栄花一代男』には、

「兼々申しました腹取のお上手と申しあぐれば」

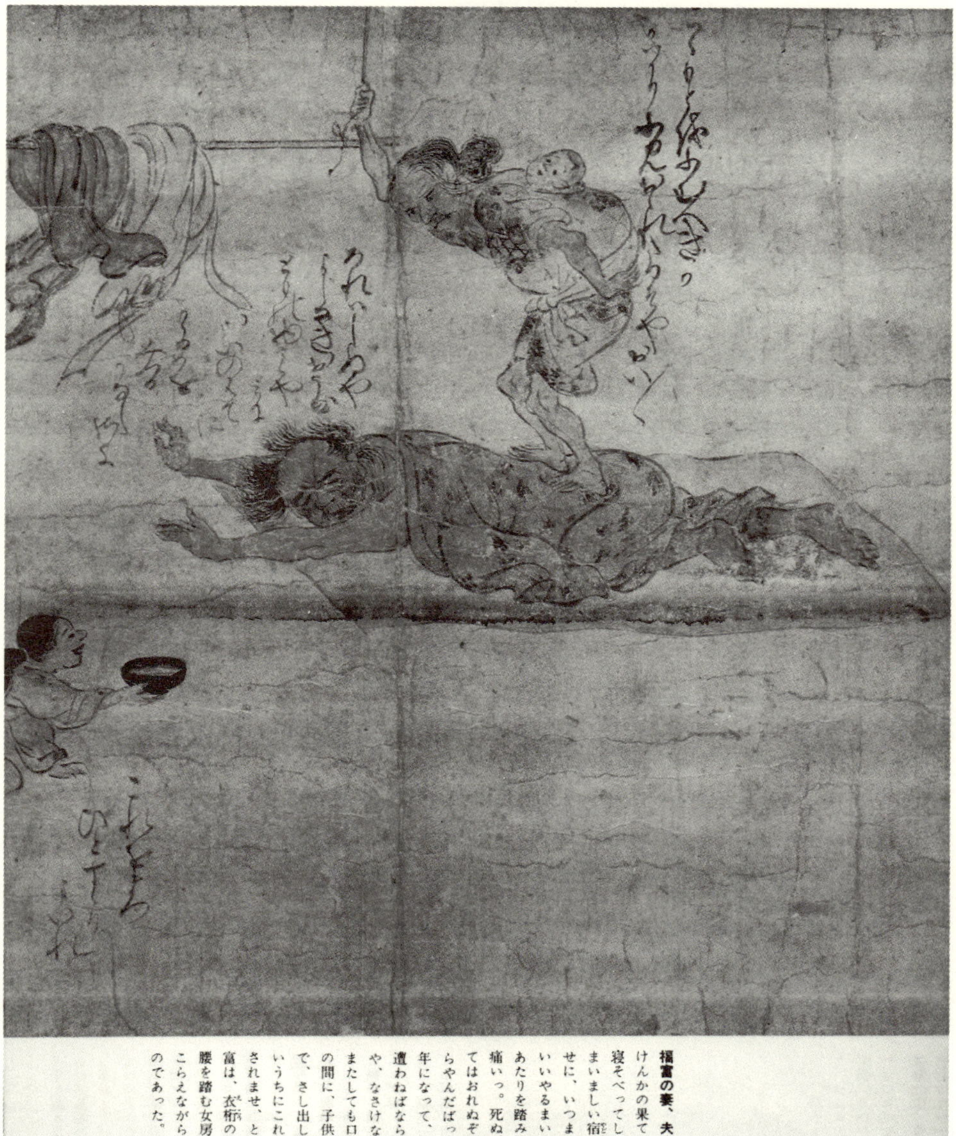

福富の妻、夫の腰を踏みつける

けんかの果てに、福富はとうとう、寝そべってしまった。ええい、いまいましい宿六どのかな。男のくせに、いつまでもひい、ひい、おいいやるまいぞ。いったい、どのあたりを踏み折られたと、な。あ、痛いっ。死ぬ、死ぬ。もう、生きてはおれぬぞ。お前が、他人をうらやんだばっかりに、いま、この年になって、こんなみじめな目に遭わねばならぬ。ああ、なさけなや、なさけなや。

またしても口げんかを始めた両親の間に、子供が椀に味噌汁をついで、さし出した。ととさま、暖かいうちにこれを一杯召しあがりなされませ、と。腰の骨を折った福富は、衣桁のひもにすがりながら、腰を踏む女房の仕打ちに、激痛をこらえながらも、応酬をくり返すのであった。

写真5-1　『福富草子』十二紙「福富の妻、夫の腰を踏みつける」(続日本の絵巻27、中央公論社)

と「腹とり」(11)と称される療術の名が見られる。この「腹とり」と呼ばれる按摩師は平安時代にはすでに登場し、官職とは別に女性の専門の按摩師として民間医療を担っていた様が伺われる。

(3) 足力(足力按摩)

上記のものに対して、「足力按摩」の記載が室町期の『福富草子』十二紙(12)に、

「福富の妻、夫の腰を踏みつける(絵巻物)」

や江戸期の『滑稽本』七偏人(13)に、

「エ親父さんちっと足力といふのを遣らかして上ようか」

や歌舞伎には「足力」あるいは「足力按摩」と呼ばれる人物が登場する。

そして江戸期末期の風俗誌『守貞謾稿』巻之六　生業下(14)に、

「按摩　諸国盲人、これを業とする者多し。……また店を開きて客を待ち、
市街を巡らず、足力と号して手足をもって揉む者は、上下揉み百文なり。
京坂には足力按摩これなし」

とある。

以上のことから、我が国の按摩療法は主として京都・大阪方面では「腹とり」としての按腹が民間において行われていた。江戸方面では按摩療法の足を用いる特異な療術「足力・足力按摩」が按摩法とともに民衆の間に普及していたのであった。

2　手技療法と導引

1．導引の受容

江戸時代前期に著された、現行按摩療法の糸口と目される林正且著『導引体要』には導引法の医療的意義を強調して疾病治療に用いることを推奨しているが、その実は按摩法の有用性を説くものであった(15)。

また正徳年間に著された『導引口訣鈔』の開巻の冒頭(16)に、

「夫レ無病長命ニシテ諸人ノ苦ヲ救ント思バ専ノ導引按摩スベシ。然ト雖モ正シキ訓ヲ受ケズンハ良能ニ至リカタシ。故ニ古今導引集ヲ撰テ其ノ要ヲアラワス…」

と著者狼陽子(宮脇仲策)が師匠の大久保道古の書を元に編纂したことを明らかにしている。さらに江戸後期の『按腹図解』の凡例(17)にも、

「一、導引按腹の和漢とも古昔ありて後世中絶せしと見ゆ。漢土の書には素問異法方宜論、霊枢官態篇、金匱要略等の書に導引按蹻の目見えたり。然れども其の術は如何なる事とも知るべからず」

とある。これらの記述は、按摩療法を「導引」あるいは「導引按蹻」と同義として捉えていたことを物語るものである。

2．導引の起源と方法

中国における導引(自己運動法)の起源は、馬王堆漢墓から出土した帛書「導引図」(18)でもわかるように、中国戦国時代にはすでに行われていた。「導引図」と名付けられた絵図は帛書で幅約50cmで長さ約100cmあり44人の人物が4列に並び男女が様々な体位をとったり、道具を手にもったり中には裸に近い者もいる。不老長寿の一つの養生法として、この図には呼吸運動・身体運動・按摩のような操作が描かれている(図5－1「導引図」参照)。

これらの馬王堆から出土した画図から見ると「導引術」と「按摩術」、特に自己按摩法とが不老長命のために養生術・房中術として秦漢時代以前に用いられていたことが理解される。

また、道家の創始者老子が考案したとされる自己按摩法「老子按摩法」、その道家の流れである『荘子』刻意編の、

「吹句呼吸、吐故納新、熊経鳥伸」

や『淮南子』(前漢・淮南王淮南の撰)に

「吹句呼吸、吐故納新、熊経鳥伸、鳧浴猨躍、鴟視虎顧」

となる。これらが後の華佗扁鵲(後漢末)が提唱した「五禽戯」(虎・鹿・熊・猿・鳥の動きをまねたもの)になっていったものと考えられる(19)。

このように、我が国では按摩術は近世以来より導引・按蹻・行気もしくは喬摩と同義と解して行われて来たが、古代中国では按摩は導引とは明確に区別し独立した治法であった。

導引は筋骨・関節を対象にした自動体操法であるのに対し、按摩は按・摩を起源とする経脈流通を維持する治法で、腹部を中心とした手技・運動法である。特に按は按腹、蹻は足を素早く動かす施術者による他動運動と考えられる。

一方、我が国近世に「足力按摩」として行われていた足を用いる施術法は、『医心方』巻二十七「養生編　導引術」(前掲)にも示されているように、本来、古代中国の按摩法には足を用いる方法があった。それが、近世において我が国で発展したものであった。中国では今日もこの施術法が継承されている。現に中国を視察した際に医療按摩法の一施術法として足を用いる療法が行われているのを目撃した(20)。

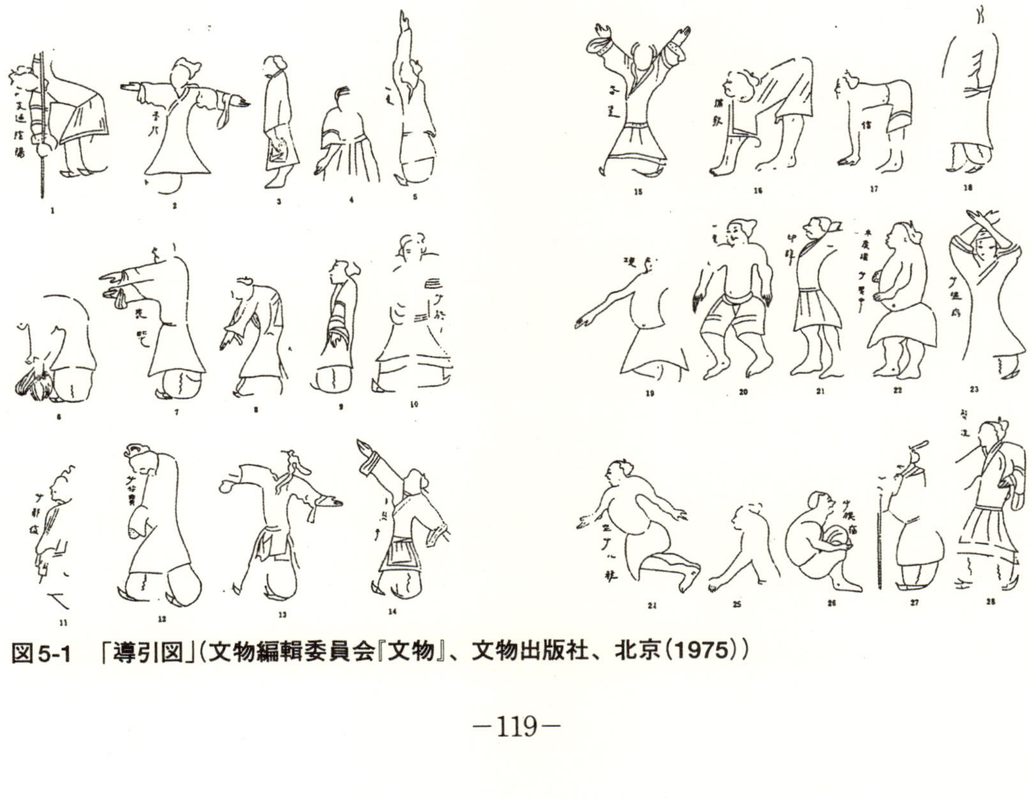

図5-1　「導引図」(文物編輯委員会『文物』、文物出版社、北京(1975))

第2節　近代マッサージと日本按摩術

日本にマッサージ医療がヨーロッパから導入されて、ほぼ120年になる。近世ヨーロッパに科学思想が芽生えるとともに、こうした手技療法は医学として応用する価値があることが、1500年代フランスの外科医アンブロアス・パレー"Ambroise Paré"(1510～1590)によって提唱された。その後1800年代に向けて解剖学、生理学の進歩につれ、1700年代オランダのメッゲル"Mezger"らのマッサージ研究、スウェーデンのリング"Ling"らのストックホルムでの治療体操法、そして1800年代に入ってドイツ、オーストリアにおいて、これらの施術効果が医師らの研究によって次々と明らかとなってマッサージ療法が医療として確立されてきた。

日本においては明治維新(1868年)後、近代国家を目差して、医学界では西洋医学が取り入れられるとともに、マッサージ医療も明治20年代頃より次第に導入されていった。明治時代後半には各地の病院でも実施されるとともに、陸軍病院においても兵役者の治療に用いられるようにもなっていた。

元来、日本の手技療法は中国から伝来した按摩法が民間に広く行なわれていた。それは中国の古典理論、陰陽五行説に基づく臓腑経絡経穴論によるものであった。そのために、近代科学に裏打ちされたマッサージが按摩法に代わって新しい医療技術として急速に受け入れられてきたものであった。現行の日本における按摩療法のテクニックには、マッサージ手法の影響が多く見られる。近世江戸時代に行われていた、いわゆる「古方按摩法」とは、かなり相違して来ている。むしろ、今日の中国の按摩法(推拿)にその姿を見ることが出来る。

マッサージが日本に初めて導入された時期として有力なものは明治十八年(1885)に陸軍軍医総監・橋本綱常がヨーロッパからマッサージ書を持ち帰ったのが最初とするもの(21)、もしくは明治二十六年(1893)に陸軍軍医監・長瀬時衡が病院を開設して開始したのが初めとするもの(22)などである。しかし、西洋から伝来したマッサージ医療が、どのような契機でもたらされ、どのようなものであり、どのように展開してきたかについては、あまり明らかではない。

そこで、当時の西洋事情ならびに江戸時代から受け継いだ按摩療法の状況を踏まえて、マッサージ医療の伝来状況と導入されたマッサージ医療について考察を試みた。

1　東洋按摩と西洋按摩

我が国にマッサージ医療が導入された明治時代には、西洋からもたらされた「マッサージ」は、伝統的に行われてきた「按摩療法」に匹敵するものであると見なしていた。明治二十六年(1893)に長瀬時衡(23)は「按摩法」(24)の中で、

「[マツサージ]ハ希臘ノ[マツシー]ト云フ語ヨリ轉訛シ來ル[マツシー]ハ揉ト云フ義ナリ　余ハ別ニ考フル處アリテ東洋按摩考ニ論明ス　今日歐洲ニテ施ス所ノ[マツサージ]ハ摩擦、叩打、揉捻運動等ヲ總稱ス故ニ之ヲ概シテ揉和スルト云フハ名義相當ラズ寧ロ機械的療法ト呼ブヲ當レリトス襲用ノ久シキ遽ニ改ムル能ハズ由テ余モ亦之ヲ西洋按摩ト稱ヘテ暫ク世人ノ了解シ易キニ従フ」

と述べて、従来の手技療法を「東洋按摩」もしくは単に「按摩法」と呼び、「マッサージ」を「西洋按摩」、「泰西按摩」あるいは「摩擦術」などと呼び分け、これを区別していた。

一方、当時の本邦「按摩療法」に対する認識は、明治二十八年(1895)に河内全節が解説した「按摩史料」(25)に見ることができる。

「病痾ヲ治療スルニ湯液鍼砭ノ外ニ身體ノ患部ヲ按摩シテ其ノ疼痛ヲ止メ其ノ痞瘦ヲ通シ又癖塊ヲ銷スルノ手術是ヲ按摩術ト云フ漢土ニハ上古ヨリ有リテ素問ニ按之摩之按摩之トアリ又按蹻トモアリヌ　……(中略)　我カ帝國ニテ按摩ノ史ニ見ヘタルハ孝徳天皇ノ醫官ノ制度ヲ定ラレシ時典藥寮ヘ按摩師ヲ置レタリ此ヨリ先キ外藥司ニモアリヤ詳カナラス是ヲ以テ始トス」

「元和寛永ニ至リ世ハ太平至治トナリ漸ク人々安佚遊惰ニナリ為ニ些少ノ勞働ニモ身体疲勞シ為ニ從者ニ四肢ヲ按摩サセテ其勞ヲ除カシメ又行旅ノ人ハ一日ノ勞ヲ彼ノ腹取ニトラセシヨリ遂ニ按摩業起リテ男子モ是ヲ爲スニ至リシナラン)」

と、「按摩療法」は江戸期になって盛んとなった様を示し、

「今、按摩ノ看板ヲ見ルニ按摩、按腹、筋揉、導引、足力ナトアリ。按腹、筋揉ハ皆按摩術ヨリ出タル者ナリ。」

と、明治期の様子を紹介する。

すなわち、我が国の按摩療法は、古代中国にその端を発し、我が国には古代に伝来した。中世の医書や文学書には「はらとり」の呼び名はあっても「按摩」の名称は見られない。しかし近世・江戸期になって按摩法は民間に広く普及する中で、治療や産科術にも応用されるに至った。明治期には「按摩」は様々な名称で民間において広く行われていた状況が伺われるのである。

2　橋本綱常のマッサージ導入に果たした役割

1．1700年代から1800年代における欧州のマッサージ事情

1870年代のヨーロッパにおけるマッサージ医療の状況は、1893年に"Dr. Albert Reibmayr"によって刊行されたマッサージ全書第五版から見ることができる。その序(26)に、

"Die glänzenden Resultate, welche Dr. Mezger mit der Massage erzielte, verschafften ihr nun in kurzer Zeit eine grosse Verbreitung.

Zunächst also beschäftigten sich die Aerzte Hollands, Schwedens, Norwegens und Dänemarks mit ihr und veröffentlichten eine grosse Anzahl günstiger Resultate. In den Siebzigerjahren fingen auch die deutschen und österreichischen Professoren und Aerzte an, sich mit der Massage zu beschäftigen, und da wären vor Allen zu nennen: …(中略)

… so gibt es leider, besonders bei uns in Oesterreich, noch eine nicht kleine Menge uberdies ganz tüchtiger praktischer Aerzte, welche die Massage nur dem Namen nach kennen,…"

と、著者"Reibmayr"は、1760年代にオランダの"Dr. Mezger"が生理学的にマッサージの有効性を認めて以来、オランダ、スウェーデン、ノールウェーおよびローマの諸大家は"Mezger"とともにこの法を研究し、1870年の頃に至りドイツおよびオーストリアの教授や医家などもマッサージ術研究に従事し、特にドイツにあっては次々と実践研究が深まって

いった様を著している。しかしながら自国オーストリアでは諸学の名家中、未だマッサージ法の名称を耳にすることなくオーストリアでのマッサージ医療の遅れを指摘している。

またさらに詳しくは河合杏平が『西洋按摩術講義應病編』「按摩術について」(27)の中で、

「按摩療法は七十年の始めに至る迄少數の著述と新聞雑誌に掲げらるるのみにして其方法を實地に行ひしは瑞典の外は一二専門家のみ此専門家は殊に外科の治療に當り間々成績の驚くべきを公示して有名なる醫學大家を呼覺し獨逸の外科『クリニック』に於て益々攻究せられ之が應用を定め新治療法の區別を擴張せり」

とマッサージ医療の状況を記している。

2．橋本綱常の渡航とマッサージ書

明治三十五年(1902)に長瀬時衡・佐伯理一郎が著した『マッサージ治療法』の長瀬時衡の緒言(28)に、

「我本邦ニ傳ヘシハ宮内省御用掛陸軍軍醫總監男爵橋本綱常君ナリ、君明治十八年君命ヲ奉シ欧米ニ使シ各国ノ醫政ヲ取調ヘラルノ際各地病院ニ設置スル[マッサージ]治療室及其手術ヲ目撃シ其時維納府ノ[マッサージ]大家ノライフメル氏論説竝ニ其著書ヲ得テ歸朝シ其書其術ヲ足立寛君竝ニ余等ノ一人(長瀬)ニ付シ之ヲ研究セシム」

とある。

陸軍軍医総監橋本綱常(29)(1845～1909)は、越前福井の類代の医家に三男として生まれ、長男は勤王の志士橋本左内である。明治十一年(1878)に東京大学医学部教授、明治三十八年(1905)に陸軍軍医総監となっている。

綱常は二度渡欧しているが(30)、最初は明治五年(1872)7月から軍医制度の調査の官命を受けドイツおよびオーストリアにおいて外科と内科を修得して明治十年(1877)6月に帰国している。

前述のごとく、この時期はドイツ、オーストリアではマッサージ研究が始まったばかりであったから、この留学ではマッサージに関する情報は十分ではなかったであろう。

二度目の渡欧は明治十七年(1884)2月16日、大山巖陸軍卿の欧州軍兵制視察に随行してドイツ、イタリアを訪れ明治十八年(1885)1月25日に帰国している。この時には、ドイツにおいてはマッサージ医療の研究が盛んで諸大家の研究やクリニックでの臨床が行なわれていた時期であった。従って、〈維納府ノ「マッサージ」大家ノライフメル氏論説竝ニ其著書ヲ得テ歸朝〉とあるのは、この二度目の渡欧の際にマッサージ書を手に入れたものであった。

綱常が持ち帰った〈維納府ノ「マッサージ」大家ノライフメル氏〉の著書とは、はたしてどのような書であったろうか。

3．橋本綱常の持ち帰った『莱氏按摩術』

1893年に長瀬時衡が刊行した『西洋按摩小解』の附言(31)に、

「余曩ニ廣島ニ在リ。同學諸士ト図リ博愛病院ヲ設ケ各科ヲ分テ患者ヲ治療ス。余ハ婦人科ヲ擔當ス。子宮轉位愈着屈曲等ノ症ベツサルユムノ種類及ヒ他ノ治術一モ寸効ナキヲ苦シム。一年上京ノ日之ヲ橋本綱常先生ニ質ス。先生曰眞ニ然リ。唯按摩ノ一術之ヲ能スルアラン。余喜ンテ教ヲ乞フ。乃チ莱氏按摩術ヲ出シテ示サル。曰ク此書簡短ニシテ未タ盡サザルモ之ニ由テ習熟セハ或ハ良績ヲ得ルコトアルベシ。余携帰テ講究シ果シテ奇術ノ價値アルヲ了知ス。…(中略)神験奇効誠意想ノ外ニ出ツ。歓喜ノ餘リ自ラ揣ラス。莱氏按摩術ヲ翻譯シ同志ニ頒ツ。」

と、時衡は綱常から託されたマッサージ書に基づいて、広島の博愛病院の産婦人科等においてマッサージ術の効果の大なることを確認した。この効果大なる技術の普及のために原書を『莱氏按摩術』として翻訳刊行した事情を述べている。

そして、この翻訳書『莱氏按摩術』の時衡自らの附言(32)に、

「西國按摩術ニ係ル書類今日ニ印行スルモノ二百部ニ止マラス就中名聲アルモノハ佛醫ノルストロム氏ノ按摩學説治療書 一千八百九十一年刊行 日爾曼醫博士スユライベル氏按摩術第二版 一千八百八十八年刊行 墺國醫博士ライフマイル氏按摩全書 一千八百八十二年刊行 ナリ此等ノ書巻帙洪大ニシテ遽ニ反譯ニ付シ難シ此小冊子ハライフマイル氏カ其全書中ヨリ要領ヲ捃摭シ圖式ヲ加エテ初學ニ便ニシ世ニ頒チシカ各國名流ノ高評ヲ得テ醫家ノ寶珠ト稱ス一千八百八十九年仝氏更ニ實動醫療術ヲ加ヘテ以テ第二版ヲ公行セシモノナリ其文簡易ニシテ遺ス所ナリ學者之ニ由テ習熟セバ其奥妙ヲ究ムル復難キニアラザルベシ」

と、翻訳書冊子の刊行の由来を解説している。

この刊行の由来については、"Dr. Albert Reibmayr"が刊行した"Die Technik der Massage"に見ることができる。この初版本は残念ながら未だ我が国では現在見ることができないが、その第五版はオーストリアの国立図書館に所蔵されている。この第五版には初版の序と第五版の序が掲載されている。これにより初版は1884年3月に刊行され、後に第二版が前記の翻訳書序が示すように「實動醫療術」の篇を加えて1889年に、そして1892年に第五版が出版されている。

この原書第五版に掲載されている"Reibmayr"の初版(33)の序には、時衡が翻訳書の序において、図解冊子の刊行の由来を説明するように、

"Es war ursprünglich beabsichtigt, bei Gelegenheit der zweiten Auflage meiner ersten grösseren Arbeit: "Die Massage und ihre Verwerthung in den verschiedenen Disciplinen der praktischen Medicin", den technischen Theil derselben ausführlicher zu bearbeiten und demselben Illustrationen beizugeben. … "

と、先に刊行したマッサージの全書版から、初学者の実習のために初めてマッサージの技術をイラストをもって編集し、マッサージ技術の普及に努めようとした意図を、"Reibmayr"は自ら明記している。

これらの記述から、時衡が翻訳した原著はオーストリアの"Dr. Albert Reibmayr"が刊行した"Die Technik der Massage"であったことは明らかである。

また、"Reibmayr"は1882年にマッサージの全書版"Die Massage und ihre Verwerthung in den Verschiedenen Disciprinen der praktischen Medicin"の初版を著し、1889年には第四版、1893年には、その第五版(34)を刊行している。

綱常が二度目の渡欧中に、この全書版(1882年、初版)を手にすることはできたであろうが、この全書版第五版は、明治二十八年(1895)に帝国大学医科大学教授・陸軍軍医監 足立寛等によって『莱氏按摩新論』(別名、泰西按摩新論)(35)として翻訳され刊行されている。

従って、橋本綱常が帰国した1885年1月からみて、綱常が持ち帰ったマッサージ書

は、長瀬時衡が翻訳した原書、オーストリアの"Dr. Albert Reibmayr"が1884年に著作した"Die Technik der Massage"(初版)であったことがわかる。

後に、長瀬時衡はこの書を手掛かりに、広島博愛病院の産婦人科でマッサージ医療を実践し、その効果に感嘆した。この書の普及のため明治二十四年に島田完吾に翻訳を依頼して『按摩術』(36)を編集した。ついで東京にマッサージ専門の私立病院を開設して本格的なマッサージ医療へと発展させていくこととなる(37)。

3　長瀬時衡の私立病院におけるマッサージ医療の本格的導入

1．マッサージ医療の最初の試み

マッサージを日本で医療として最初に行なったのは、一説には長瀬時衡とされてきた。長瀬時衡らは、古来から日本に行われてきた按摩法を「東洋按摩」または単に「按摩法」と呼ぶのに対して、マッサージ医療を「西洋按摩」とか「泰西按摩」あるいは「摩擦術」と称し、本格的な医療として行ったのであった。時衡がどのような形で、どのようなマッサージを行なったかは、彼の著「西洋按摩小解」に伺い知ることができる。

『西洋按摩小解』は明治二十六年(1893)三月二十八日に、日本人によって刊行された最初のマッサージ書と目される。この書はA5版50ページ程度のもので明治二十九年(1896)に再版、明治三十二年(1899)第三版が刊行されている。橋本綱常はその序において長瀬時衡が按摩術を医学の立場から再興せんとして、この書を著したことを賞賛している。そして長瀬時衡は自らの附言(38)において、刊行の由来を明らかにするとともに、綱常よりライブマイルの書を受け、博愛病院において産婦人科の諸病に応用し、その効果の高いことを確認した。

そして時衡は『西洋按摩小解』の仁寿館著目に「陸軍軍医監・足立寛補訂、陸軍軍医監・長瀬時衡訳講」とあるように足立寛の助力によってライブマイルの図解入りのマッサージ書(初版)を『莱氏按摩術』として翻訳したのであった。

2．仁寿館および仁寿病院の設立

さらに時衡は東京の寓居、麹町区飯田町六丁目十七番地に仁寿館を自ら開設してマッサージ医療を開始した。『西洋按摩小解』の巻末にはそのマッサージ治療成績を「摩擦術病者表」として掲載している。この病者表は一等看護長・瀬尾清明によって明治二十五年(1892)二月から同年十二月に至る患者206名について疾患あるいは症状44種類を、全治、不治および施術中の3項目に分けて整理したものである。

それを表5－1からまとめてみると、患者206名の中で、施術中の37名を除く169名では全治139 (82％)、不治30名(18％)となっており、治効率が8割以上と非常に高かったことを示している。

明治過去帳には、

> 「二六年二月期満ち軍醫監に進み後備に編入正五位に、同年仁壽病院を設けて西洋按摩(マッサージ)術を講ず之を本邦に於る泰西按摩術の嚆矢と為す」

とあり、明治二十六年(1895)には同地に仁寿病院を設立して私立病院としては我が国最初の本格的なマッサージ医療が行なわれたとされてきた。

仁寿病院の所在地である飯田町六丁目十七番地は現在の千代田区飯田橋四丁目の日本歯科大学および東京警察病院付近である(39)。(図5－2、図5－3)

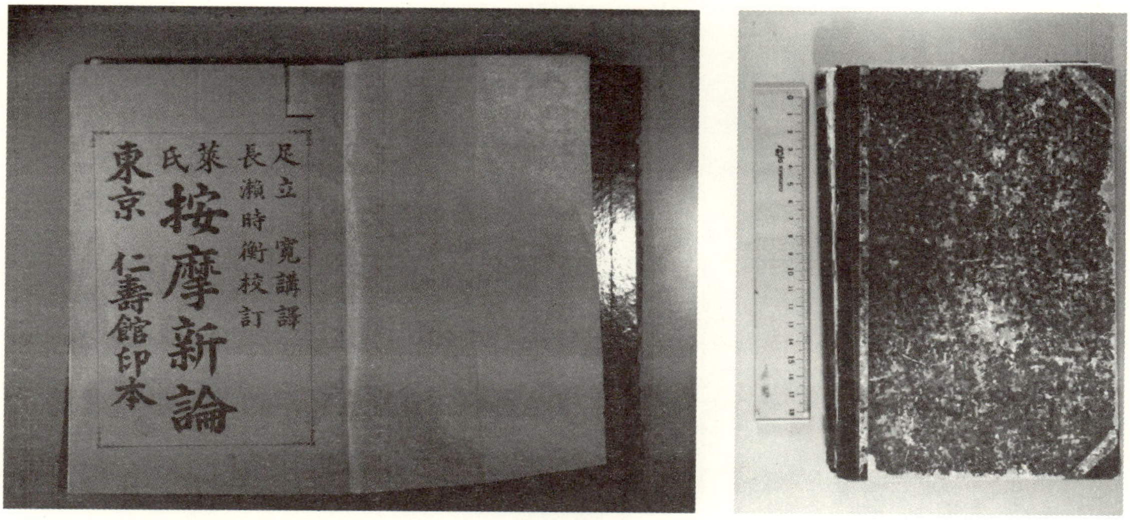

写真5-2　足立寛『泰西按摩新論』、明治二十八年(1895年)

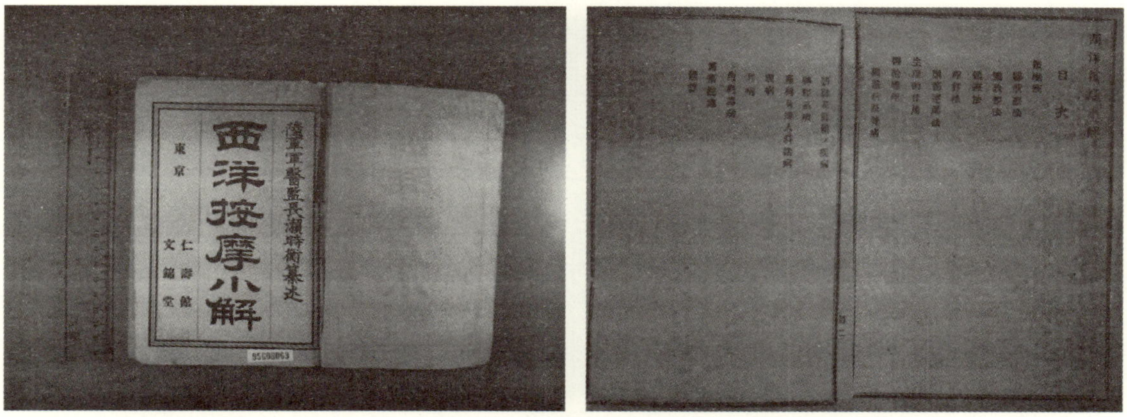

写真5-3　長瀬時衛『西洋按摩小解』第三版、明治三十二年(1899年)(右図は目次の合成)

仁寿病院の設立当初の状況については病院認可等関係の公文書が残っていないため詳細は不明であるが、明治二十六年から明治三十七年(1893～1904)の『東京府統計書』(40)の衛生「病院」の項から、その概要を見ることができる。

この統計書によると明治二十六年版には仁寿病院に関する記載はなく、二十七年版から三十二年版に記述されている。三十三年版から三十六年版は集計がトータル式に変わっているため各私立病院の具体的な記録は見られない。しかし三十七年版には、東京府中の私立80病院が示されているが、この中には仁寿病院の名称はすでに見当たらない。

表5－2のごとく仁寿病院の当初は医員が9名から2名程度となるが、三十二年では院長1、医員2、看護人5となっている。しかも十数名の患者を収容できる入院設備も備えており、三十年からは診療内容を按摩術と明記している。しかし明治三十七年(1904)版の私立病院中に仁寿病院の名がないことは、時衛が明治三十四年(1901)に亡くなっていることからも、この時期にはすでに閉院していたものと思われる。

以上のことから、私立仁寿病院は公式には明治二十七年(1894)に開院し、少なくとも明治三十七年(1904)までには閉院していたこととなり、僅か10年未満の開院であった。

その後、マッサージ医療は長瀬時衛の下で習得した者たちによって陸軍において広く

表5-1　摩擦術病者表(仁壽館)

病　名	人員	全治	不治	施術中	病　名	人員	全治	不治	施術中
脳充血	7	5	1	1	慢性胃加答児症	10	7		3
三叉神経痛	7	6	1		慢性腸胃弱	2	1		1
后頭神経痛	1	1			胃拡張症	7	3		
頭　痛	9	9			神経性消化不良	5	3	2	
眩　暈	1	1			加答性黄疸	8	8		
ヒステリー	2	2			肝臓肥大	1	1		
顔面神経痲痺	3	1	2		腸神経痛	2	2		
半身不随	9	2	4	3	便　秘	3	3		
脊髄振盪症	1		1		腎結石	1	1		
歯　痛	2	2			子宮靱帯弛緩	1	2		
振戦痲痺	1			1	子宮左側傾轉	1	2		
削疲性脊椎					関節僂痲質斯	25	16	3	6
側柱硬化症	2	1	1		筋肉僂痲質斯	24	19	5	
枸僂病	4		2	2	慢性膝関節炎	1	1		
坐骨神経痛	8	6		2	痛風	1	1		
肋間神経痛	1	1			足関節捻挫	8	5		
上膊神経痛	1	1			手腕捻挫	1			1
上肢痲痺	8	5	3		脚気后痲痺	2	2		
下肢痲痺	5	4	1		甲状腺腫	3	1	1	1
乳腺腫	3	3			肺結核	6		6	
頚腺腫	2	1	1		胸膜炎	5	2	1	2
膝膕神経鞘炎	1	1			全身衰弱	1	1		
腹　水	9	4	4	1	総　計	206	139	30	37

表5-2　仁寿病院における診療状況(明治26年から37年『東京府統計書』衛生「病院」より)

病院名：仁寿病院（私立）　　所在地名：麹町区飯田町六丁目

	治療の目的	医員	患者総数（入院・外来）
明治２６年	--	--	--
２７年	内科・外科	9	９１３（７／９０６）
２８年	内科・外科・婦人科・眼科	5	１０１５（１８／１０３２）
２９年	内科・外科	4	１７５１（８／１７４３）
３０年	按摩術を以て関節骨諸病、腸胃病、子宮病、神経病等に施術	2	１８４６（１４／１８３２）
３１年	按摩術	2	１９２３（１５／１９０８）
３２年	按摩術　院長１・医員２・看護人５		２０１６（２３／１９９３）
３３～３６年	病院数、医師数、針灸数など総数のみで具体的記載なし		
３７年	私立病院８０カ所の病院名、所在地、設立年月日、入院せしむべき種類、院長名を記載、仁寿病院の記載なし。		

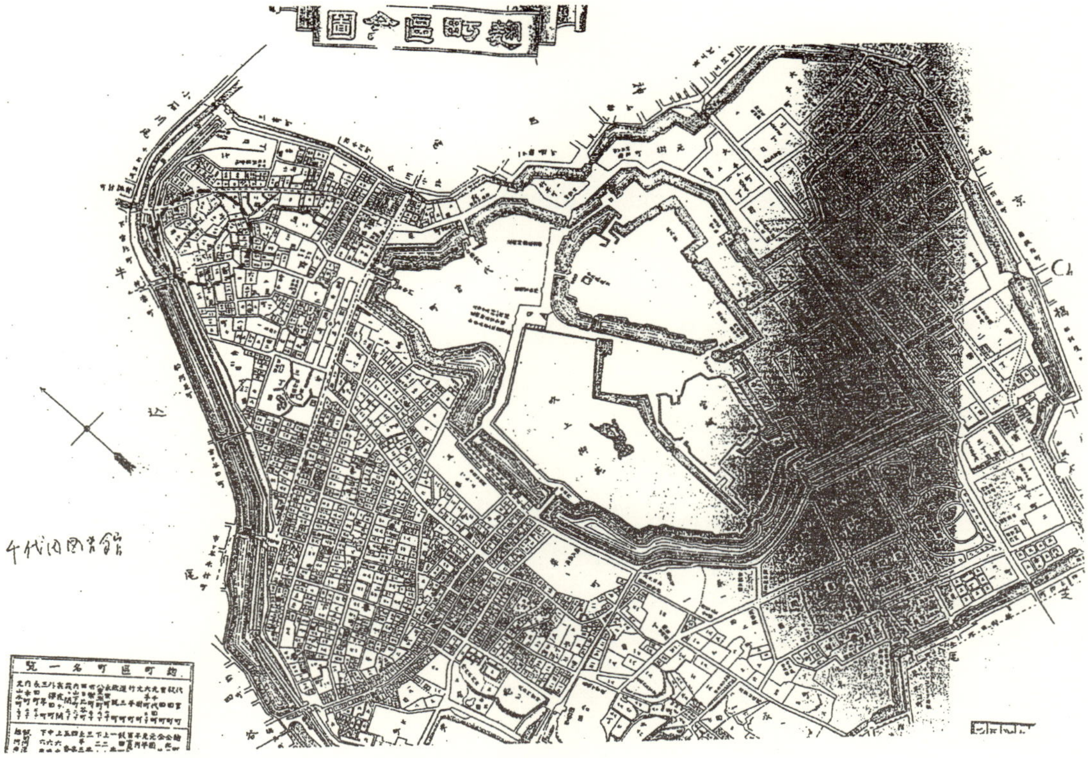

図5-2　千代田区飯田橋付近の当時の地図(明治37年)

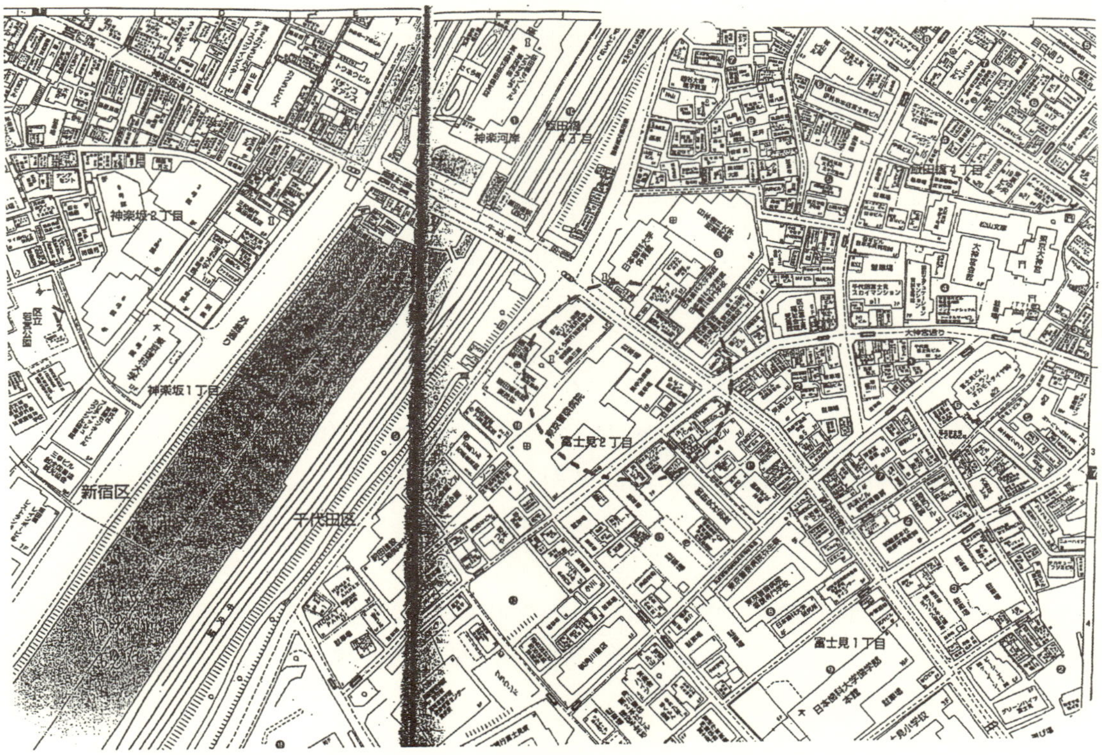

図5-3　千代田区飯田橋付近の現在の地図(1997年)

応用されていった。その現れとして、大正七年(1918)、陸軍2等軍医・河合杏平が著した『西洋按摩術講義応病編』に陸軍におけるマッサージ医療の実績報告が掲載されている(41)。

4 "Die Technik der Massage"にみる"Reibmayr"マッサージの概要

1．"Die Technik der Massage"(第五版・1892年刊行)と翻訳書『莱氏按摩術』明治二六年(1893)との比較

原著第五版と、その翻訳書における図解の取扱いについて見ると、原著では図総数244図のうち、第一編の"Technik der Massage"(「按摩法及び虚動法」)では155図(術70図、機械器具23図、他動運動62図)で、第二編の"Heilgymnastik"(「実動医療術」)では89図(自動運動67図、機械器具22図)である。

これに対して翻訳書では図総数162図のうち、第一編では59図(術39図、機械器具12図、他動運動20図)で、第二編では67図(自動運動67図、機械器具0)となっている。

なお、翻訳書には原著と異なる図解が産科の図26「妊娠子宮壓出法」・図27「妊娠子宮の按摩法及び壓出法」や虚動図55・56・58など数図が見られる。

第一編は初版に記述されたもので、第二編は前記したように明治二十二年(1889)に"Reibmayr"が再版のおり、治療体操法を「実動医療術」として加えて第二編としたものである。長瀬時衡らが翻訳に当たって、第一編においては図をかなり精選しているとともに、少図ながら産科では我が国の「按腹」の手法を独自のものとして組込んでいる点は興味深い。また、第二編においては、治療体操法は全て紹介するのに機械器具の応用に関しては全て省略している。これは、機械器具の構造・機能や具体的使用法が不明であったためとも推察されるところである。

2．"Die Technik der Massage"に見る"Reibmayr"のマッサージ技術

"Die Technik der Massage"(第五版)およびその翻訳書『莱氏按摩術』は、表5－3、表5－4の内容項目ならびにReibmayrのマッサージ全書(原著)の翻訳書『泰西按摩新論』(別名、『莱氏按摩新論』)(足立寛訳)(42)をもとに"Reibmayr"マッサージの体系を検討した(表5－5)。

主な特徴は以下の通りである。

ア．1800年代のヨーロッパにおいて、マッサージ医療が近代医療として確立されようとした過渡的な時期を反映して、マッサージ手技の名称は近代マッサージの発祥に従ってフランス語で著され、運動法"Bewegung"の名称は発展を見せたドイツ語で示されている。

イ．マッサージの手技は、それまで様々に分化、多彩となっていた手法を、オランダの"Mezger"の提唱する四法に従って、"Effleurage"(軽擦法)、"Massage à Friction"(摩擦法)、"Pétrissage"(揉捏法)および"Tapotement"(叩打法)の四法に整理し、それぞれの治効とテクニックならびに医事応用を述べる。

ウ．炎症などへの"Einleitungsmassage"(端緒マッサージ)の効果を強調する。その手法は、炎症などの患部より中枢に向かって摩擦や揉捏を施行するものである。重症の関節捻挫などの準備手法として、その効用を説く。

エ．マッサージの治効理論として、1700年代から1800年代にわたるドイツを中心に発

達した解剖学、特に生理学的研究をもとに各手技の有効性を立証する。"Reibmayr"のマッサージにおいては、総括的な作用を示すことなく、各手技に従って生理学的効果を述べている。あえてこれを要約すれば、マッサージは機械的・反射的作用を通して、循環機能の改善や各種の生理機能を高め、ひいては全身の新陳代謝を促進する。皮膚および内臓に係わる体壁反射については、未だ十分に捉えられていない。

オ．従って、その手法は頸部、腹部および全身へのマッサージ効果を重視するとともに、頸部マッサージの効果として"Weiss"、"Gerst"および"Hoffinger"の頸部マッサージを示し、大静脈の誘導および深呼吸法による小循環の促進を促し頭部の循環の改善に有効とする。

腹部マッサージの効果としては腹部の直接的な機械的効果と反射的効果によって、循環器への影響および圧迫術による蠕動運動の促進、消化液分泌の昂進を認める。腹部施術として、"Reibmayr"は独自に腹部を体表面、中層の筋部および深部の内臓の3部に分けて、第1手技から第3手技として、それぞれに施行することを推奨する。

全身マッサージの効果としては、「人体の生理的機転上、鮮やかな効用あり」として、血行とリンパの流動は一局部にとどまらず、全身に影響する。これによって、新陳代謝旺盛となり、多数の生理的機能を高める。

表5-3 "Die Technik der Massage" INHALT

表5-4 『莱氏按摩術』目次

カ．"Bewegung"（運動法）をスウェーデンの"Ling"らの体操法から、マッサージ術に併用することを推奨し、"Bewegung"を"Passive Bewegung"（他動運動法）および"Active Bewegung"（自動運動法・抵抗運動法）に大別して、特に他動操作"Passive Bewegung"の有効性を提唱する。

表5-5　現行のマッサージ手技とReibmayrマッサージ手技の比較

ライブマイルの術	現行の術
①"Effleurage"	軽擦法
②"Massage à Friction"	強擦法
③"Pétrissage"	揉捏法
④"Tapotement"	叩打法
	振顫法
	圧迫法
◎"Bewegung"	運動法

※ Einleitungsmassage（準備マッサージ）

キ．"Allgemeine Korpermassage"（用器マッサージ）、徒手による手法および運動法に加えて、様々な機械器具あるいは水治療法としてプリーニッツ罨法などを併用する。原本のFig.には、多数の機械器具が紹介されているが、その翻訳書には省略されており、我が国では実際には余り応用されなかったものと思われる。しかし、"Reibmayr"は、この項の末文において、様々な機械器具や治療体操が併用されるが、「巧妙なる徒手以上の名器はなし」と、手技の優秀性を主張する。

ク．マッサージ医療法を理学療法の一分野として水治療法、温熱療法および電気療法などと併用して、内科、外科、産婦人科、および眼科・耳鼻科での臨床応用を説く。

内科的疾患は深部のため、反射や電気的な間接的作用で直接的作用は少ない。マッサージの効果は本来、全て血行障害によって発生する全身諸症状にこの術の機械的作用をもって最も良好な治法であるとする。

外科領域は多くは身体の浅表に発し、従って、マッサージ療法の適するものは非常に多い。その適応は初期の外傷性炎症およびその属症であり、各種の急性慢性の運動器疾患となる。

各国でマッサージが産科に応用されるようになったのはきわめて古く、産科術とその起源をほとんど同じとされる。その応用としては陣痛の促進、胎児の変位の整復、胎盤の退出法などの産出法が示されている。また、シーボルトの弟子三輪順三（三瀬周三の誤りか？）との談話中に賀川玄悦著『産論』の「按腹七術」の記事を載している。その他、子宮マッサージ、乳房マッサージや卵巣などの手法を示し、その応用を提唱する。

特に産婦人科への応用は、広島博愛病院において産婦人科を担当した長瀬時衡がマッサージを最初に試みて、その効果を確信したことは注目されるところである。

5　日本における手技療法の課題

1．江戸時代のマッサージの伝承

現今の我が国の按摩療法は、古来中国から伝来したもので、その技術は経絡の流れに従って遠心性に施術し、中国の人々は肌を見せるのを嫌い、皮膚直接ではなく衣服の上より施行するのが、あたかもまことしやかに言われてきた。

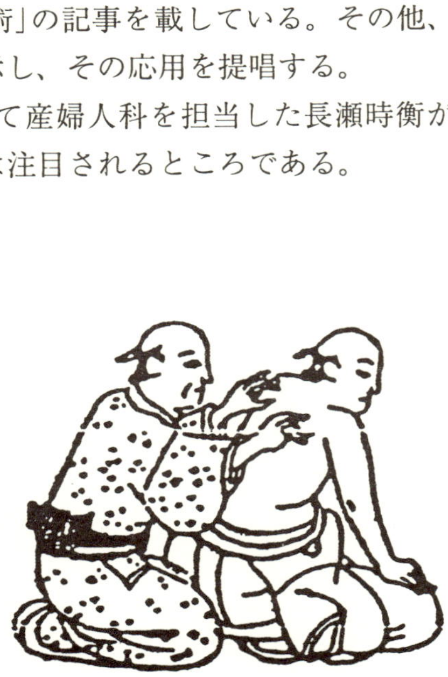

図5-4　「導引按摩」の図（『和漢三才図会』（1712年））

しかし、江戸時代の按摩術を示す『和漢三才図会』（1712）の図５－４では、被術者が上半身をはだけて術者が背部から皮膚上より直接施術するように描かれている。『按摩手引』(1799)および『按腹図解』(1827)からの図5－5、図5－6では、妊娠の女性への按摩術など皮膚に直接施すように示されている。

また、『導引口訣抄』(1713)の「養生按摩訓」(43)には、側臥位での全身按摩施術が述べられているが、それは足部から始まり求心性に上行し頭部にいたれば遠心性に下行してもとの足部に戻るといった遠心性、求心性に特に拘ることなく施術する法が示されている。

しかし"The Art of Massage"からの図5－7の"Kellogg"の明治期の写真(44)には按摩施術の記述が見られるが、この術式は遠心性に、しかも衣服の上から施術する姿が見られる。この相違はどこから来るものであろうか。

ヨーロッパにマッサージ医療が復興したのが、1700年代のオランダであったことから、オランダと交渉のあった江戸時代に何らかの形でマッサージの知識が取り入れられていたのではなかろうか。

また、1713年に刊行された宮脇仲策著の『導引口訣鈔』下巻「腫物骨節痛之類」(45)に、

「肉燥(かわき)堅(かたく)シテ扱カタキニハ、ポルトガルノ油ヲ、指ニ付テ摩スベシ」

と、皮膚への刺激を和らげるために施術にポルトガルの油を使用すると良いことを述べている。

これらの記述から見て現今の按摩術は、江戸時代後期から明治以降に形成されたのではなかろうか。

2．長瀬時衡以降のマッサージ医療の展開

(1)陸軍内での応用

仁寿病院閉院後は、仁寿病院関係者によって陸軍内での応用、私立病院を設けての試

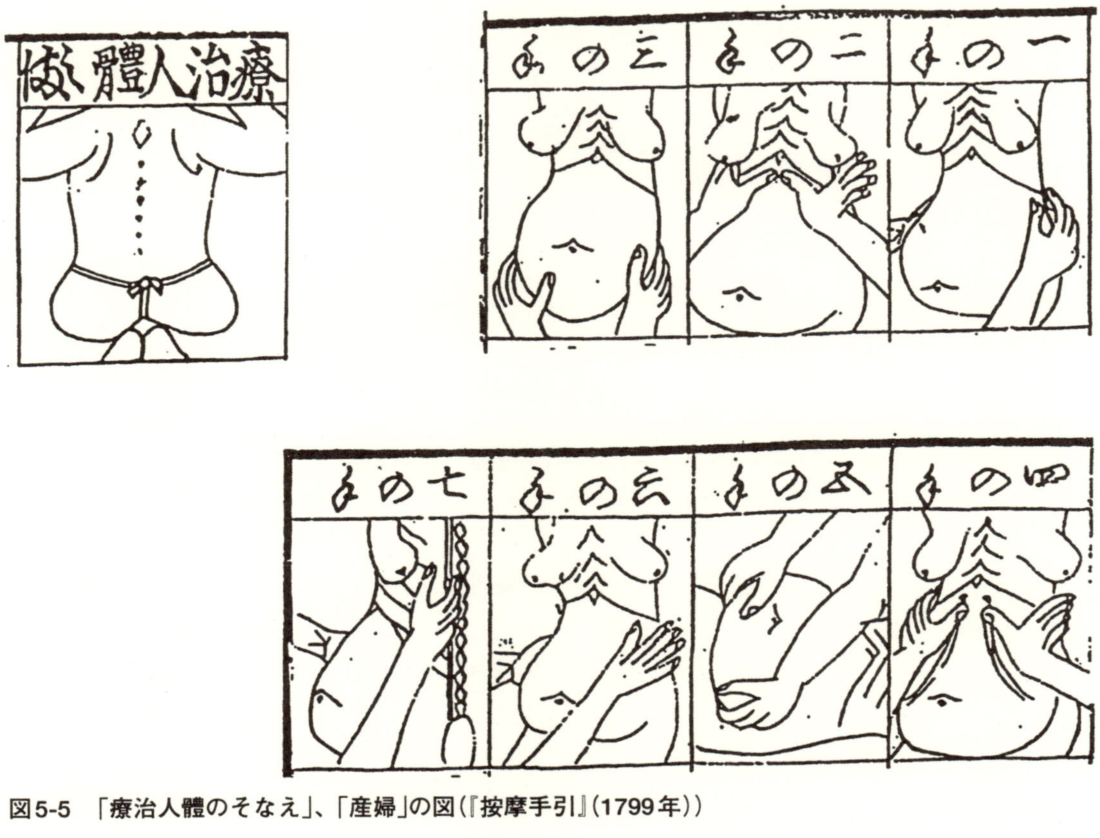

図5-5　「療治人體のそなえ」、「産婦」の図(『按摩手引』(1799年))

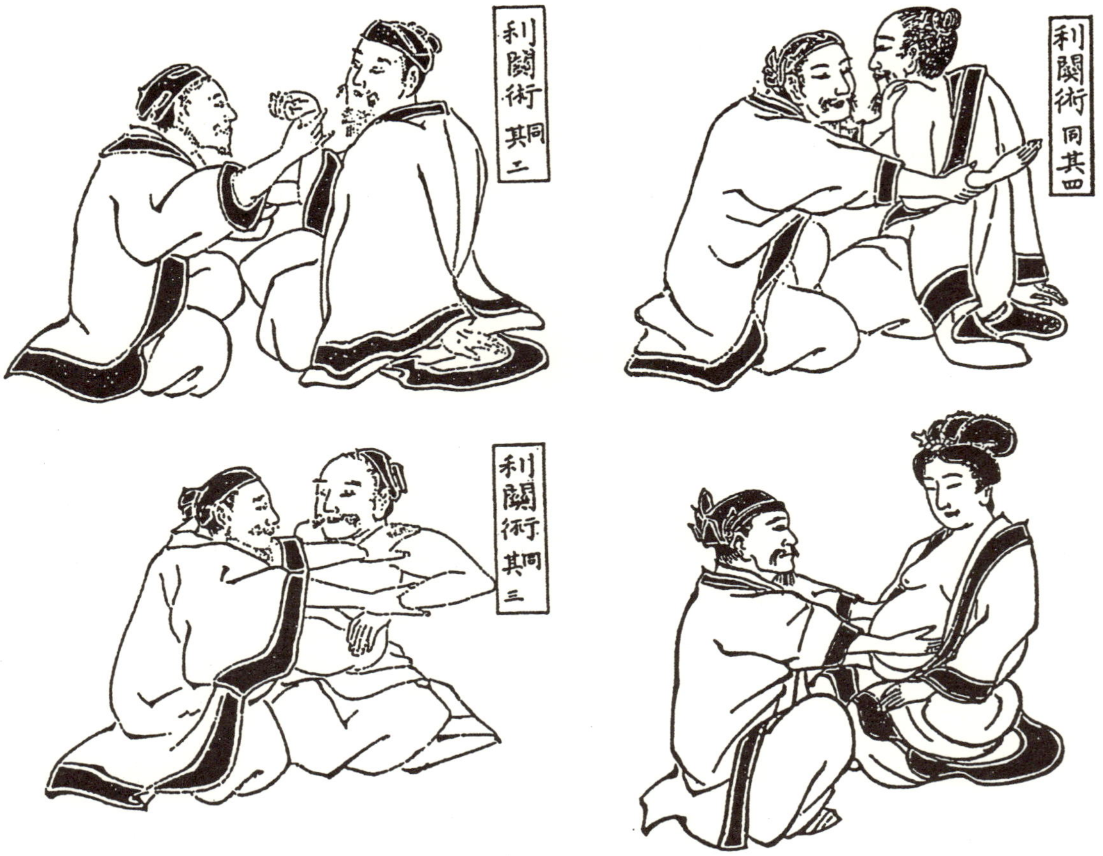

図5-6 「利關術」・「孕婦按腹の図」(『按腹図解』(1827年))

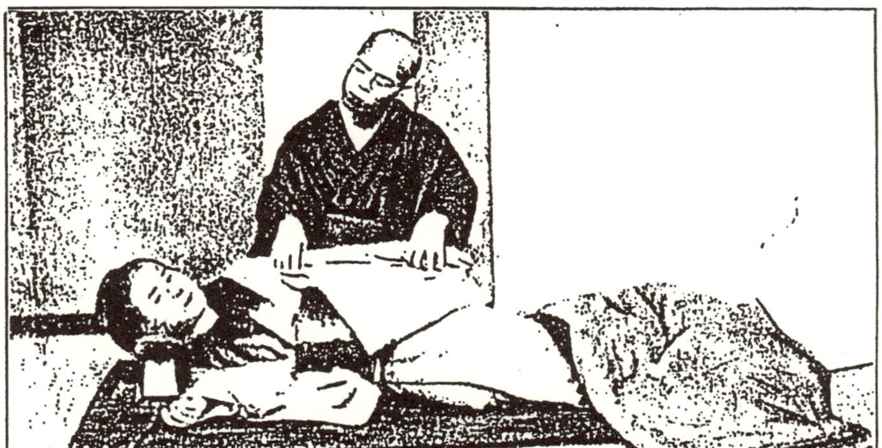

図5-7 明治期における側臥位の按摩法(J.H.Kellogg "The Art of Massage" Its History(1895年))

み、また看護長であった瀬尾晴明の名古屋での産科院の開設などへ波及していった事情の検討が残されている。

(2)民間への普及：明治三十一年(1898)、東京の築地に私立山田病院が開院され、マッサージ医療が積極的に展開された。下記に述べる富岡兵吉も東大の内科医院から転職して、山田病院に勤務している。また、担当した江村医師は各種のヨーロッパのマッサージ書を翻訳して普及に努めていた。

3．その他のマッサージ医療導入の試み

(1)片山芳林の活動

明治十三年(1880)に『内科治法錦嚢』が、東京大学医学部本科生・片山芳林によって刊行されている。その中にはすでに「脳卒中」などの治療法に按摩術や体操法が記載されている。

「……微温泉ニ数週間一日二回毎半時間入浴シ、按摩、體繰、被發運動等ヲ要ス」

また、明治十五年(1882)には、片山芳林らが日本の按摩術やマッサージ術などの手技療法の研究の第一人者とする長瀬時衡の記述が残っている。

(第2回日本医学会誌「按摩法」明治二十六年)

この片山芳林の按摩療法と西洋のマッサージ術との関係は、橋本綱常、長瀬時衡らのマッサージ療法の導入に先行する活動であったのではなかろうか。今後の検討を待ちたい。

(2)渡辺平之輔の「按摩術式大意」

明治十七年(1884)。この術式はそれまで伝えられてきた按摩術の記載とは異なり、マッサージ式の形式で述べられている。この術式もすでに西洋のマッサージ療法を参考にして作成したものと考えられる。はたして、どのような機会にこうした知識を得ていたのであろうか。(資料編、写真5－4参照)

(3)富岡兵吉のマッサージ師日本第1号「按摩方」としての関わり

明治二十四年(1891)、東京盲学校を卒業した富岡が東京大学の三浦謹之助内科において「按摩方」として在職する。はたしてどのようなマッサージ法を学習して、東大の医院のマッサージ師日本第1号となったのであろうか。恩師の奥村三策から学んだと考えられるが、奥村のマッサージの知識はどこから得たのであろうか。筑波大学附属盲学校の前身の東京盲学校の創立に関わった楽善会との関わりから、当時ドイツから来日して医学教育に功績のあったベルツからの教授であろうか。

こうした課題に関して、東大学長にまでなった三宅秀の役割が考えられるが、未だ詳細は不明である。

(4) "J.H.Kellogg"著"The Art of Massage"の翻訳と実践

明治期にはマッサージ療法はアメリカからも導入されていた。

明治三十年(1897)九月、岐阜訓盲院長・森巻耳(1855～1914)は古来の按摩術が科学性に乏しいことから、"John Harvey Kellogg"の著作である"The Art of Massage"(1895年初版)を『ケルロッグ氏マスサージ学』(1897年)(46)として翻訳し、岐阜訓盲院(現、岐阜県立岐阜盲学校)でマッサージ術指導書として用いた。後には全国の数カ所の盲学校においてもマッサージ・テキストとして活用されていった。この森巻耳による翻訳書はマッサージ医療導入期におけるマッサージ翻訳書としては、島田完吾の『按摩術』(1891年)、長瀬時衡の『莱氏按摩術』(1893年)、足立寛の『泰西按摩新論』(1895年)に次ぐ第4番目のものである。これによって"Kellogg"のマッサージ術は明治から大正、昭和にかけて岐阜地域を中心に全国各地の視覚障害者の間で普及していたのである。具体的なマッサージ技術について考察が残されている。

注

(1)和久田哲司『鍼灸・手技療法史研究：古代中国における鍼灸・手技療法の発祥と発展－－特に手技療法と他の治法との関係について－－』、前田印刷、2002年

(2)山田慶兒『中国医学はいかにつくられたか』「第2章　甲骨文字にみる病と医療」、p22、岩波書店、1999年

(3)本田二郎『周禮通釈』巻第五「天官」、p142-145、秀英出版、1977年

(4)會田範治『注解・養老令』「醫疾令第二四(一四)按摩咒禁学習條」、p1146、有信堂、1964年

(5)天津市天津医院・石家庄市交通運輸局医院合編『按摩』「第10章　関節脱位」、p208-239、人民衛生出版社、1975年

(6)前掲：『注解・養老令』「醫疾令第二四(十六)女醫條」、p1148

(7)槇佐知子『医心方』巻二十七「養生編　導引術」(丹波康頼、984年)、筑摩書房、p171-173、1993年

(8)清少納言『枕草子』「えせ物のところうるおり」(前田本)、育徳財団、昭和二年(1927)

(9)松村博司・山中裕：『栄花物語』下、「巻三九　布引の瀧」(赤染衛門、平安後期)、p5、岩波書店、1965年

(10)中村昭『療術としての按腹(腹とり)の歴史』、日本医史学雑誌、37巻2号、p187-189、1991年

(11)井原西鶴『浮世栄花一代男』(「定本西鶴全集第14巻」、p334、中央公論社)、江戸・元禄

(12)小松茂美『能恵法師絵詞　福富草子　百鬼夜行絵巻』(不詳・室町前期)、十二紙、中央公論社、1993年

(13)日本名著全集刊行會『滑稽本』「七偏人」、p1082、日本名著全集刊行會、1927年

(14)喜田川守貞『近世風俗志(守貞謾稿)』「巻之六　生業下」(1853年頃)、p274、岩波書店、1996年

(15)石原保秀『東洋医学通史』「林正且、導引体要(1648年)」、p124、自然社、1979年

(16)狼陽子『導引口訣鈔』、一頁、1713年(富士川游「日本医学史」には宮脇仲策とある。)

(17)太田晋斎『按腹図解』凡例、三頁、1827年

(18)文物編輯委員会『文物』「導引図」、p8、文物出版社、1975年

(19)荘子『荘子集釋』巻六上
淮南王・淮南『淮南子』巻七　精神訓
華佗扁鵲『後漢書』五禽戯

(20) 2005年12月、北京按摩病院視察。

(21)芹澤勝助『按摩マッサージの理論と実技(三版)』、p38-40、医歯薬出版、1989年

(22)大植四郎編『明治過去帳』、p636、東京美術、1971年

(23)長瀬時衡：長瀬時衡(1836～1901)は岡山藩士田中時長の長男として長瀬村に生まれ、明治二十六年(1893)に陸軍軍医監となる。明治十九年(1886)、広島に博愛病院を開設し明治二十四年(1891)東京衛戍病院長に転じている。

(24)長瀬時衡「按摩法」、第二回日本医学会誌、p367、1893年

(25)河内全節「按摩史料」、中外新報、第359号、p308、1895年(同第360号p368、同第361号p437)

(26)Reibmayr, A.: Die Massage und ihre Verwerthung in den verschiedenen Disciplinen der praktischen Medicin, Franz Deuticke, Leipzig und Wien, 1893 (オーストリア国立図書館蔵)

(27)河合杏平『西洋按摩術講義應病編』、p245-250、南江堂書店、1918年

(28)長瀬時衡・佐伯理一郎『マッサージ治療法』、p1-3、吐鳳堂、1902年

(29) 前掲：大植四郎編『明治過去帳』、p410

(30) 手塚晃・国立教育会館編『幕末明治海外渡航者総覧　第二巻（人物情報編）』、p203、柏書房、1992年

(31) 長瀬時衡『西洋按摩小解（三版）』、p41-43、文錦堂、1899年

(32) 長瀬時衡訳『莱氏按摩術』、p2-3、井上書店、1893年

(33) Reibmayr, A.: Die Technik der Massage. Franz Deuticke, Leipzig und Wien, 1892（オーストリア国立図書館蔵）

(34) 前掲：Reibmayr, A.: Die Massage und ihre Verwerthung in den Verschiedenen Disciplinen der Praktischen Medicin. Franz Deuticke, Leipzig und Wien, 1893（オーストリア国立図書館蔵）

(35) 足立寛訳『莱氏按摩新論』(別名、泰西按摩新論)、文錦堂、1895年、筆者蔵

(36) 島田完吾・大坪万三共訳『按摩術』(仁寿館刊、140頁、図版27枚)、1891年

(37) 和久田哲司「近代日本におけるマッサージ医療の導入」、日本医史学雑誌、第49巻第2号、p263-276、2003年

(38)『西洋按摩小解』附言、四十一頁、明治二十六年(1893)初版、文錦堂、明治三十二年(1899)第三版

(39) 千代田区図書館所蔵の古地図（千代田区飯田橋付近の明治三十七年の地図）と1997年の地図を参照。

(40) 東京都公文書館所蔵『東京府統計書』明治二十六年から明治三十七年（1893～1904）衛生「病院」

(41) 前掲：『西洋按摩術講義應病編』、p257

(42) 足立寛訳『泰西按摩新論（別名、「莱氏按摩新論」）』、文錦堂、明治二十八年（1985）　Reibmayrのマッサージ全書（原著）の翻訳書

(43) 宮脇仲策『導引口訣抄』「養生按摩訓」、復刻原本、巻之上七丁。

(44) J.H.Kellogg　"The Art of Massage" Preface, p10, Modern Medicine Publishing Co., 1923

(45) 宮脇仲策『導引口訣抄』「腫物骨節痛之類」」、復刻原本、巻之下十丁。

(46) 森巻耳訳『ケルロック氏マスサージ学』、明治三十年（1897）にJ.H.Kellogg"The Art of Massage"（1895年初版）を翻訳して点字版として発行。活字版は1994年に筆者監修で岐阜盲学校より刊行されている。

結　語

中国2000余年の歴史を誇る鍼灸・手技療法は、現行においては現代科学の思想に基づく手法や中国伝統技術を新たに構成する中医学、さらに我が国に伝来後、独自に発展してきた日本の鍼灸手技法など、様々な形で臨床実践が試みられて、その実を上げているところである。

しかし、今日の趨勢は学としての鍼灸の客観化、中医学の台頭や感染防止等の近代化によって取り扱い簡便なステンレス鍼や中国鍼等の硬鍼が多く用いられるようになり、伝統的な柔軟性のある金鍼・銀鍼等の軟鍼の使用がおろそかになりつつある。元来、日本に育ってきた鍼術は、細鍼を用いて微妙な鍼治効果を上げてきたところであるが、安価な硬鍼の使用によって次第にこうした軟鍼による技法が失われていく傾向にあるように思われる。

また、手技療法についても、本来は古代中国医療の中より生じたものであるにもかかわらず、今日では制度的に鍼灸とは別の療法と見なすのが一般的傾向となってきている。

そこで、我が国日本における鍼灸・手技療法の今後のあるべき姿を考える一助として、これらの療法の原点とも見られる近世初頭から中期に目を向けて、その発展過程を辿ってみることにした。

その結果、次のような事項が明らかとなった。

1. まず、鍼灸療法における治療手段の最も原点たる鍼について考察を試みた。古代中国に展開された医法の根本は『素問』移精變氣論篇第十三に、「今世治病. 毒藥治其內. 鍼石治其外」とあるように、「毒薬は内を治し、鍼灸は外を治す」の基本的理念に立って、身体を皮膚表面から何らかの形で作用させて病を治める外治法ならびに身体の内部から病を治める内治法としての薬物療法が芽生えたと考えられる。そのうち、身体の外から作用させる手段が試みられ、その有力な一つが鍼というものであった。その材質は、その時代に応用できるものを広く使用し、竹、石、骨、玉、青銅、そして鉄、銀あるいは金と工夫されてきたところである。

我が国では、1500年代（近世初期）に田代三喜、曲直瀬道三らによって、中国・明代の鍼灸療法が導入された。初め鍼療法に用いられた鍼は、轡の鉄が素材として最も優良であるとして焼き直した鉄鍼が用いられていたが、あまり鍼療法は行われていなかった。それは鉄鍼は製作の手間がかかることや鉄は錆びやすく管理保管が難しいことが手軽に鍼術を行いにくく普及しにくくさせる要因となっていた。

ところが1580年以降に、ポルトガル宣教師らの本国に送った報告書や書簡によって銀鍼による鍼療法が急速に普及する様を確認した。

この銀鍼による鍼療法の登場は石見銀山、佐渡金山などの鉱山の開鉱によって細工しやすい銀、金が手軽に入手できるようになって、銀鍼や金鍼が容易に使用できるようになったことが起因しており、その結果、鍼療法が急速に普及したものであったことを明らかにした。

そして、1700年代、近世中期には、本居宣長、春庭が用いていた現存の銀鍼、金鍼、鍼管および木製鍼箱などから、菅沼周圭など一部の鉄鍼を奨励する者を除けば、多くは銀、金の鍼が推奨され多用されていた状況を見た。また鍼の形状も管鍼法に適した中国の竜頭形から筒型の鍼柄となっており、鍼先も「やなぎ」といわれる管鍼法の弾入に適した形をなすよう工夫されていた。

2. 次に鍼灸療法の実施状況の変化を見るために、鍼灸療法の第2の原点たる経絡経穴の施行ならびに対象となった症病の治病例についてその変遷を見た。

曲直瀬道三の『鍼灸集要』や『鍼灸指南集』および曲直瀬玄朔の『医学天正記』から見ると、当初は明代の『古今医統』や『鍼灸聚英』などの系統を引く医学理論に基づくものであった。対象症病についても明代の医書からの抜粋引用であり、『鍼灸集要』では55症病を解説するのみであった。曲直瀬玄朔も薬物療法が主であって、鍼灸療法は5症病を適応とするに止まり、鍼療法はわずか「疝気」の1症病であった。

このように受容当初は明代の医家の模倣であり、鍼灸療法も実際にはあまり行われていなかった。

しかし、1600年代の後半になると鍼灸療法の対象とする症病は2倍3倍となり1718年に刊行された本郷正豊の『鍼灸重宝記』では一般治例74症病ならびに婦人病40や小児の疾患6の120症病をあげ、さらに少児の病には詳細に「初生雑病（はじめてうまるる）」として22の細目にわたって鍼灸治法を示している。

このように1600年代以降には　鍼灸療法における対象症病は伝承当時に比して2倍近くに増えて詳細に述べ、ほとんど全ての症病に鍼灸を適応するに至っていた。

それに反して、100年後の経絡経穴の使用状況は明代の医書よりも『素問』『霊枢』の最古典から唐代の『千金方』や宋代の『銅人取穴鍼灸図経』や『鍼灸資生経』などの古代の経絡経穴説を採用しており、古代重視の姿が伺われた。

こうした状況の変化は単なる発展ではなく、その裏には日本人としての魂の芽生えと言える「古学」などの復古的思潮が影響していたと考えられる。それは、復古主義の立場から医学の最古典である「『内経』を理解するためには、最初の解説書である『難経』を知らなければならない。『難経』を知るには滑伯仁の『難経本義』を知らなければならない。」との『難経』研究が必須となって、我が国においては森本玄閑や岡本一抱が『難経本義』の注釈書を著すなど1600年代後半に『難経』研究が盛んに行われたのであった。

しかも、杉山和一の『選鍼三要集』に見るように、肝経の所属経穴を十四穴、督脈経を二十八穴とするなど、それまでの中国はもとより日本でも見られない独自の説を打ち立てている。それは1810年に刊行された小坂元祐の『経穴纂要』にも反映していた。

このように鍼灸療法受容後、100年後には対象症病の増加に加えて経絡経穴の日本独自の見解が見られるようにまでになっていたのである。

3. こうして普及・発展した鍼灸療法は、次第に新儒教主義の理性的な朱子学を批判する復古的思潮、さらには日本の伝統的な神道思想とも競合しつつ日本人としての心が芽生え、「古学」の勃興からの影響もあって日本独特な発展を見せるようになっていった。管鍼法の開発、日本的鍼への改良、経絡経穴の独自の配分などは代表的な事例と言えよう。

こうした鍼灸療法が医療の一端を担って普及していくなかで、視覚障害者が果たした役割は大きいものがあった。上層階級では1611年に将軍家光に仕えて鍼医として活躍した山川検校城管が、どのような人物であったかは不明であったが、平塚明神と城官寺の再建に意を尽くしていたことが明らかになって、その功績を後に「城官寺縁起絵巻」として記録に残されるほどの人物として民衆に崇められていたことを新たに見ることができた。

一方庶民の間では、城管と同じ寛永年間に、山瀬琢一が江戸において鍼家として活躍していた。そこへ、後に視障者はもとより晴眼者へも鍼灸を普及することに貢献した杉山和一が弟子入りする。和一の出生については伊勢の津とされてきたが、それは六歳以降で、なお誕生の地については不明である。この和一が鍼灸術指導のために撰述したとされる『杉山流三部書』は、実は『選鍼三要集』と『療治大概集』が和一の手によるものであって、『医学節用集』は寛政年間以降に編集されたものであったことを明らかにした。

我が国では視覚障害者が早くから何らかの形で医療にかかわり、近世になって鍼灸・手技療法に深く携わるようになると、視覚を頼る診察や施術から患者の身体に直接に触れて診ながら鍼や按摩などの手技を施す「いわゆる触れて診て鍼をする」という、晴眼者の「見て鍼をする」とは自ずから異なる手法が考案されてきた。その大なるものが「管鍼法」の発明であった。この管鍼法の開発が日本独特の鍼を生み出す端緒となっている。

手技療法と視障者との関わりについては鍼灸療法よりさらに早くから携わったであろうが、具体的な史的資料は見いだすことが出来なかった。今後のさらなる調査に期待したい。

4. そして鍼灸療法の受容と発展を総括する意味から、中国医学での特徴的な「脈診法」に的を絞って、前述の近世後半に編集された『医学節用集』のうちの「脉之事」をもとに近世初頭からの医学の傾向を考察した。

その結果、鍼灸療法の領域においても、大きな二つの潮流を見ることができた。一つの流れは近世初頭に曲直瀬道三を祖とする道三学派の『内経』→『難経』→『脉経』から『脉訣』を踏襲するいわゆる中国・金元明時代に勃興した李朱医学系（後世派）であり、もう一つの流れは近世前・中期に見られる『内経』→『難経』→『傷寒論』に向かういわゆる古法派の流れであった。

杉山和一は、この二大潮流のちょうど狭間に位置する時期であって、『医学節用集』が和一の伝承として第一の『脉経』『脉訣』の潮流による脈診を説きつつ、実際に行われている第二の潮流『難経』系の治法とのギャップを意識しつつ編纂された苦悩の書であったとも言えるものであった。

和一の高弟らによって編集された『杉山真伝流』の島浦和田一の手になる表之巻に記されている脈診法は、六診十二脈として「遅数、長短、浮沈、大小、緩急、滑濇」（『杉山真伝流表之巻第一』「脉式」）をあげて、『医学節用集』の八脈「浮沈、遅数、弦緊、結伏」とは異なっている。十二脈は『内経』の六脈、『難経』の六脈、『脉経』の四脉に『傷寒論』の弁脉法を合わせたものであって、基本的には八脈のうち六脈（浮沈、遅数、弦緊）と大同小異で、むしろ八脈の「結、伏」によって死生吉凶を診る法を加えた八脈の法がより穿った脈診法と言えよう。こうした同系統の杉山流と杉山真伝流との間に脈診法などの相違がなぜ生じていたのであろうか。今後の課題としたい。

5. 最後に、外治法の一つとして、鍼灸と本来一体である手技療法の「按摩」療法と、明治期に導入された「マッサージ」療法について触れた。最初に我が国にマッサージを持ち込んだのは橋本綱常が二度目の渡欧の際に持ち帰った、"Dr. Albert Reibmayr" が 1884 年に

刊行した "Die Technik der Massage" であった。長瀬時衡は、このマッサージ書に基づいて産婦人科において実践し、その有効性を普及させるためにこの書を翻訳した。そして、自ら私立の仁寿病院をマッサージ専門の病院として1894年に開設した。その後、マッサージ療法は民間の病院や陸軍病院で広く行われるようになって、我が国へ滲透していくこととなるのである。

一方、伝統的に民間療法として行われて来た手技療法（導引按摩）を見ると、今日の按摩療法はテクニックの面をはじめ適応理論も、マッサージのいわゆる西洋医学に基づくものとなっている。

しかし1712年刊行の寺島良安『和漢三才図会』あるいは1799年刊行の藤林良伯『按摩手引』や1827年刊行の太田晋斎『按腹図解』などの「導引按摩」の図のように、患者を裸にして皮膚直接に施行するマッサージ的施術法が見られることを考えれば、さらに早い時期に西洋医学的な意識が芽生えていたものと言えよう。それは、明治期の長瀬時衡らの関係者の間ではマッサージを「西洋按摩」「泰西按摩」と呼称していたことは、日本固有の手技療法への自信の表れと解せよう。とかく現今では、手技療法は鍼灸療法と別のものとして捉える向きが体制になってきているが、本来は鍼灸・手技（按摩）は外治法であって、一体として考察し今後に生かしていかねばならないと考える。それこそが伝統を生かしての現代化と言える。今後こうした問題についても史的背景のもとに考察を深めていきたい。

以上、本考を集約して多々の課題を残しつつ結びとする。

資　料　編

1．引用参考資料

(1)引用図版関係

・張介賓『類経図翼』：九鍼の図（図1－1）
・岩田利斎『鍼灸要法指南』：九鍼の図、打鍼・管鍼のこと（図1－2）
・岡本一抱『鍼灸抜粋大成』：九鍼の図説、砭石の図説、撚鍼・打鍼・管鍼の図（図1－3）
・寺島良安『和漢三才図会』：「鍼豎」（図1－4）
・寺島良安『和漢三才図会』：「按摩導引」（図5－4）
・エンゲルベルト・ケンペル『廻国奇観』：日本の鍼の図（図1－5）
・本郷正豊『鍼灸重宝記綱目』：九鍼の図、撚鍼・打鍼・管鍼の図（図1－6）
・藤林良伯『按摩手引』：鍼術修行の図（図1－7）
・藤林良伯『按摩手引』：「療治人體のそなえ」「産婦」の図（図5－5）
・未詳『合類鍼灸医便』：撚鍼・打鍼・管鍼の図（図1－8）
・坂井豊作『鍼術秘要』：刺鍼関係の図（図1－9）
・太田晋斎『按腹図解』：「利關術」、「孕婦按腹の図」（図5－6）
・J.H.Kellogg "The Art of Massage" Its History（図5－7）
・津山洋学資料館所蔵①経絡経穴図②経穴人形
・渡辺平之輔『按摩術及按腹手術法大意』（写真5－4）

(2)引用文献関係

・懐山子輯著『新編江戸志』：「平塚」
・『三代関』：山瀬琢一、杉山和一
・浅田宗伯『皇國名醫傳』：「杉山和一」
・島田筑波『江之島と音曲』「杉山検校和一」：江之島弁財天の碑文
・『秘傳・杉山眞傳流』：「目録之巻」

2．中国における鍼灸手技医籍年表

3．日本における鍼灸手技医籍年表

4．伊藤鍼灸医療製作所による調査結果報告書

1．引用参考資料

(1)引用図版関係

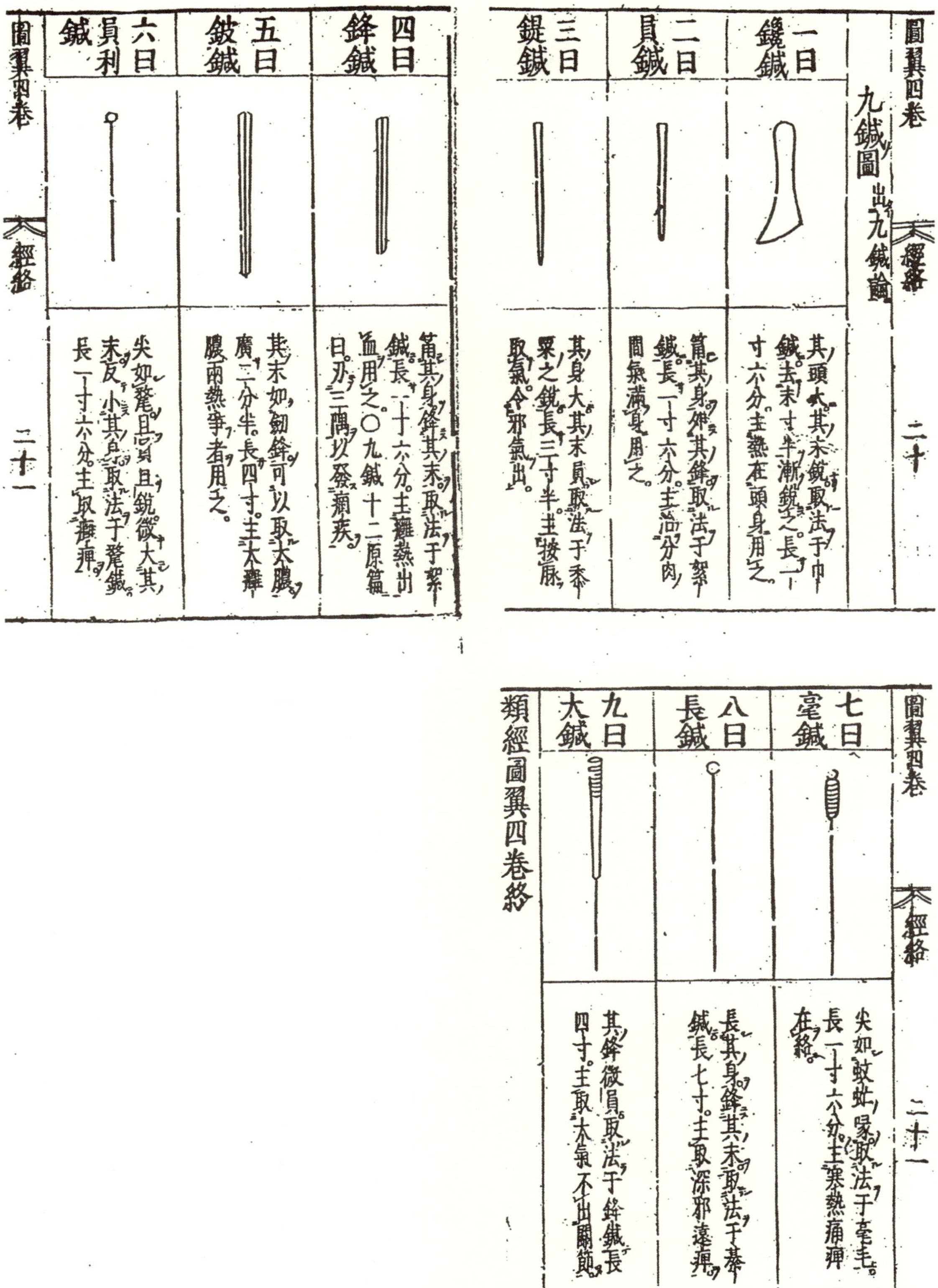
圖翼四巻　經絡　二十

九鍼圖 出九鍼論

一曰鑱鍼　其頭大其末鋭取法于巾鍼去末寸半漸鋭之長一寸六分主熱在頭身用之。

二曰員鍼　筩其身卵其鋒取法于絮鍼長一寸六分主治分肉間氣滿身用之。

三曰鍉鍼　其身大其末員取法于黍粟之鋭長三寸半主按脉取氣令邪氣出。

圖翼四巻　經絡　二十一

四曰鋒鍼　筩其身鋒其末取法于絮鍼長一寸六分主癰熱出血用之。○九鍼十二原篇曰刃三隅以發痼疾。

五曰鈹鍼　其末如劒鋒可以取大膿廣二分半長四寸主大癰膿両熱争者用之。

六曰員利鍼　尖如氂且員且鋭微大其末反小其身取法于氂鍼長一寸六分主取癰痺。

圖翼四巻　經絡　二十一

七曰毫鍼　尖如蚊虻喙取法于毫毛長一寸六分主寒熱痛痺在絡。

八曰長鍼　長其身鋒其末取法于綦鍼長七寸主取深邪遠痺。

九曰大鍼　其鋒微員取法于鋒鍼長四寸主取大氣不出關節。

類經圖翼四巻終

図1-1　張介賓『類経図翼』(1624年)：九鍼の図

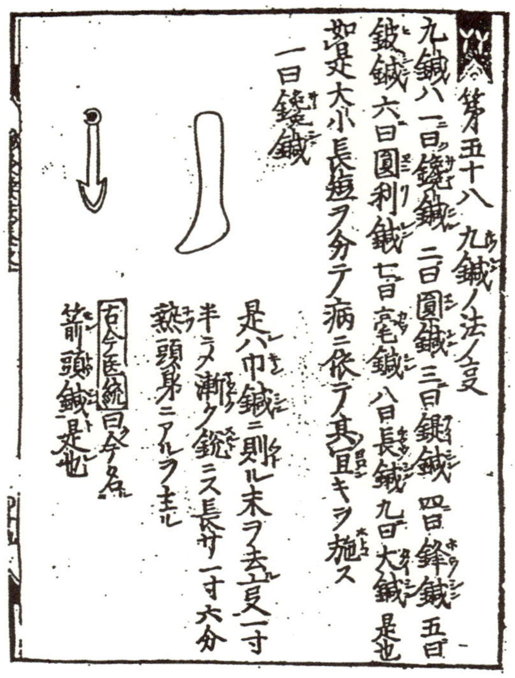

第五十八　九鍼ノ法ノ事

九鍼ハ一曰鑱鍼二曰圓鍼三曰鍉鍼四曰鋒鍼五曰鈹鍼六曰圓利鍼七曰毫鍼八曰長鍼九曰大鍼是也如是大小長短ヲ分テ病ニ依テ其宜キヲ施ス

一曰鑱鍼

是ハ巾鍼ニ則ル末ヲ去ル事一寸半ヲ以テ漸ク銳ニス長サ一寸六分熱頭身ニアルヲ主ル

古今医統曰今名箭頭鍼是也

－317－

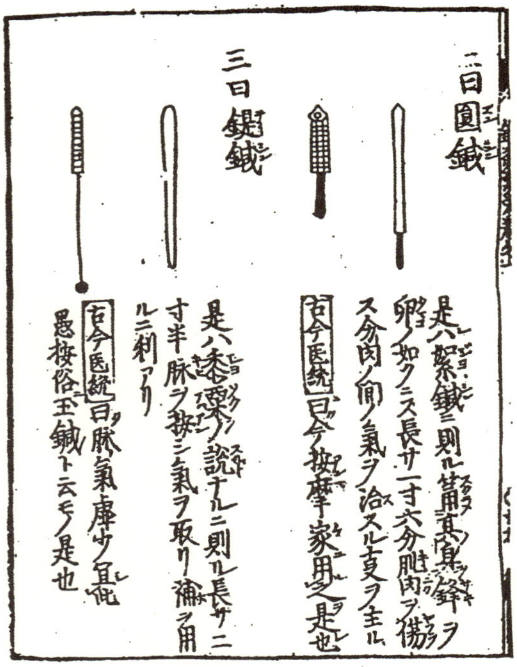

二曰圓鍼

是ハ絮鍼ニ則ル筩其身ヲ鋒ニシテ卵ノ如クニス長サ一寸六分肌肉ヲ傷ラス分肉ノ間ノ氣ヲ治スル事ヲ主ル

古今医統曰今按摩家用之是也

三曰鍉鍼

是ハ黍粟ノ説ナルニ則ル長サ三寸半脉ヲ按シ氣ヲ取リ補ヲ用ルニ利アリ

古今医統曰脉氣虚少宜之愚按俗玉鍼ト云モノ是也

－318－

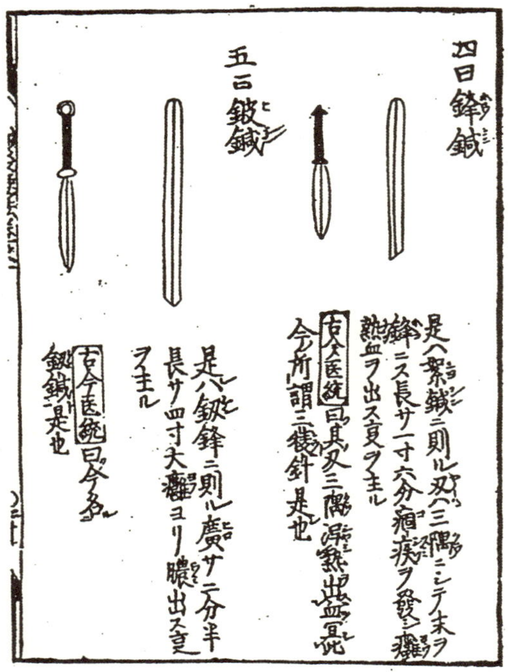

四曰鋒鍼

是ハ絮鍼ニ則ル刃ハ三隅ニシテ末ヲ鋒ニス長サ一寸六分痼疾ヲ發シ癰熱血ヲ出ス事ヲ主ル

古今医統曰其刃三隅瀉熱出血宜之今所謂三稜針是也

五曰鈹鍼

是ハ鈹鋒ニ則ル廣サ二分半長サ四寸大癰ヨリ膿出ス事ヲ主ル

古今医統曰今名鈹鍼是也

－319－

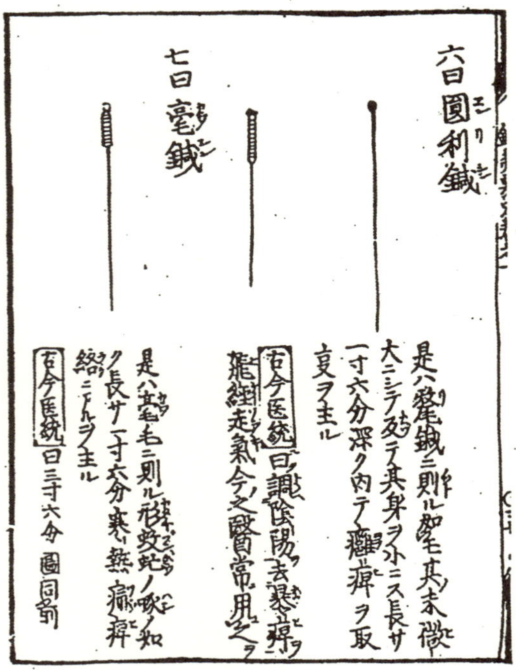

六曰圓利鍼

是ハ氂鍼ニ則ル氂ニ其末微大ニシテ却テ其身ヲ小ニス長サ一寸六分深ク内テ癰痺ヲ取事ヲ主ル

古今医統曰調陰陽去暴痺微細走氣今之鍼醫常用之

七曰毫鍼

是ハ毫毛ニ則ル形蚊虻ノ喙ノ如ク長サ一寸六分寒熱痛痺絡ニ在ルヲ主ル

古今医統曰三寸六分　圖同前

－320－

図1-2①　岩田利斎『鍼灸要法指南』(1686年)：九鍼の図、打鍼・管鍼のこと

八曰長鍼

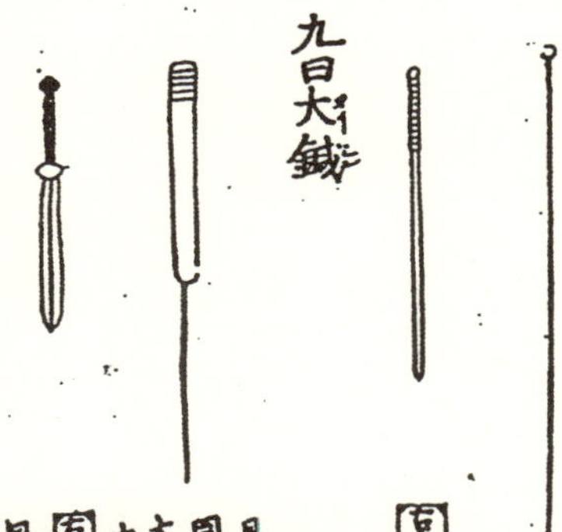

是ハ綦鍼ニ則ル鋒利メ身薄シ長七寸深邪遠痹ヲ主ル

古今医統曰今名環跳鍼是也

九曰大鍼

是ハ鋒鍼ニ則ル其ノ鋒サシ圓ク尖ルヿ梃ノ如ク長サ四寸大氣関節ヨリ不出ヿヲ主ル

古今医統曰今名燔鍼長四寸風虚腫毒解肌排毒用之ヲ

—321—

巾鍼。鑱鍼。毫鍼。綦鍼。鋒鍼ハ古ノ鍼ノ形也是皆霊枢九鍼十二原篇ニ見ヘタリ医統ノ説異ニ依テ記之ヲ

第五十九　打鍼ノ叓

是ハ其身フトクシテ折ルヿ曲ルヿ稀也サテ按摩ツヨク按ユルニ依テ針病所ニ到ルヿ速也多クハ腹ニ刺諸病ハ皆中焦ニ由ズト云ヿナシ故ニ腹ヲ専トス然共雖ニテ打ヿ古法ニ用サル所也今世ニ至テ多ク用之其失ヲ言ハ鍼フトクシテ栄衛ヲ傷ルヿ多シ又怯弱ノ病人ニ利サシ風寒ヲ厭ヒ憂服ノ者ニ手法宜セラス然共其得失各手練ニ依ヘキ也

第六十　管鍼ノ叓

—322—

管ヲ穴所ニ中テ鍼ヲ内レ鍼頭ヲ右ノ指ニテ弾下ス也最手法得易シテ痛少シ且病人精氣裏ヘス導服ノ内トイヘ共手法叶ヒ易シ病ヲ治スルノ理ハ撚針管針打鍼各一理也然共サシハ損益アリ是モ古法ニ未見後世ニ至テ用ル所也

第六十一　鈇鍼ノ叓

鈇ニハ小毒アリ喜テ用ヘカラス但シ馬ノ嚼ニ作ル所ノ鈇ヲ作ヘシ馬ハ午ニ属シ火ニ属ス火ハ剋金ノ故ニ金ノ毒ヲ解ス故ニ用ルト云々　本草ニ見ヘタリ　金銀銅皆以テ害ナシ

第六十二　石針ノ叓

—323—

図1-2②　岩田利斎『鍼灸要法指南』(1686年)：九鍼の図、打鍼・管鍼のこと

鍼灸抜萃大成巻上之本

九鍼ノ圖說

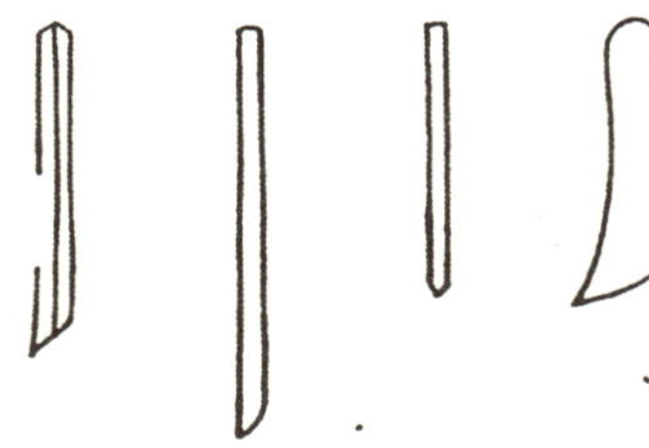

一曰鑱鍼　長サ一寸六分　熱ノ頭身ニ在ニ用ユ

二曰員鍼　長サ一寸六分　肉分ノ気身ニ満ニ用ユ

三曰鍉鍼　長サ三寸半　気ヲ取テ邪気ヲ出ニ用ユ

四曰鋒鍼　長サ一寸六分　癖熱ノ血ヲ出スニ用ユ

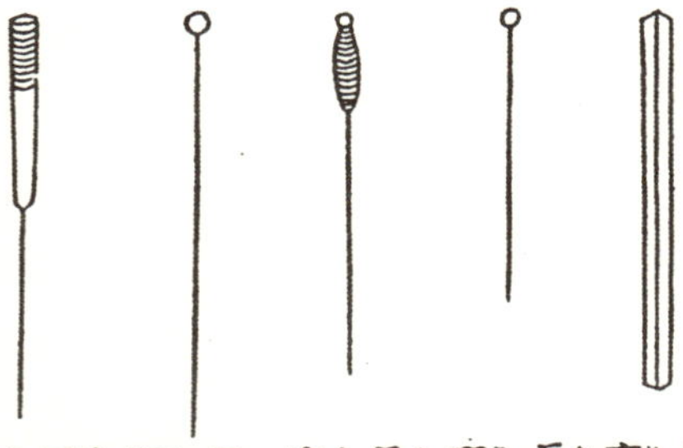

五曰鈹鍼　長サ四寸　癰膿ヲ取ニ用ユ

六曰員利鍼　長サ一寸六分　癰痺ヲ取ニ用ユ

七曰毫鍼　長サ一寸六分　寒熱ノ痛痺絡ニ在ニ用ユ

八曰長鍼　長七寸　深邪遠痺ヲ取ニ用ユ

九曰大鍼　長サ四寸　大気関節ヲ出ザルニ用ユ

霊枢ニ云ク岐伯ガ云ク九鍼ハ天地ノ大数ナリ一ニ始テ九ニ終ル故ユヘニ鑱鍼ハ天ニ法ル員鍼ハ地ニ法ル鍉鍼ハ人ニ法ル鋒鍼ハ時ニ法ル鈹鍼ハ音ニ法ル員利鍼ハ律ニ法ル毫鍼ハ星ニ法ル長鍼ハ風ニ法ル大鍼ハ野ニ法ル黄帝ノ曰ク鍼ヲ以テ九ノ数ニスルコト奈ン岐伯ガ云ク夫聖人ノ天地ノ数ヲ初ムルコト一ヨリメ此ヲ九ニス故ユヘニ九野ヲ立テ九ニメ此ヲ九ニス九々ノ数ヲ以テ黄鍾ノ数ヲ起ス

官鍼篇ニ云ク九ノ刺ノ要官鍼モツトモ妙ナリ九鍼ノ宜シク各用ユル所アリ長短大小各施ス所アリ其用ヲ得ザレバ病ヒ去ズ病ヒ淺メ鍼深ケレバ良肉ヲ傷テ皮膚癰ヲナス病ヒ深メ鍼淺ケレバ邪気反テ後ニ大病ヲ生ズ病ヒ小ニメ鍼大ナレバ気瀉スルコト甚シク元気ヲ傷ル病ヒ大ニメ鍼小ナレバ

病気泄スメ鍼ノ其宜シキヲ失シ亦敗ヲナス

砭石鍼ノ圖說

山海経ニ云ク高氏ノ山ニ石アリ玉ノ如シ以テ鍼ト作ベシ

砭鍼

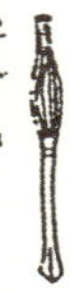

今和ニ用ユルハ其形名ヲ借テ此ヲ為ス軸八分穂八分鋒先ヲ三角トナス腫物ノ血膿ヲ取亦痃癖ニ刺メ血ヲ取又邪気アツマリ痛ヲ作トキ刺メ血ヲ取バ邪気即チ去　俗ニ三陵鍼トイフ

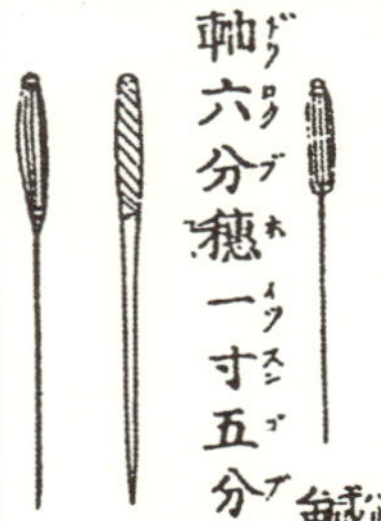

撚鍼　鍼者ノ気ニ應メ長短サマ〴〵アリ

大躰軸六分穂一寸五分ヨリ二寸

打鍼　軸一寸穂二寸二分

管鍼　軸一寸穂一寸八分

鍼灸抜萃大成巻上之本

— 97 —

図1-3①　岡本一抱『鍼灸抜粋大成』(1698年)：九鍼の図説、砭石の図説、撚鍼・打鍼・管鍼の図

ク[illegible]止ガ[illegible]肉絶ナリ　十五ニ眼胞忽ニ
陥ルハ五藏ノ絶ナリ　十六ニ身ワル臭キハ心絶ナリ
十七ニ眼ノヒトミヲ轉ゼズ　十八ニ耳目口鼻黒色ノ起テ
口ニ入ハ腎胃ニ乗ズルナリ　十九ニ両ノ頬赤ハ心病ヿ久レ
口ヲ張直気ナルハ脾肺ノ絶ナリ　廿一ニ口ヲ開テ魚ノ口
ノ如ク合ヿ能ザルハ脾ノ絶ナリ　廿二ニ気出テ反ラザルハ
肝腎先絶スルナリ　廿三ニ黄黒ト白色ト起テ目ニ入亦
口鼻ヲ兼ルハ水脾ニ乗ズルナリ　廿四ニ脊疼ミ腰重ノ反
覆ナレ難キハ骨絶ナリ
右ノ諸症一症ヲ顕ストキハ危レ二三症ヲ顕レ腹粺ト
モニ悪キハ万ハ万死ナリ

鍼灸大成　巻上之本　〇十八

撚鍼ノ手法

我志ヲ正ノ病者ニ心ヲ付テ念慮ヲ鍼ニ移レ目ヲ外ヘ振ヿ
ナク人ト物語セズ謹ベレサテ腹ニ鍼ヲ行トキハ先左ノ足ヲ
敷右ノ足ヲソバダテ鍼鋒ヲ口ニ含ミ鍼スベキ穴ヲ先左ノ
大指ノ爪ノ角ニテ五六呼ホド其穴ヲ按ザテ中指大指ヲ
合セテ穴ノ上ニヲキ右ノ肘ヲ膝ニ載テ鍼ヲ以テ穴ニ當左ノ
中指ニテ鍼口ヲ推ヘ食指大指ヲ上ニノ鍼ノ中ヲ持右ノ食指
大指ヲ以テ輕ク鍼ヲ撚リ下ス急ニ撚リ急ニ下セバ痛テ忍ビ
難レ呼吸ニ随テ左右ノ食指大指ニテ和ニ按下ス此ニ補浮迎
随温涼寒熱ノ刺ヤウアリ経ニ云ク刺ノ留ルヿ春夏ハ二十
四息秋冬ハ三十六息ニノ鍼ヲ出トアリ然圧老幼衰羸ノ

鍼灸抜萃大成巻上之本

— 105 —

者ニハ五六呼ニノ鍼ヲ出ノモ苦カラズ鍼ノ抜ヤウハ先少レ
出レ持ナラノ引出ス中指ニテ鍼口ヲ推揉ナリ是ヲ鍼口
ヲ閉トイフ鍼ヲ出ヿ急ニ手ヲ奥ケレバ鍼口ヨリ血出ル是ヲ栄
衛ヲ破ト云七十一難ニ栄ヲ刺バ衛ヲ傷ルヿ勿衛ヲ刺バ栄
ヲ傷ルヿ勿トナリ気血ハ栄衛ノ主タリ血出ハ何度モ穴ヲ
揉閉ヨ凡ソ肥タル人ニハ刺スヿ深ク痩タル人ニハ刺スヿ浅レ
大人ニハ針モ大ニ小児ニハ針モ細キヲ用ユ鍼ニ銀鍼ノ類アレ圧
皆毒アリ殊ニ病ニ鈍レ金鍼ハ最モ上ナリ何病ニテモ効レ速カ
ナリサテ鍼ハ新レキヲ用ヘレ久レク用タルハ鍼肉ノ内ニテ折
者ナリ若鍼ヲ用ヒバ馬ノ轡ヲ鍼ニ作リ用ベレ

鍼灸大成　巻上之本　〇十九

撚鍼之図

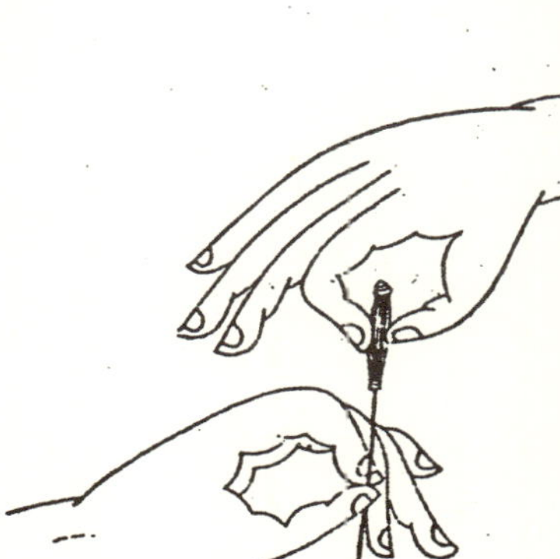

打鍼ノ手法

打鍼ハ深ク刺ヿ勿浅ク刺ノ効アリ一身ハ栄衛ヲ以テ主

図1-3②　岡本一抱『鍼灸抜粋大成』(1698年)：九鍼の図説、砭石の図説、撚鍼・打鍼・管鍼の図

打鍼之圖

其精気ノ經ニ随テ運ヲ栄トイフ。気ハ血道ノ外ヲ浮テ軽ク
運ソ血ハ筋ノ底ヲ流レ循ル者ナリ。気ハ陽衛ナリ。血ハ陰栄ナ
リ。気ハ外ヲ循テ肌肉ヲ温メ。血ハ筋ノ内ヲ流レテ。肌膚ヲ潤
ス。打鍼ノ理コレニ依テ。鍼太ヲ槌ニテ撃ユヘ栄衛ヲ動揺シ。
骨髄ニ徹ス。手法ハ病人ニ立ヨリ。左ノ足ヲ敷右ノ足ヲソバダ
テ。槌ヲ右ノ足ノ甲ノ外ツラニ置。先槌ノ置ドコロヲ定ム。定メ
ザレバ忘ル、者ナリ。サテ鍼ヲ口ニ含ミ。左ノ手ニテ。病人ノ腹
ヲ窺ヒ。左ノ中指ヲ食指ノ後ニ重テ。穴處ニ置。鍼ヲ左ノ中指
食指ノ間ニ夾ミ。鍼鋒ノ肌ニ着ヌホドニヌ。皮ヲ切ニ痛サルヤウ
ニ打ナリ。鍼入ルコト一分ホドニヌ。槌ニ手應アリ。鍼腰ヨリ二三分
ニ至ル。深ク刺ベカラズ。打テ栄衛ヲ循レ。推テ肉ノ内ニ徹シ。然

ヲ撚テ補瀉迎随ヲ行フ。鍼ヲ出ヌ後ニ。鍼口ヲ閉ヲ。推テ強
ク。槌ヲ軽ク。打ベシ。推テ弱ケレバ痛ナリ。サテ槌ノ打ヤウハシ
ドロニナギヤウニ。惟一二ヲ筭ガ如クニ。打ベシ。サテ打鍼ハ腹
バカリニ用テ。外ヘハ用ユベカラズ

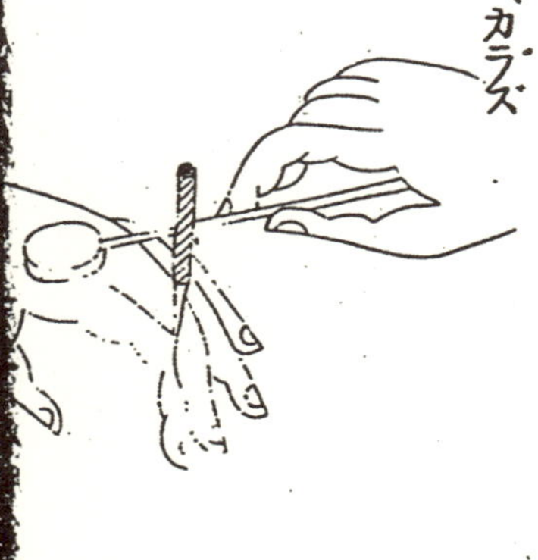

管鍼之圖

管鍼ノ手法

管鍼ノ手法ハ。左ノ手ニテ管ヲ穴所ノ上ニ當。鍼ヲ管ニ入テ
右ノ食指ヲ中指ノ後ニ重テ。食指ノ平ニテ。鍼ノ軸ノ管ヨリ。
出タル分ヲ彈キ下ス。静ニ彈ケバ痛ナリ。一息ヲヒニ彈キ下
スベシ。管ノ持ヤウハ。左ノ大指ト食指トニテ。中ヲ持中指ニ。
テ。肉ヲ推ヘ鍼ヲ彈キ下ヌ。管ヲ抜サリ右ノ食指大指ニテ。
撚リ下ス。又下サズヌ。静ニ撚ル許ニテ。大方ノ病ヲ治ス。管鍼
ノ寸法アリ。管ノ長サ二寸五分。針ハ軸一寸穂一寸八分。管
ヨリ鍼三分ホド長ミニスベシ。鍼ノ太ミハ撚リ鍼ニ少シ太ク
鍼細トキハ。鍼ヲ彈トキニ。レハリテ鍼口痛モノナリ。小兒ニ
用ル鍼ハ軸五分穂一寸二分管一寸五分ニ宜シ

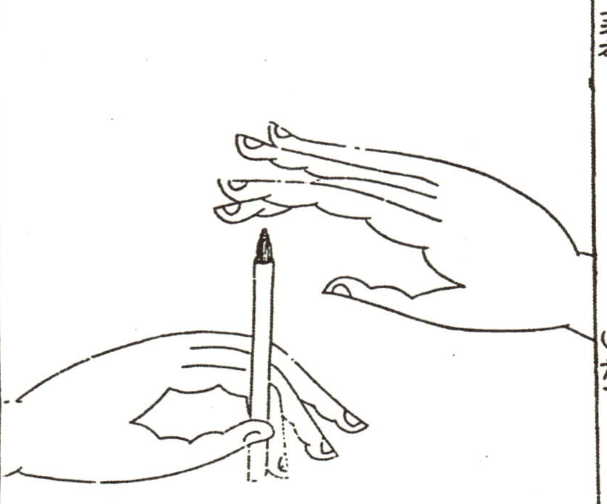

図1-3③　岡本一抱『鍼灸抜粋大成』(1698年)：九鍼の図説、砭石の図説、撚鍼・打鍼・管鍼の図

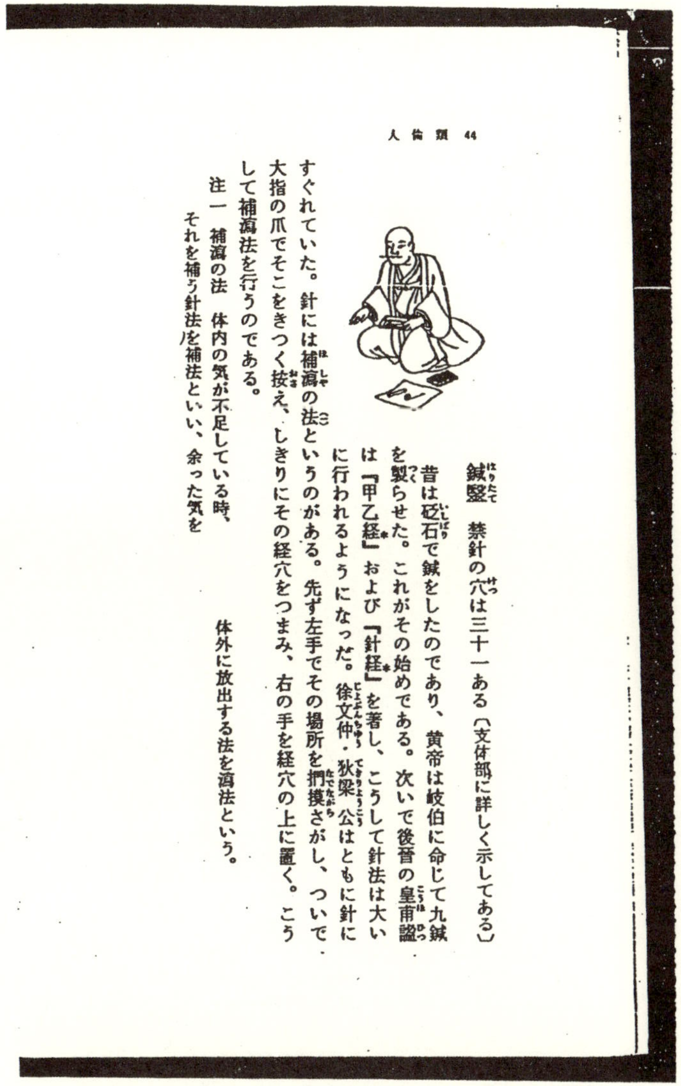

人倫類 44

鍼豎 禁針の穴は三十一ある（支体部に詳しく示してある）

昔は砭石で鍼をしたのであり、黄帝は岐伯に命じて九鍼を製らせた。これがその始めである。次いで後晋の皇甫謐は『甲乙経』および『針経』を著し、こうして針法は大いに行われるようになった。徐文仲・狄梁公はともに針にすぐれていた。針には補瀉の法というのがある。先ず左手でその場所を捫摸さがし、ついで大指の爪でそこをきつく按え、しきりにその経穴をつまみ、右の手を経穴の上に置く。こうして補瀉法を行うのである。

注一 補瀉の法 体内の気が不足している時、それを補う針法を補法といい、余った気を体外に放出する法を瀉法という。

図1-4　寺島良安『和漢三才図会』(1712年)：「鍼豎」

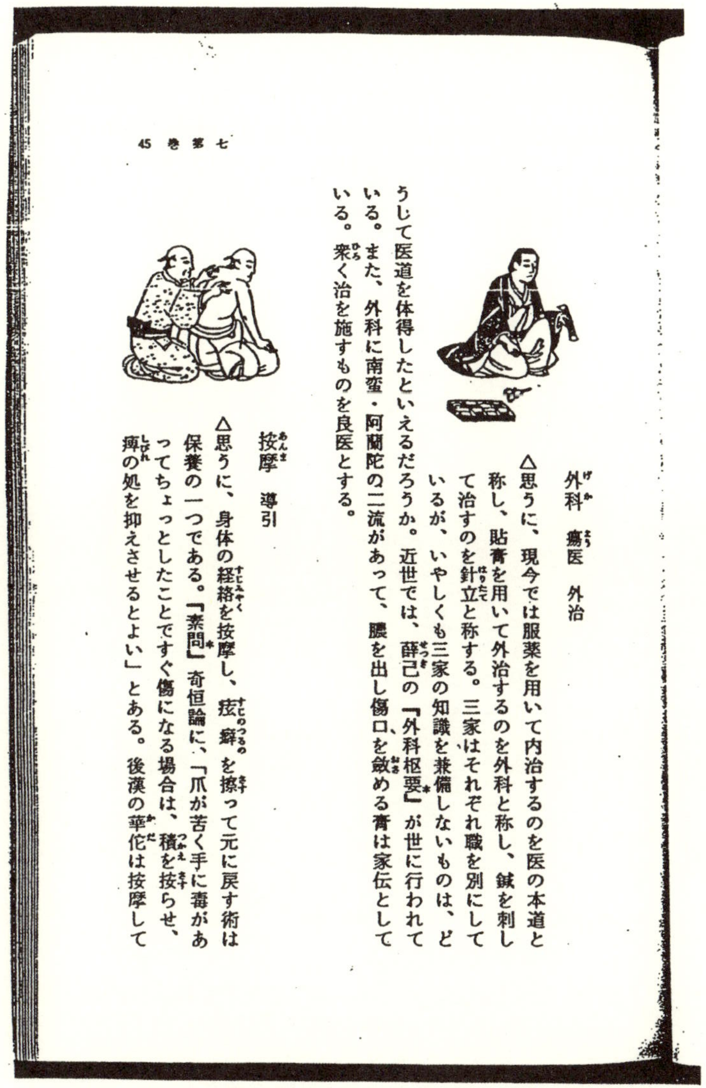

45 巻第七

外科 瘍医 外治

△思うに、現今では服薬を用いて内治するのを医の本道と称し、貼膏を用いて外治するのを外科と称し、鍼を刺して治すのを針立と称する。三家はそれぞれ職を別にしているが、いやしくも三家の知識を兼備しないものは、どうして医道を体得したといえるだろうか。近世では、薛己の『外科枢要』が世に行われている。また、外科に南蛮・阿蘭陀の二流があって、膿を出し傷口を斂める膏は家伝としている。衆く治を施すものを良医とする。

按摩 導引

△思うに、身体の経絡を按摩し、痃癖を擦って元に戻す術は保養の一つである。『素問』奇恒論に、「爪が苦く手に毒があってちょっとしたことですぐ傷になる場合は、積を按らせ、痺の処を抑えさせるとよい」とある。後漢の華佗は按摩して

図5-4　寺島良安『和漢三才図会』(1712年)：「按摩導引」

582 *Amœnitatum exoticarum Fasciculus III.*

turque rari & in pretio. Non constat, quinam eorum factores sint: quos tamen esse Gentilium religiosos, quos *Sjoges*, aut Sacerdotes, quos *Brahmenes*, vocant, multi conjiciunt. *Fig. vid. Fasc. II. Rel. IX. §. 3.*

OBSERVATIO XI.

Curatio Colicæ per Acupuncturam, Japonibus usitata.

Colica, quam *Senki* appellant Japones, insulis populosissimi imperii Japonici endemia & adeo familiaris est, ut è decem adultis raro unus sit, qui eâdem aliquando non laboraverit: sic aër alioqui saluberrimus, sic natalis aqua, sic cibus, potus & vernacula vivendi ratio in hujus morbi generationem conspirant. Audet importunus civis ipsos advenas, post salutatam loci Cererem, invadere. Nostro id experti sumus dolore, ubi sub climatis ingressum, (quod in vado solenne est navigantibus) malorum, quibus nos irati Dii maris flagellaverant, memoriam elueremus cerevisiâ hujus terræ frigidâ, *Sakki* vocatâ. Cocta hæc ex oryzâ ad vini Hispanici vigorem & consistentiam; eâ gaudet indole, ut neutiquam frigida bibi, sed ad indigenarum morem sorbillari ex orbiculis debeat, modicè prius calefacta. Non autem quivis ventris dolor dicto venit nomine, sed ille demum, qui dum intestina lancinat, in inguine simul motus excitat convulsionis. Nimirum, is est hujus Colicæ vel gradus, vel genius, ut abdominis quoque musculos & membranas vellicet. Si doloris causam vel materiam quærimus, ea ex sententiâ horum antipodum, cùm in præsenti morbo, tum in omni cruciatu ventris neutiquam intra intestini cavum hospitatur, nisi fortè in affectu leviori, sed in ipsâ hæret partis alicujus substantiâ membranosâ, puta musculorum

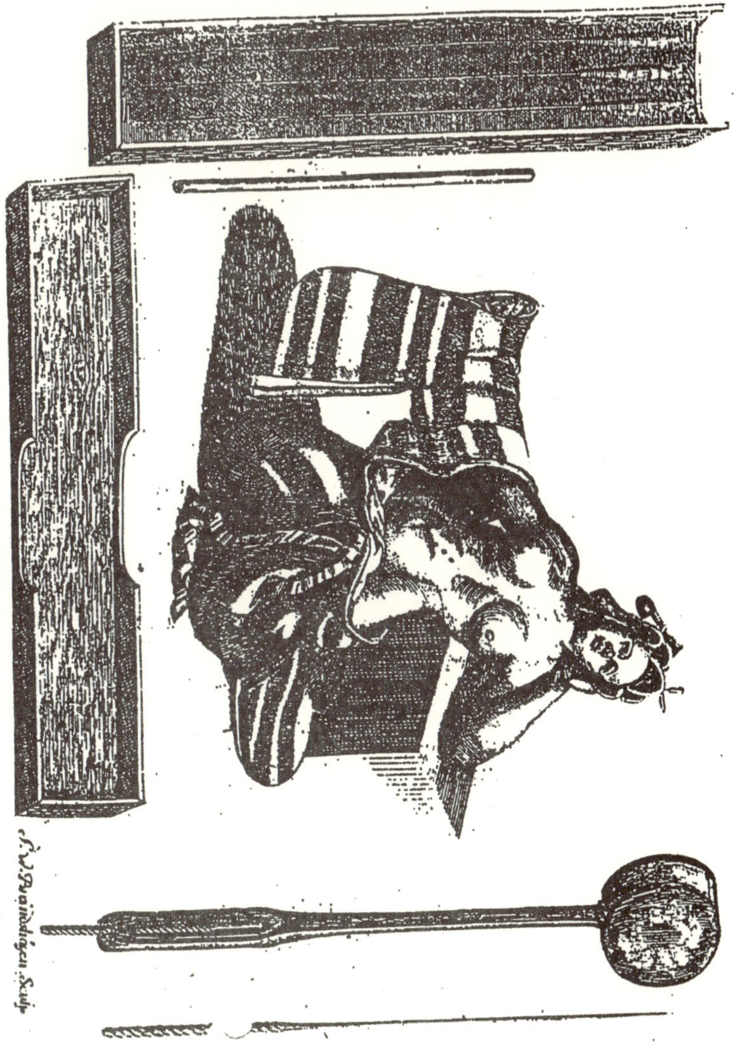

図1-5　エンゲルベルト・ケンペル『廻国奇観』(1712年)：日本の鍼の図

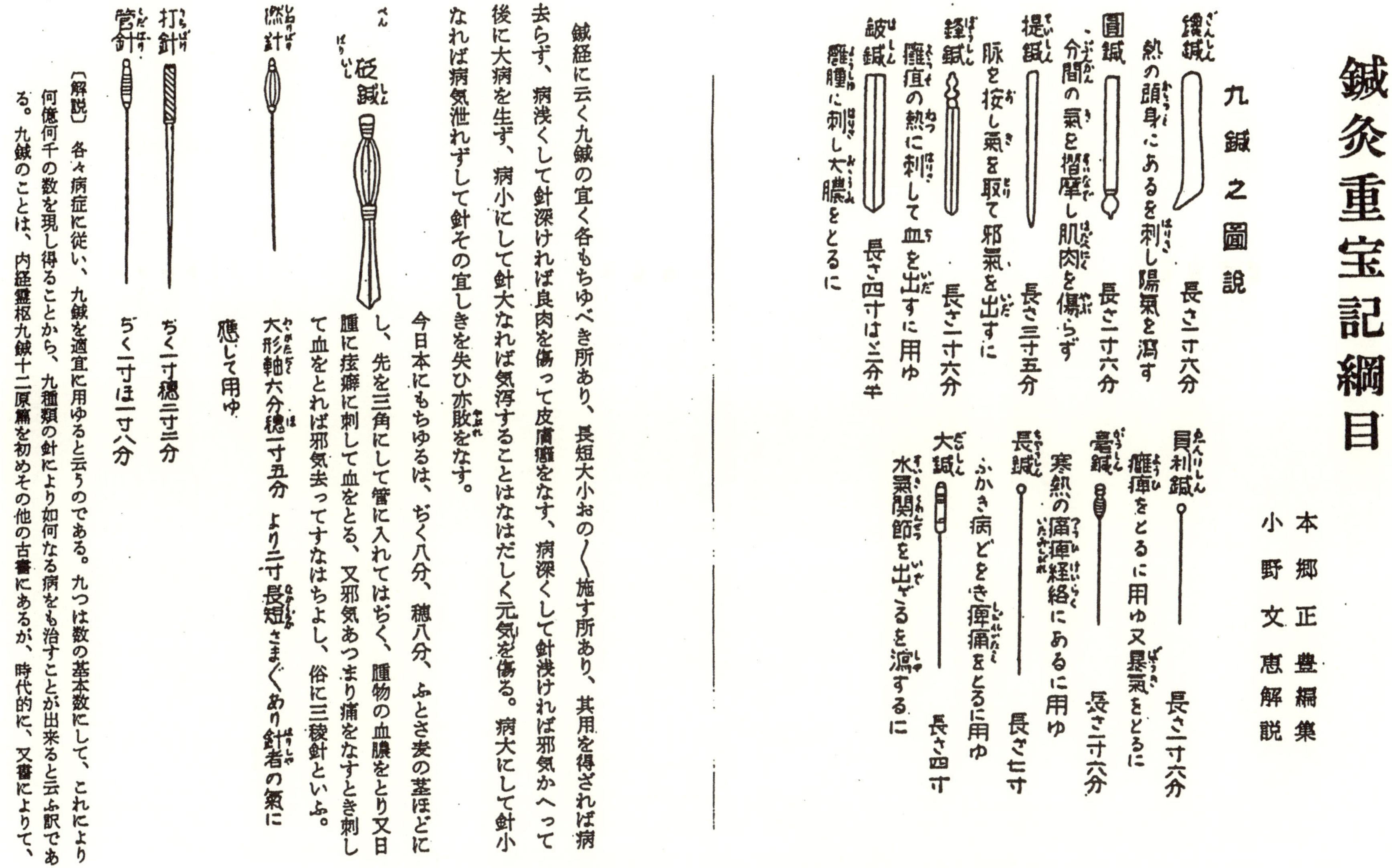

鍼灸重宝記綱目

本郷正豊編集
小野文恵解説

九鍼之圖説

鑱鍼 長さ一寸六分
熱の頭身にあるを刺し陽氣を瀉す

圓鍼 長さ一寸六分
分間の氣を揩摩し肌肉を傷らず

鍉鍼 長さ三寸五分
脉を按し氣を取て邪氣を出すに

鋒鍼 長さ一寸六分
癰疽の熱に刺して血を出すに用ゆ

鈹鍼 長さ四寸はゞ二分半
癰腫に刺し大膿をとるに

員利鍼 長さ一寸六分
癰痺をとるに用ゆ又暴氣をとるに

毫鍼 長さ一寸六分
寒熱の痛痺経絡にあるに用ゆ

長鍼 長さ七寸
ふかき病どをき痺痛をとるに用ゆ

大鍼 長さ四寸
水氣関節を出ざるを瀉するに

鍼経に云く九鍼の宜く各もちゆべき所あり、長短大小おの〳〵施す所あり、其用を得ざれば病去らず、病浅くして針深ければ良肉を傷って皮膚癰をなす、病深くして針浅ければ邪気かへって後に大病を生ず、病小にして針大なれば気瀉することはなはだしく元気を傷る。病大にして針小なれば病気泄れずして針その宜しきを失ひ亦敗をなす。

砭鍼
今日本にもちゆるは、ぢく八分、穂八分、ふとさ麦の茎ほどにし、先を三角にして管に入れてはぢく、腫物の血膿をとり又日腫に痃癖に刺して血をとる、又邪気あつまり痛をなすとき刺して血をとれば邪気去ってすなはちよし、俗に三稜針といふ。

撚針
大形軸六分穂一寸五分 より二寸長短さまぐあり針者の氣に應して用ゆ

打針
ぢく一寸穂二寸二分

管針
ぢく一寸ほ一寸八分

〔解説〕 各々病症に従い、九鍼を適宜に用ゆると云うのである。九つは数の基本数にして、これにより何億何千の数を現し得ることから、九種類の針により如何なる病をも治すことが出来ると云ふ訳である。九鍼のことは、内経霊枢九鍼十二原篇を初めその他の古書にあるが、時代的に、又書によりて、

図1-6① 本郷正豊『鍼灸重宝記綱目』(1718年)：九鍼の図、撚鍼・打鍼・管鍼の図

撚針之圖

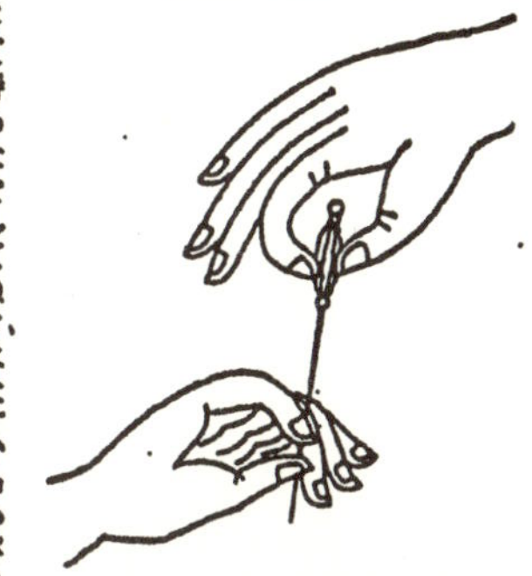

まづ左の大指の爪の角にて五六呼ほどの間その穴を按きて、中指と大指を合せて穴の上にをき、右のひぢを膝にのせて針を穴にあて、左の中指にて針口をおさへ、食指と大指を上て針の中をもち、右の食指大指にてかろく針をひねり下す、急にひねり急に下せば、痛んで堪えがたし、息の出入にしたがひて左右の食指と大指にて和かに押しくだす、此に補瀉迎随温涼寒熱の刺しやうあり、経に云く、刺してとどむること春夏は二十四息、秋冬は三十六息にして針を出すとあり。しかれども老人、小児、よはき人、おとろへたる人には、五六呼だして針をぬくべし、針のぬきやうは先づ、すこし抜き出し、さて持ちなをしてぬきはなす、中ゆびにて針の口をおしもむなり。是を針口をとづるといふ、針をぬくこと急に手あらければ針口より血出づる、これを栄衛をやぶるといふ、若し血出づれば何度も穴をもみとぢよ。凡そこえたる人にはふかくさし、痩せたる人にはあさくさし、大人にはふとき針、小児には、ほそきをもちゆべし、始めて針をまなぶ人は先づわが外腿に刺して針のとをりようすをよく試みて他人にもちゆべし。金針はもっともよし、銀針は鈍し、鉄針はわろ

打鍼之圖

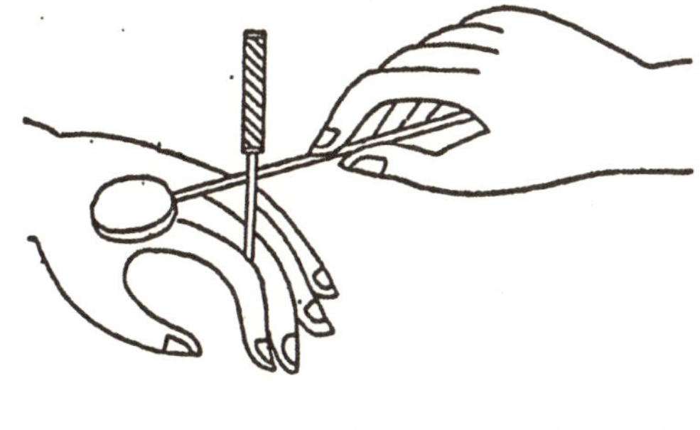

手法は病人にたちより左の足をしき右の膝をたて槌を右の方に置べし、まづ槌の置所を定めざれば忘るもの也。さて針を口に含み、左の手にて病人の腹をそうかがひ、左の中指を食指のうしろに重ねて穴にをき、針を左の中指と食指の間にさしはさみ、ハリ先の肌にさはらぬほどにして槌をとり、針を打つなり。

皮を切るに痛まざるやうに打つなり、針入ること一分ほどにして槌に手応えあり、二三分より深く入るべからず、打つて気血をうごかし、推して肉に徹し、ひねりて補瀉迎随をおこなう。針を抜いて後針口を閉づべし。推手つよく、槌をかろく打べし、推手よはく槌になまりあれば痛むなり。槌の打ちやうは乱になく一、二とかぞゆる如く手づまよく打べし、打針の本意は腹ばかりに用ひて外の経に用ひず、諸病はみな五蔵より生ずるにより其の本をもとめて治す。或は目、筋、爪を病むときは肝の腑に針を刺す、鼻、皮、気を煩ふときは肺の腑に刺す、余はみなこれにてしるべし。

〔解説〕打鍼は安土桃山時代、今より約三五〇年前、御園意才の父夢分に打鍼の術をうけたと言われ、又一説に同時に夢分斉と言ふものあり、意才はこの夢分斉に打鍼の術を受けたと言ふ説がある。

本文には、打鍼は深く刺すことなかれと。又打鍼は針がふとくして槌にて打つ故、栄衛をうじかし骨髄に徹ゆるの理であるという。その方法により、刺入の程度、押手と槌の打方の加減を述べてある。これは腹診を重じ腹部にのみ用ゆる。腹部は五臓六腑のあるところにして、諸病は皆五臓六腑より生ずる故、その本を求めて治すと言ふ考方にして、腹部に各五臓的部位の区別ありて、肺の病は肺の臓、肝の病は肝の臓に打針すると曰ふ。鍼道秘訣集に祥しい。

管鍼之圖

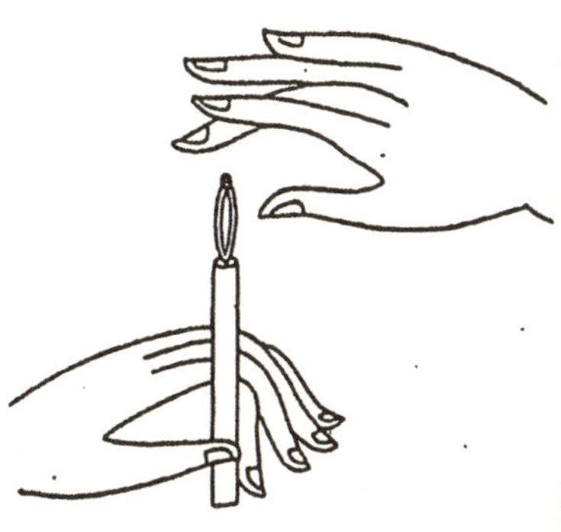

管針の手法

管針は学びやすくして痛まず、手法は、左の手にて管を穴の上にあて、針を管に入れて右の食指を中指の後に重ねて食指のはらにて針の軸をはぢき下すべし、うかごふて弾けば痛むぞ、一蹴

図1-6②　本郷正豊『鍼灸重宝記綱目』(1718年)：九鍼の図、撚鍼・打鍼・管鍼の図

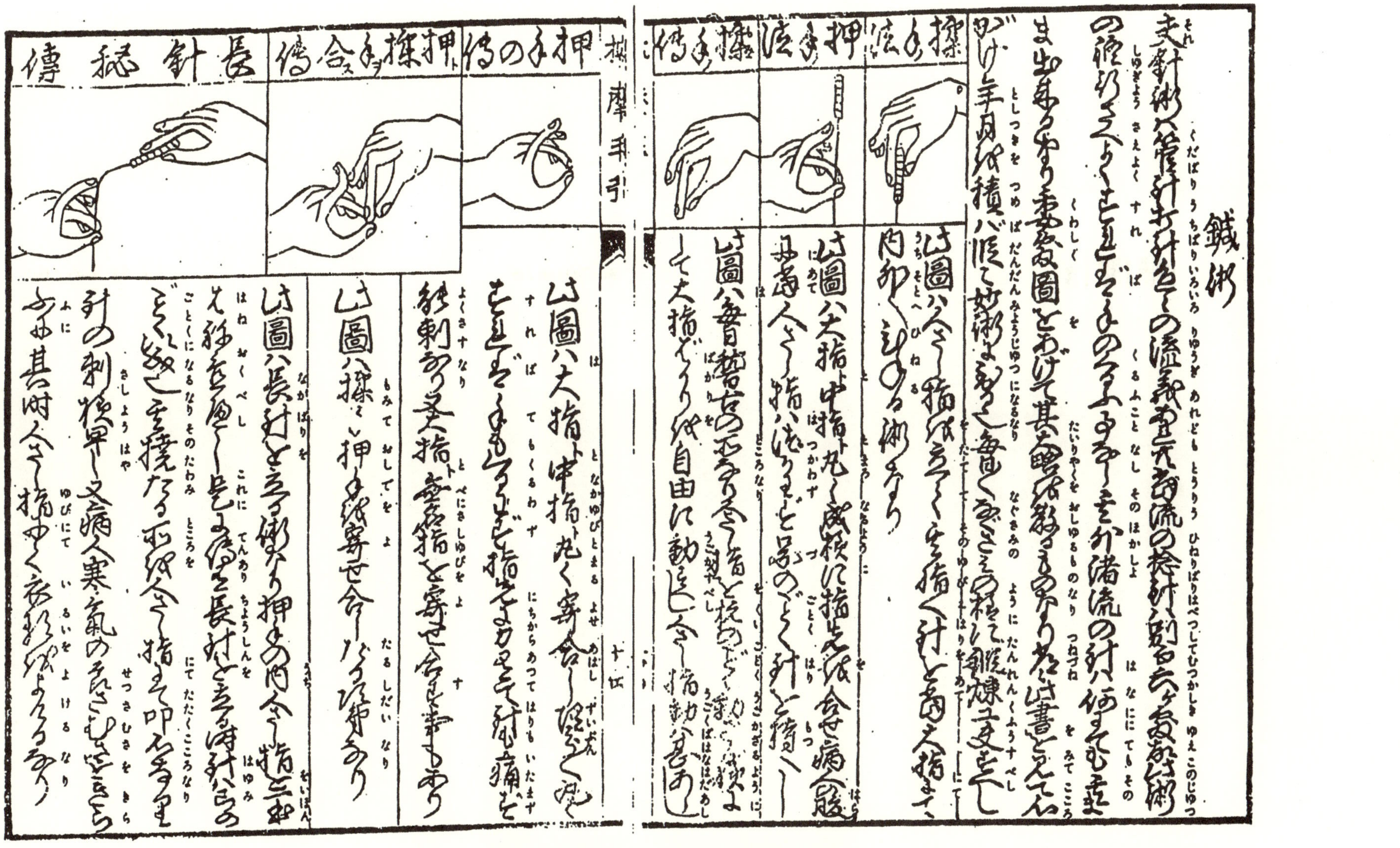

図1-7　藤林良伯『按摩手引』(1799年)：鍼術修行の図

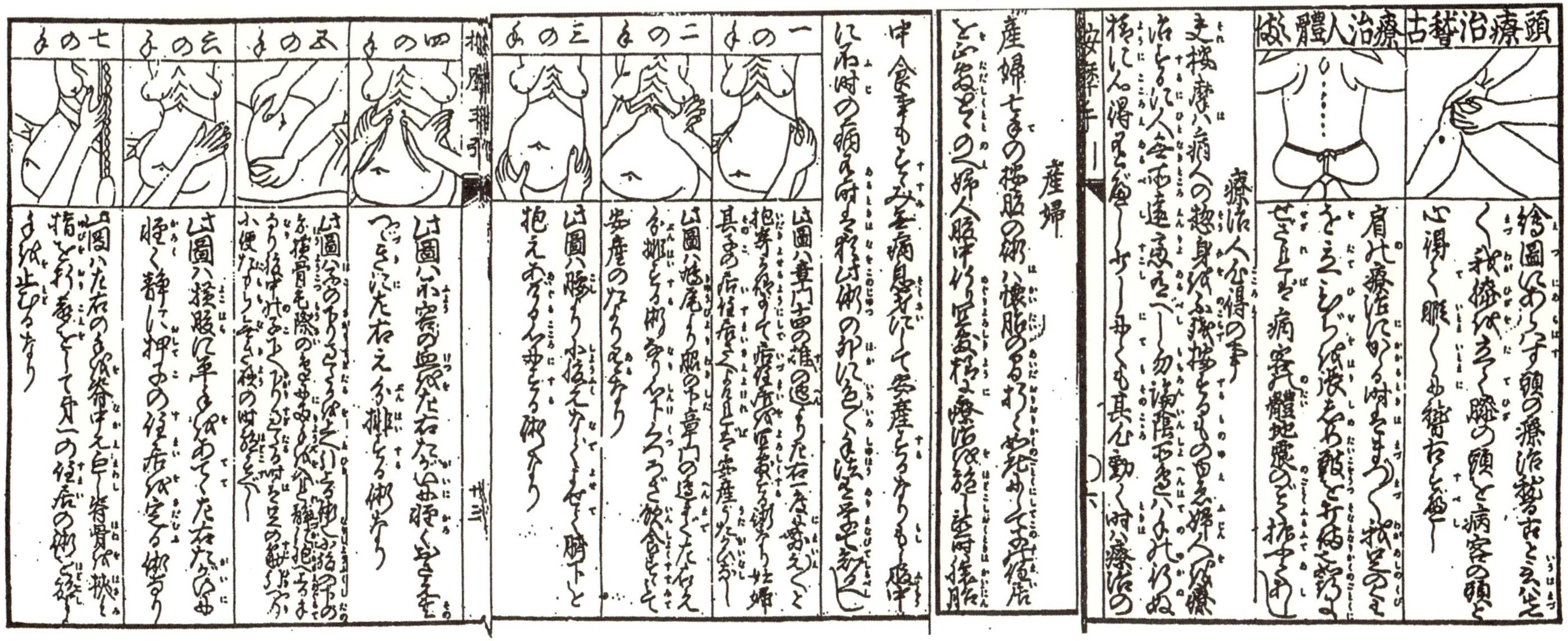

図5-5　藤林良伯『按摩手引』(1799年)：「療治人體のそなえ」、「産婦」の図

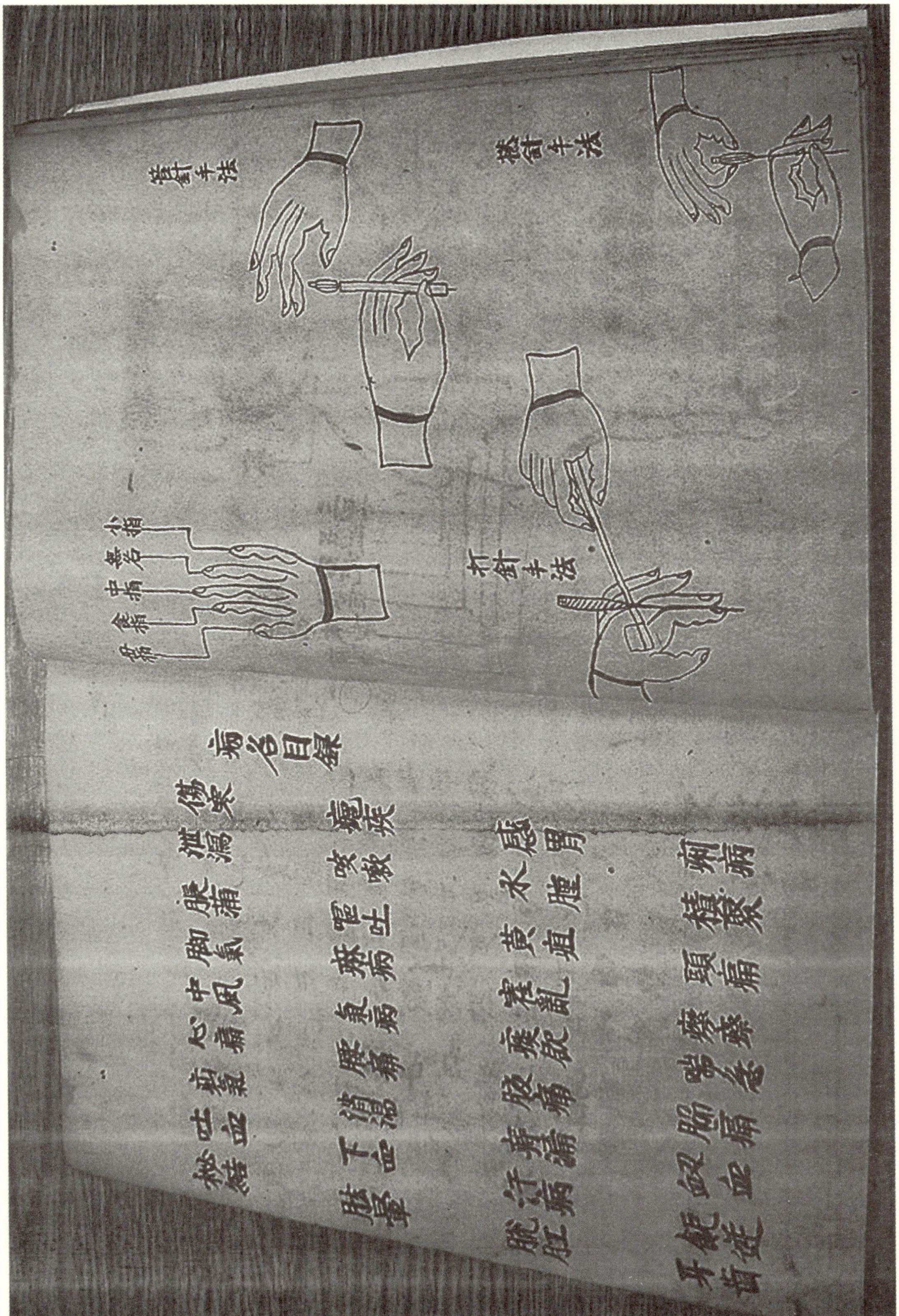

図1-8　未詳『合類鍼灸医便』：燃鍼・打鍼・管鍼の図

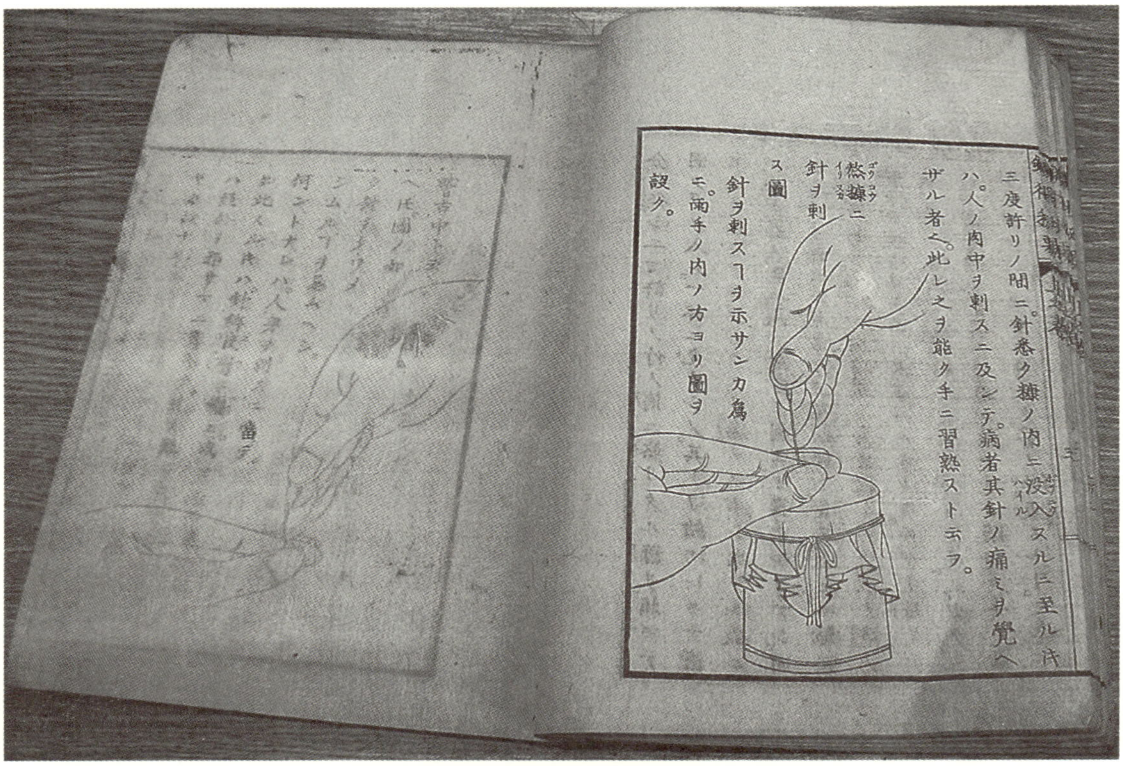

図1-9①　坂井豊作『鍼術秘要』(1865年)：刺鍼関係の図

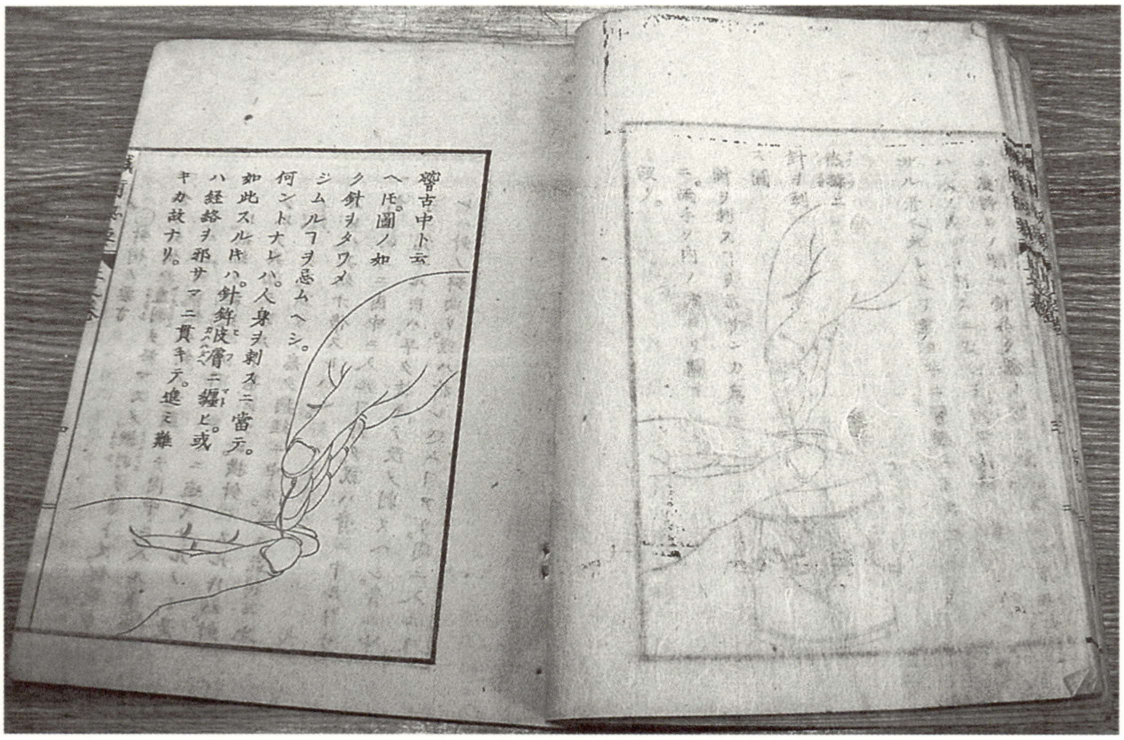

図1-9②　坂井豊作『鍼術秘要』(1865年)：刺鍼関係の図

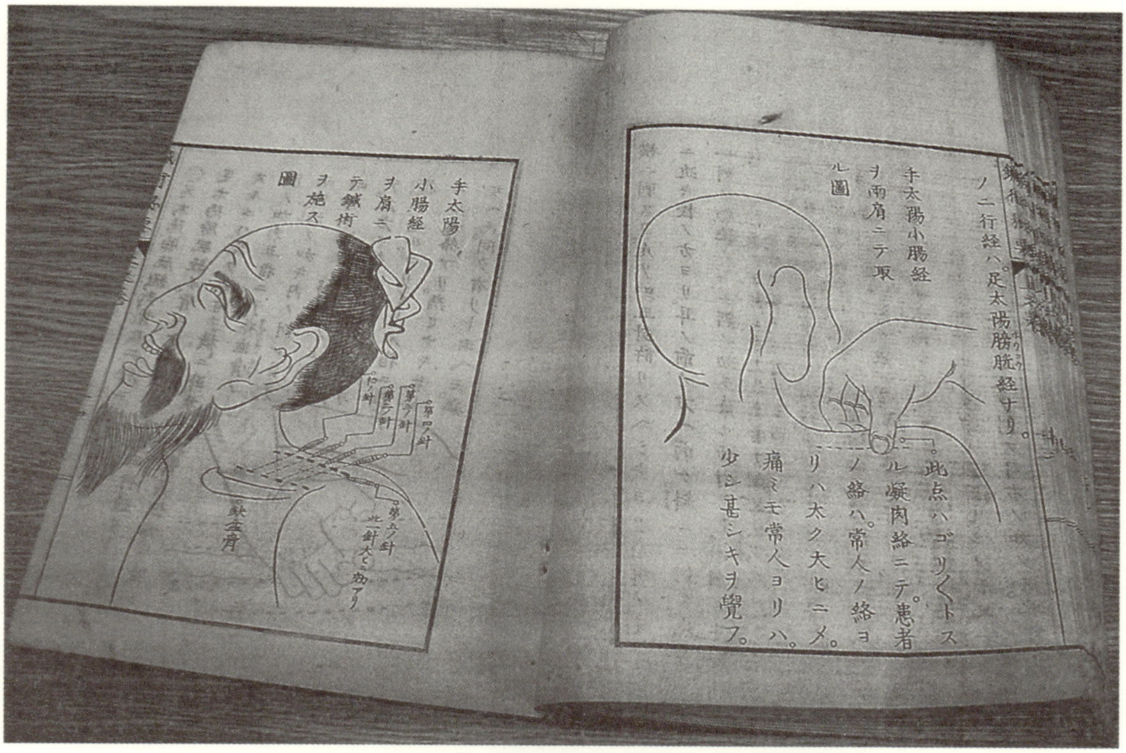

図1-9③　坂井豊作『鍼術秘要』(1865年)：刺鍼関係の図

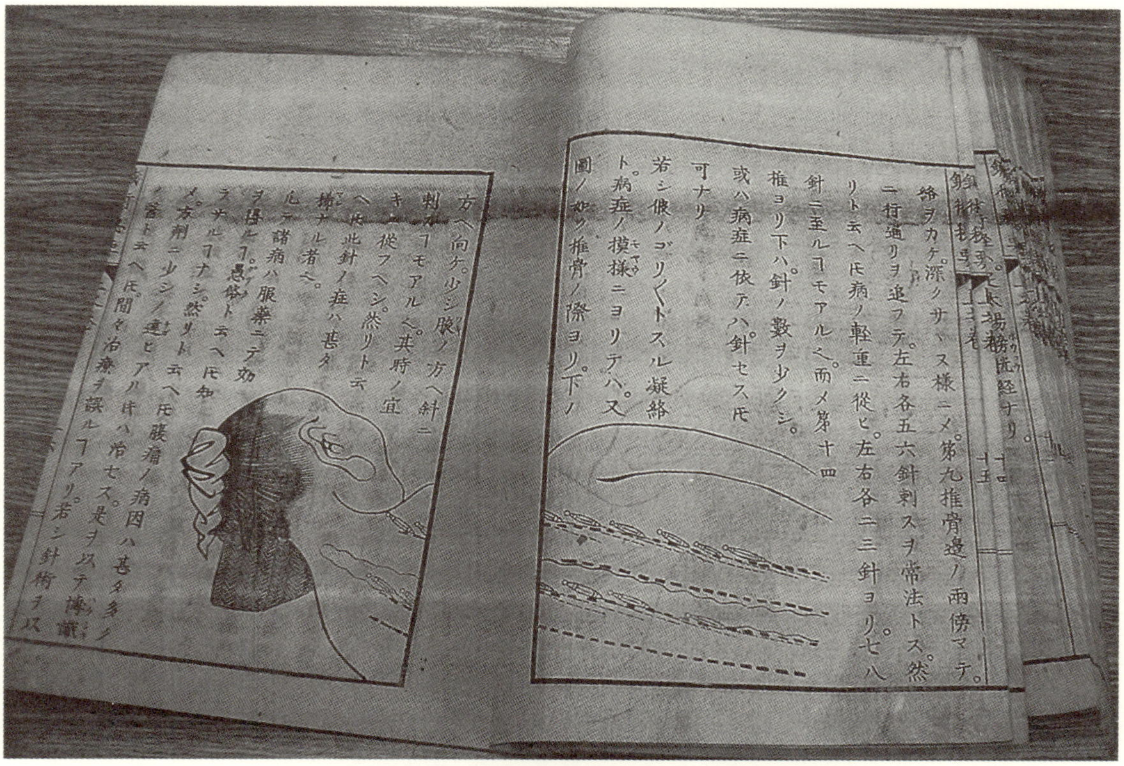

図1-9④　坂井豊作『鍼術秘要』(1865年)：刺鍼関係の図

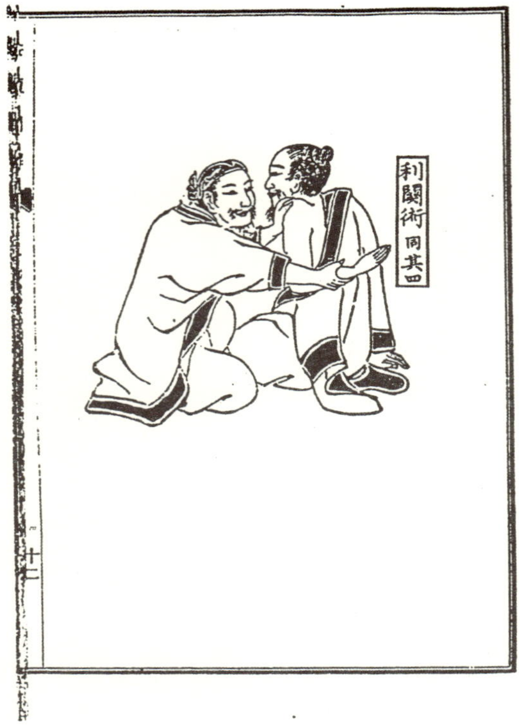

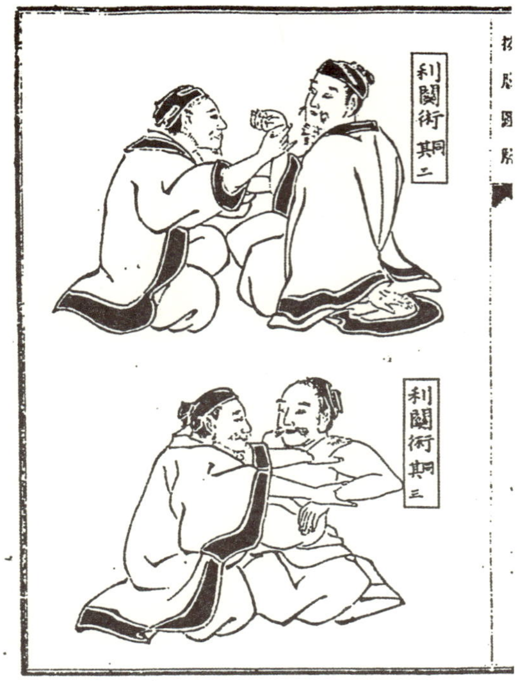

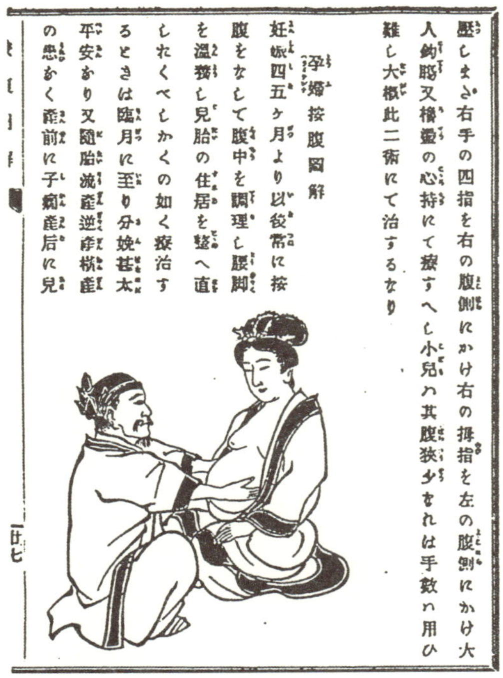
壓しまふ右手の四指を右の腹側にかけ右の拇指を左の腹側にかけ大
人鈎脇又横靈の心持にて療すへし小兒ハ其腹狭少なれは手数ハ用ひ
難し大概此二術にて治するなり

孕婦按腹図解

妊娠四五ヶ月より以後常に按
腹をなして腹中を調理し腰脚
を温發し兒胎の住居を整へ直
しれくべしかくの如く療治す
るときは臨月に至り分娩甚太
平安なり又随胎流産逆産横産
の患なく産前に子癇産后に兒

図5-6　太田普斎『按腹図解』(1827年)：「利闘術」、「孕婦按腹の図」

10 THE ART OF MASSAGE.

"The shampooer sat in Japanese fashion at the side of the patient, as the latter lay on a *futon* (thick comforter or quilt) on the floor, and began operations on the arm; then took the back and the back of the neck, afterward the head (top and forehead), and ended with the legs. On the arms, back, back of the neck, and legs, he used sometimes the tips of his fingers, sometimes the palms or the backs of his hands, sometimes his knuckles, sometimes his fists. The movements consisted of pinching, slapping, stroking, rubbing, knuckling, kneading, thumping, drawing in the hand, and snapping the knuckles. The rubbing in the vicinity of the ribs was slightly ticklish, and the knuckling on the back of the neck, and at the side of the collar bone, a little painful. On the head he used gentle tapping, a little pounding with his knuckles, stroking with both hands, holding the head tight for a moment, grasping it with one hand and stroking with the other. The operator seemed to have a good practical knowledge of physiology and anatomy, and certainly succeeded in driving away the headache and languor, in producing a pleasant tingling throughout the body, and in restoring the normal circulation of the blood. He is to be criticised, however, for one serious fault in his operations,—that of shampooing down, instead of up. A portion of the good done is thus neutralized, one object of scientific massage being to help back toward the center the blood which is lingering in the superficial veins."

I do not agree with my friend's criticism of the mode of manipulation employed by the Japanese masseur, who seems to have been more skilled than most of our own manipulators, since he was apparently aware of the fact that the limbs should be rubbed down, rather than up, for the relief of the condition of feverishness and irritation from which his patient was suffering.

Massage has been employed from the most ancient times by the Hindoos and Persians, who still practice it, some of their native masseurs being possessed of remarkable skill. The ancient Greeks and Romans also employed massage constantly in connection with their famous baths. Hippocrates, the renowned Greek physician, made extensive use of this mode of

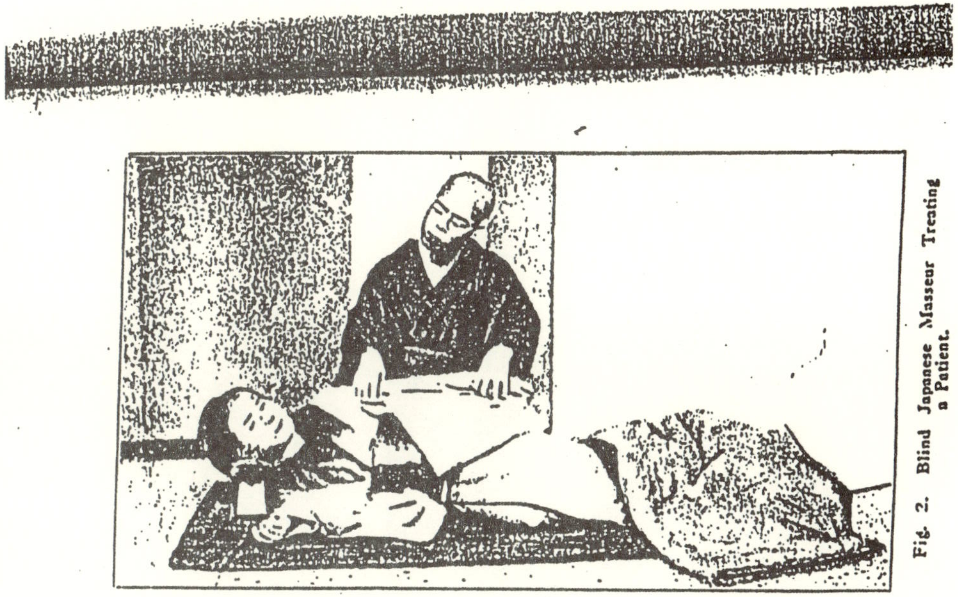

Fig. 2. Blind Japanese Masseur Treating a Patient.

図5-7 J.H.Kellogg "The Art of Massage" Its History（1895年）

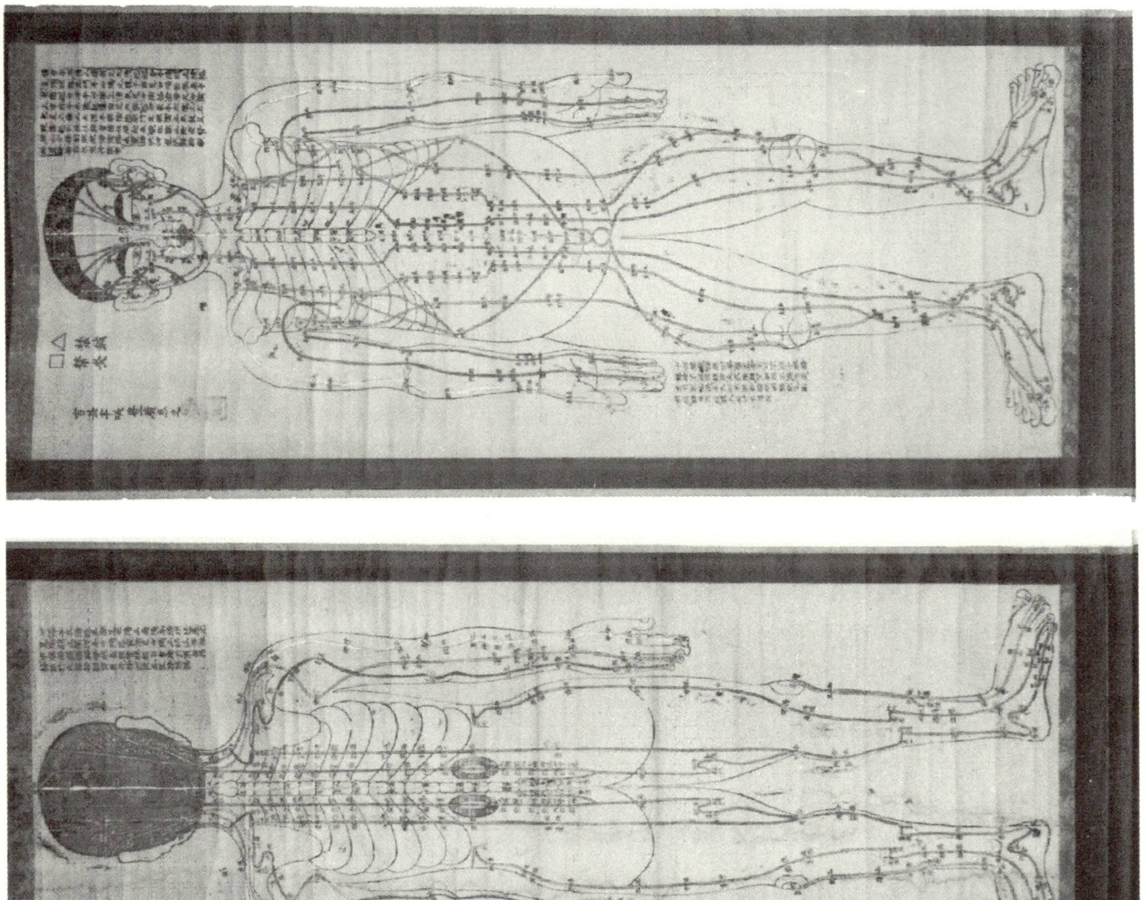

経絡経穴図（3幅対） 津山洋学資料館所蔵（寸法:3幅ともに本紙は縦121cm×横54cm）

津山洋学資料館「経絡経穴図」、「経穴人形」について

【経絡経穴図】(前頁上より前面図、後面図、側面図)

この三幅の経絡経穴図は、前面図の添え書きに「吉益半咲豊廣点之」とあることから、1600年代初頭に書記されたものであろう。諸説には豊廣ではなく、助秀、掃部などとある点に課題が残る。また、前面図の左側に「十四経発揮に曰く」とあることから、1500年代から1600年代の中国医学再受容期に『十四経発揮』による経絡経穴が敬重されていたことが理解される。

さらに側面図には、「文政五壬午芸陽広陵道軒林即成有恒識」とあるので、これらの図は1822年に芸陽(安芸国・広島県の西半分)、広陵(おそらく広島の異称)の「道軒林即成有恒」が書き記したものである。

なお、吉益半咲は吉益半笑斉とも称され元和二年(1616)に『外科極傳』を著している。また写本ながら天正十三年(1585)の『換骨抄』(別名『換骨秘録』)があり(富士川本)、大坂・河内で近世初頭に活躍した外科医であった(『京都の医学史』)。富士川游の『本朝医人伝』によれば、江戸中期に活躍した古方派で「万病一毒論」を唱えた吉益東洞の曾祖父は管領・畠山氏の子孫で、豊臣氏の攻めを逃れて紀伊から河内の金創医・吉益半笑斉の元に身を寄せ、のちに吉益を名乗った。その子・政光が安芸に移り広島山口町で医家となり、吉益東洞はその孫にあたる。

【経穴人形】

この二体の経穴人形は山田家に伝わったものである。山田家は岡山県の美作国英田(アイダ)郡海田(カイタ)村(現在の美作市海田)で、代々医師を勤めてきた旧家である。この海田という地は、津山の城下町から10数キロ離れた山あいの集落である。山田家を代表する幕末から明治期の当主・山田純造は医師としては6代目に当たり、華岡流外科を習得して郷土の医療の発展に貢献したことが知られている。

山田純造(1836-1916)は、岡山藩家老日置家の典医であった金川の難波抱節について外科を学び、大坂に出て華岡流外科を習得した。のち帰郷して家業を継ぎ外科医として活躍、また種痘普及にも努めた人である。

なお、この山田家からは、経穴人形以外にも多数の医書を当資料館に寄託されており、それらは主に江戸後期に出版もしくは筆写されたものである。年代の特定は難しいが、この人形もそれらの医書と同時期のものと考えられる。(津山洋学資料館学芸員・小島徹氏提供)

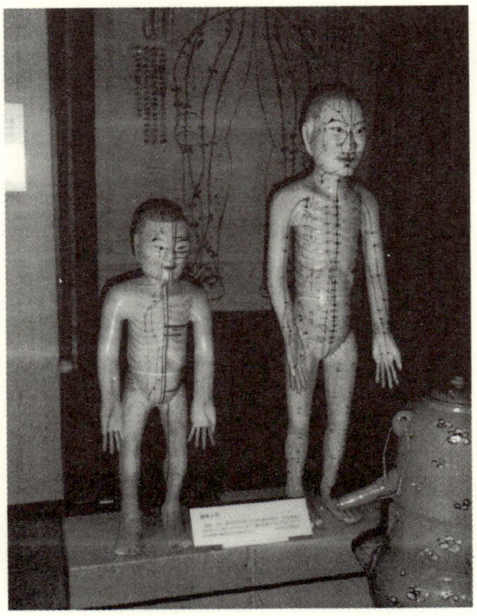

右写真　経穴人形 山田信夫氏蔵・津山洋学資料館寄託(寸法:大 高さ66cm、小 49cm)

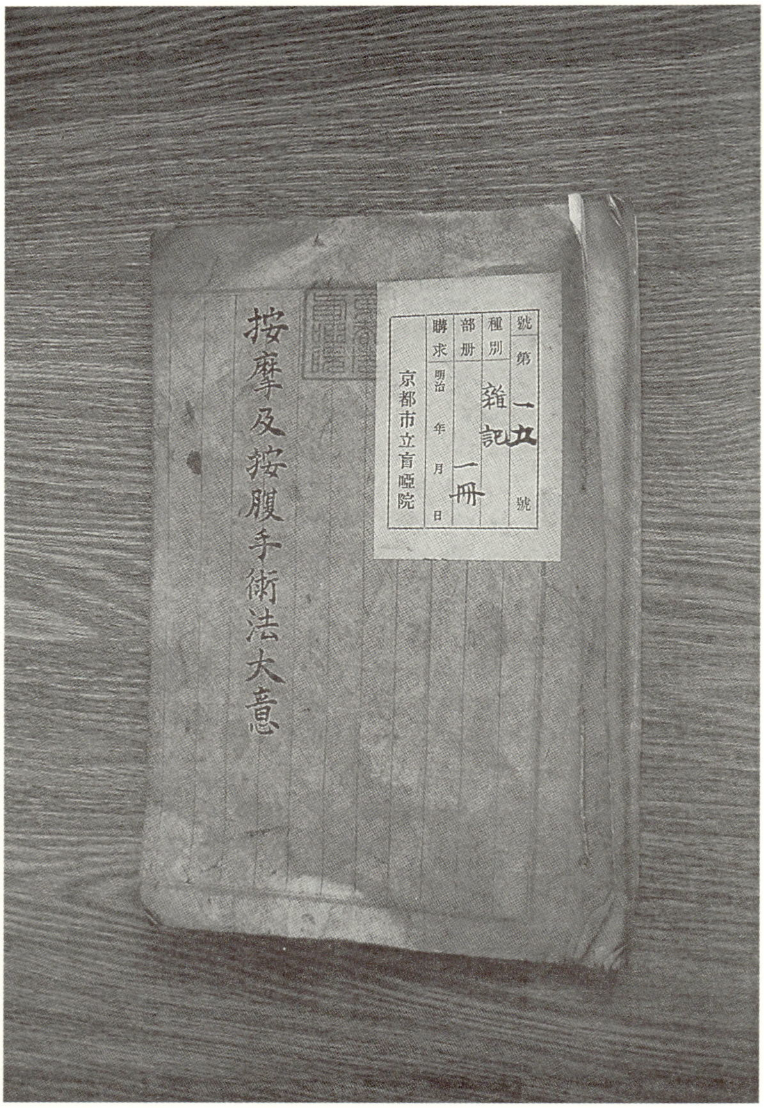

写真5-4　渡辺平之輔『按摩術及按腹手術法大意』、明治十七年(1884年)、京都府立盲学校所蔵

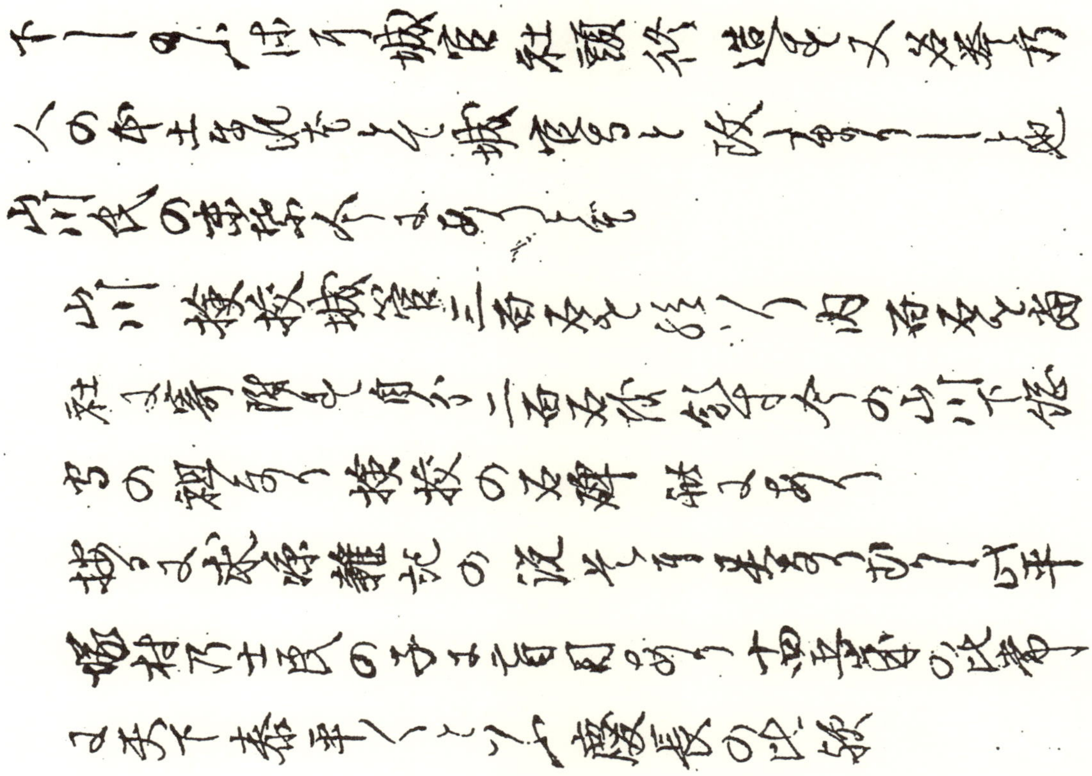

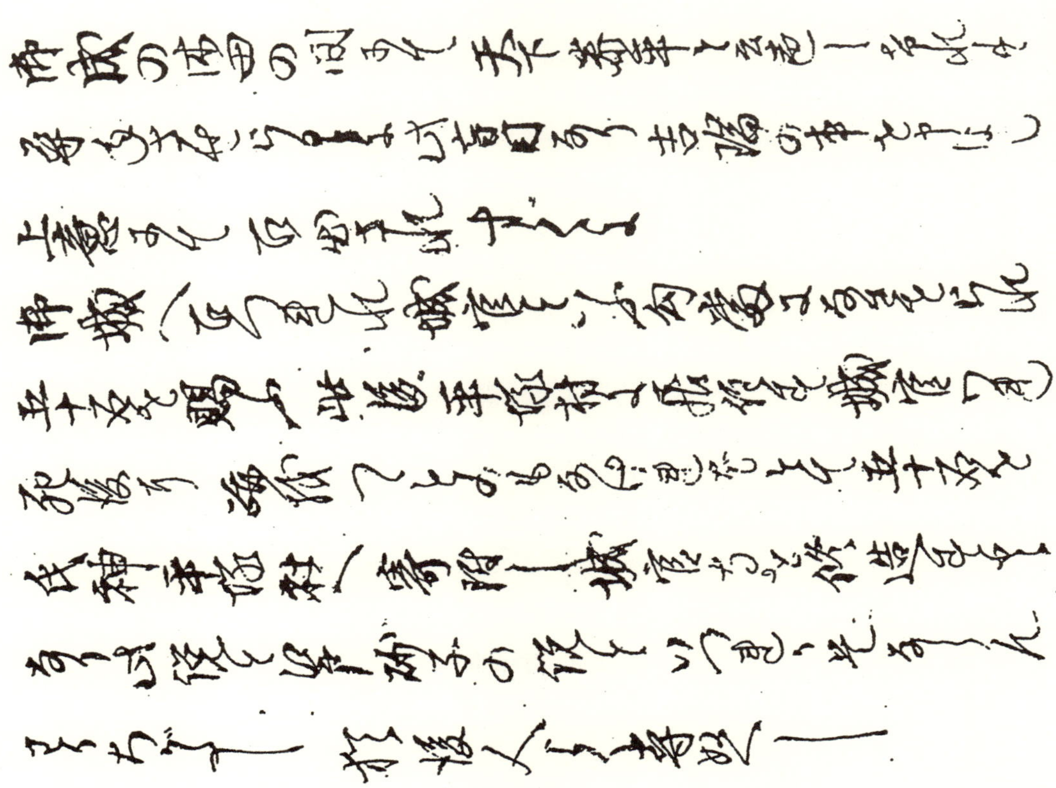

懐山子輯著『新編江戸志』：「平塚」

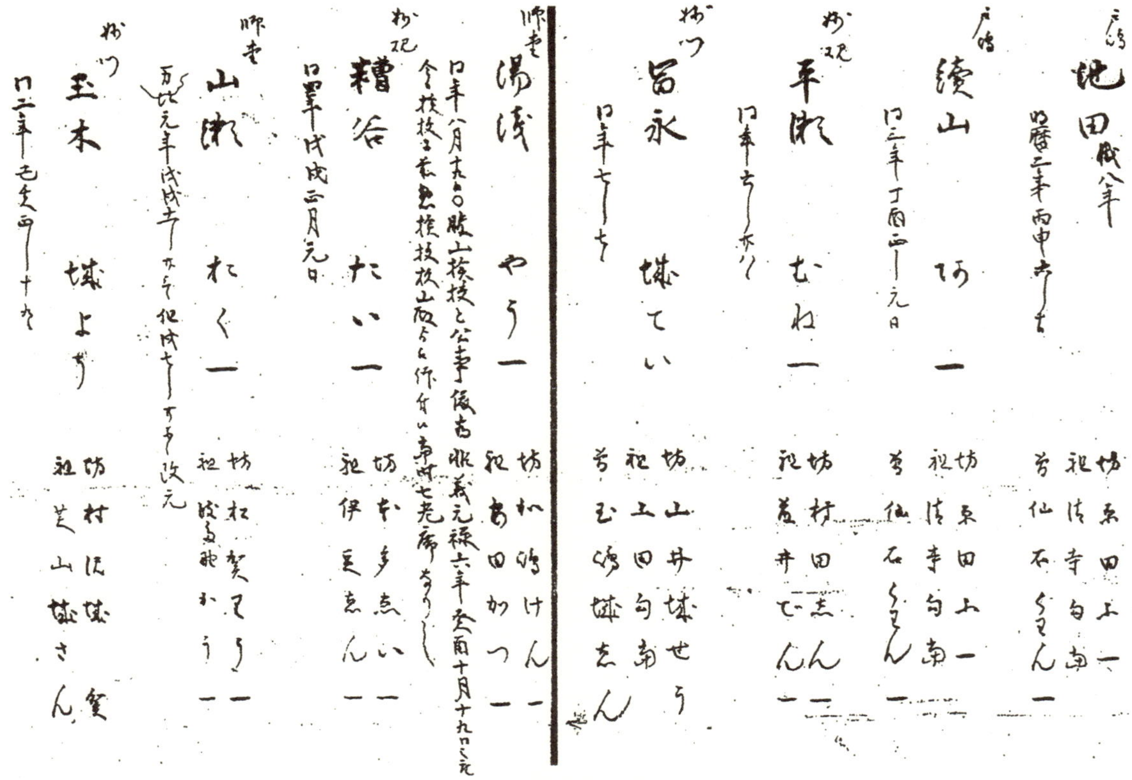
池田 成八年 明暦二年丙申六月廿七日
綾山 坊一 口二年丁酉正月元日 坊 京田上一 祖 法寺勾当 有 仙石くそん一
平瀬 むね一 口年七月廿八日 坊 村田志ん一 祖 荒井てん一
富永 城てい 口年十一月廿七日 坊 山井城せう 祖 上田勾当 有 玉沢城志ん
湯浅 やう一 口年八月廿九日〇勝山検校ト改 坊 松浦けん一 祖 吉田かつ一
糟谷 たい一 口年十一月元日 坊 本多志い一 祖 伊豆志ん一
山瀬 たく一 万治元年戊戌十二月 坊 松葉てう一 祖 成田かう一
玉木 城よう 口二年己亥十一月 坊 村法城賀 祖 芝山城さん

『三代関』①山瀬塚一

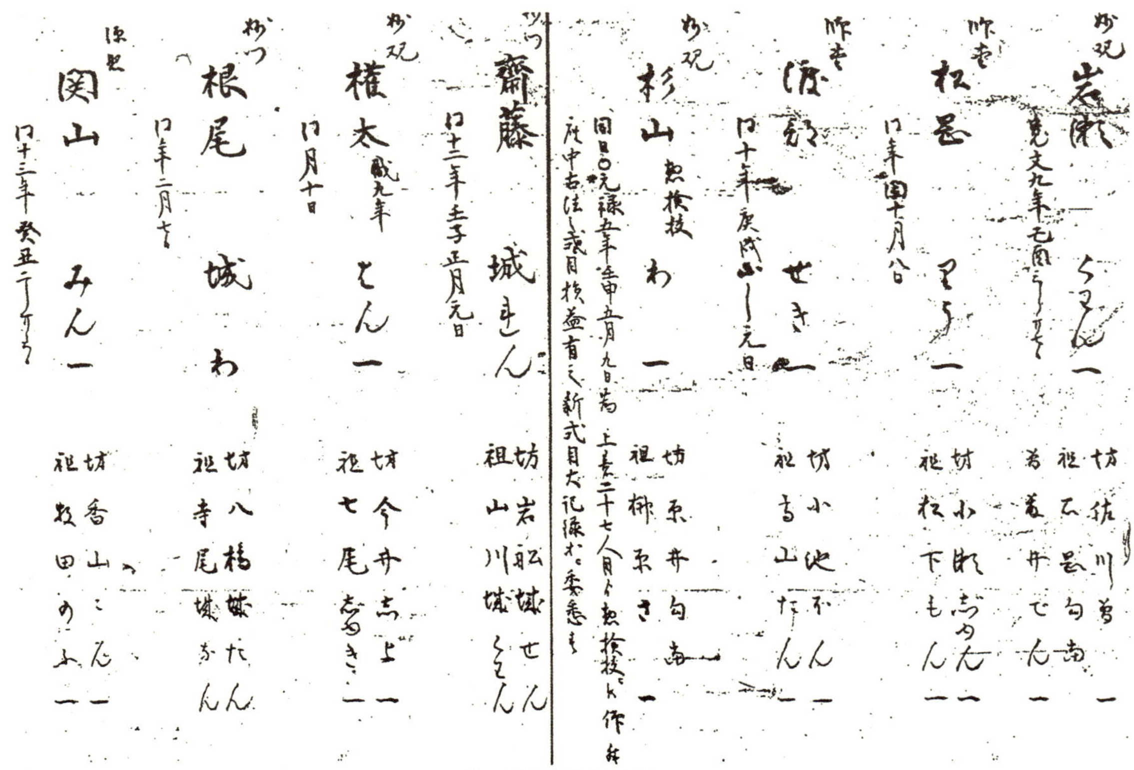
岩瀬 くうん一 寛文九年己酉 坊 佐川勾当一 祖 石巻 有 荒井でん一
松尾 ?う一 口年四十月廿 坊 小池志ゆん一 祖 松下もん一
渡辺 せき一 口十年庚戌正月元日 坊 小池ぶん一 祖 高山たん一
杉山 和検校 わ一 同日〇元禄五年壬申五月九日 上表二十七人目ゟ和検校ト作 左中古法之義目検益有之新式目ヲ記添之委悉也 坊 京井勾当 祖 柳京き一
斎藤 城ちん 口十二年壬子正月元日 坊 岩松城せん 祖 山川城ちん
權太 成九年 ちん一 口月十日 坊 今井志よ一 祖 七尾るき一
根尾 城わ 口年二月七日 坊 八橋城たん 祖 寺尾城ちん
関山 みん一 口十三年癸丑二月十六日 坊 香山こん一 祖 牧田めふ一

『三代関』②杉山和一

杉山和一　三島元真院　島浦和田一

皇國名醫傳　卷之上　廿　勿誤藥室藏

松岡意齋　吉田意休　垣本鍼源

菅沼周桂

毒藥攻其中鑱石鍼灸治其外中外相挨而醫事成矣古者典藥寮之屬有鍼師有鍼博士以脩其業中葉以還斯典遂廢天和二年　憲廟令曰醫法唯鍼術不明蓋因麤工淺學玩忽其術是以失傳爾夫鹵莽施治匪徒無益為害必多其圖所以振勵之於是杉山和一命任其事而鍼學興矣

杉山和一初名養慶大和人幼而喪明來江戶學鍼術於檢校山瀨琢一琢一術受之於京師入江良明良明受於父賴明賴明受於豐臣太閤醫官園田道保朝鮮役又得明人吳林達傳於是入江氏為鍼科宗匠和一既從琢一又師賴明孫豐明兼得二家所長初和一性鈍伎不能進數為其師所逐將往京師過江島天女祠乃斷食七日齋身以祈一夕因倒忽有人授一物既蘇探手中有如鍼與管者於是寂造管鍼以試其術補瀉迎隨漸覺應手精慮深思終諳玄妙其流至今用管鍼蓋本神授也延寶中　嚴廟召見　憲廟時侍病有功　公欲厚賞之謂和一曰汝何所欲對曰臣願得一目　公惻然憫之曰吾能與汝一目乃賜宅於城東一目

浅田宗伯『皇國名醫傳』：「杉山和一」①

里祿五百石為關東總錄檢校尋加賜三百石命就宅設館為鍼治講習之所使諸生就學焉至門人三島安一更請增設講堂於江戶近郊四所及諸州四十五所術卒徧于天下是為杉山流

安一伊豆三島人因氏焉繼和一職為幕府醫官敘法印賜號元真院初琢一以瞽工顯和一安一繼之鍼科遂為瞽者之業門人有島浦和田一

和田一米澤人性聰敏妙悟鍼治國侯善之為請于朝敘勾當進檢校和一安一子孫不能繼職於是擢幕府醫官總學務子直秀通稱春徹改氏和田繼職敘法眼

和一著有杉山流首卷（大概書節要集三要集謂之杉山流三部書總名曰首卷）元真院著有真傳流表卷中卷真傳流秘密卷別傳（其徒尤所秘）撰鍼論等三關法等

松岡意齋不詳何所人慶元間居京師以善鍼聞始以金銀製鍼取其溫柔也其術以小槌打入膚肉槌形圓而匾下鍼不過數處而其病不愈是為意齋流打鍼禪僧澤菴江月輩亦入其門其著者有森吉成奧田某（通稱九郎右衛門）加茂祠官駿河吉成通稱仲和父宗純（通稱道和）父子俱事意齋吉成尤稱良工又精腹診性高潔不屑售

浅田宗伯『皇國名醫傳』：「杉山和一」②

前總検檢校大僧都法印和一眞人傳

總検校大僧都。法印。和一眞人者。勢州津人姓杉山氏。幼而穎悟不凡不幸失明後來于江府焉。素有拔群之量。嘗適江島。詣天女官。斷食禱爾。三七日而反無幾何入座。號和一。爲鍼治精經穴。府下有疾者靡然請之。得外聞公儀拜謁。大君賞賜千金實常憲院殿之御世也。任總檢校。時拜謁　御前。慇賜僧官權大僧都位醫官法印位。咸同列維是三官。果有其實也。如師則於人生足焉。非老子所謂不足之足常足之類也。得服則緋紫絹。長袴。着深紫白紋之袈裟而登城。一日拜謁御前。大君曰女有何願。曰。被明德。無所不足唯若有賜。則欲有一ツ目在也。大君曰易矣。乃於本所一ツ目橋邊。賜地一千八百九十間餘。川涯之地。七百九十間餘。是總錄所居之地也。且賜大辨才天神像。及修造神殿准舊跡焉。盲官之長。居于京師者。円之職也。而職所居地。雖足利尊氏公以來世世賜之。而入堂之巷狹隘。無建門地。於是乎。新賜之地。縱二十間。横三間。自是而後。任總檢校者。得登城從乘輿。人事之譽極矣。爲當道者。可曰誰不敢頓首再拜仰師之大惠哉。弟子杉杖檢校三島總檢校。島浦總檢校等。皆得因師之德拜謁御前。元祿十四年。辛巳。三島總檢校。見召御座。使久留里矣賜大辨才天之御書。所實而藏之也。所著有大既集三要集。雖成其手而復上賜校正云。故曰之賜書。蓋所以敎後世盲而爲鍼治者。併関民牛天之大仁也。本所學寮都講。所以業敎盲生。而世稱杉山流者是也。今茲四月五日儕等四人。俱詣江島師之所尊敬也宿神殿。寓下坊爰有師之靈像。賬下剡云貞享二年。乙丑。五月十八日。此時眞人未卒之前十年也。越元祿七年。甲戌。五月十八日而化。葬于本所彌勒寺兆域焉。有石表曰即明院殿杉山前總檢校。眼叟。元淸。權大僧都奇哉十年前。預知死之月日。而自公靈像。寘之斯也迨于

今歳寛政三年辛亥。凡一百七年自眞人化年數九十八年。恭拜此靈像奉謝師恩。於是。吾儕等。評再修之。因拜迎之依舊修之殆不謬一毫。今也既成。時秋八月二有三日。靈位玄玄。眸容如在。蓋所以報師之大德之寸心也。其弟子以鍼治。爲醫官者栗本氏世々賜三百石。其裔胄杉山氏。世々賜采邑八百石。其詳傳彼家云今以吾儕等所聞。略作傳而已。眞人有示後之盲生歌曰。

よばずば　みまへを　こたらず　をりふしごとに　をとづれをせよ
召波行矣。不召波爲見。不怠。每時節。爲音信。恐等恭作偈曰。彼南方國。出來紫金。脫離肉眼。修養直心。一目之發。永傳九鍼。振振德澤。世世如林。

内藤照一。土岐村梅一。岐村勾當鶴一。土岐村勾當亀一等謹白。寛政三年辛亥秋八月。

吾儕等盲生。不能成文章使馬來田光彦者識之爾。

島田筑波『江之島と音曲』「杉山検校和一」：江之島弁財天の碑文

嘗目録書曰今世流布
杦山流者流傚之書目
並多不知鍼術手術之
微妙數多者也杦山先
生所集大概書三要集
也節用集者是後人所
集之書然杦山先生集
之由而傳也然非可捨
者貴丈不誤夫醫者除
民病苦素而仁術也革

不秋毫之末其奨謂千
里之外飫三要集引靈
樞王服篇曰鍼者能殺
生人讀書之不工巧何
事乎讀書而誤事則害
文害文害事害事施人
鍼術誤事少然誤鍼術
害人命如此則爲醫害
命仁術反成不仁之術
是故今人我意誤與仁
術之誤此則不知工巧
之意故也依之録杦山
真傳流鍼法九十六術
與河辺秘蔵以授馬场

與河辺秘蔵以授馬场
義静者也

療治大概書
撰鍼三要集
醫學節用集
真傳流撰鍼論

真傳流表之巻五巻之内
脉論　一巻
診腹法　一巻
五調論　一巻
四花患門
四知論
對診傳

對診傳
鍼法手術十八術
活之法
日反　口傳
月反　同
三光反　同
風留反　同
波風反　同

中巻十五巻之内
八八重之術　口傳
八雲之術　同
……術　同

起龍之術　同
起虎之術　同
十四管術　同
八方見龍術　同
散塊術　同

秘蔵五巻之内
汀吐下之三法　口傳
水期廓勢　同
始和灼天淋　同
冷平户淋　同
本畐奴　同
魂天志遠心　同

『秘傳・杉山眞傳流』：「目録之巻」①

魂天志遠心　同
八度之補法　同
德明野四之鍼　同
鍼徳治鍼　同
神道三神鍼　同
万病一本鍼　同
水塊不將摂　同
水口代生摂　同
小踊不行摂　同
律我無量摂　同
風体三妙摂　同
村雲摂　同
小落摂　同
火摂　同

以上

火摂　同
鍼實味摂　同

別傳
三関之法　口傳
雲発起龍術　同
風発起虎術　同

此外秘蘊口傳雖多有之難出目録故畧之者也

以上

目録之巻

以上

明治十一年戊寅十二月

従紀河辺多免麻呂
六十代目
小野塚樂山
秀巓 五

馬場美静殿

杉山流
鍼治
稽古場

816　815

『秘傳・杉山眞傳流』：「目録之巻」②

2. 中国における鍼灸手技医籍年表

注：記載は、鍼灸に関する医書を中心に時代、医書名、成立年代、著者名、医書の概要の順に示してある。なお鍼灸に関連のある事象は、＊印を付してある。

<三皇五帝>伝説時代

文献史学上、最古の時代。伏義・神農・黄帝などの三皇五帝が文明の起源、国家、国民の起源をこの八神で説明するもので、秦・漢時代に系統づけられる。

<夏>BC2000年頃～BC1600年頃

中国最古の王朝、およそ450年間であるが、歴史的に実在か否か不明。新石器時代の最晩期にあたる。

＊中国の新石器時代は、BC6000年に始まる。新石器時代から周代後期にかけて各種の骨鍼が多数出土する。

<殷>BC1600年頃～BC1028年

黄河流域の文明期。青銅、鋳造技術、甲骨文字を用い、玉石の砭石（石鍼）が出土。甲骨文中に、疾病の記載が10数種ある。

<周>BC1027年（推定）～BC256年

西周　BC1027年～BC771年
東周　BC 771年～BC256年
春秋　BC 770年～BC403年
戦国　BC 403年～BC221年

＊BC600年頃

「山海経」に文献上初めて「箴」の文字が用いられる。

＊BC500年頃

ススルタ（Sushruta、古代インド）はススルタ大医典（Sushruta Samhita）を著し、120以上の外科用器具、300もの外科手術法および8種類の手術区分について著述している。

＊BC400年代前半

秦越人扁鵲が、長桑君より医をうけ鍼灸を駆使して治療を行う。（史記より）

＊BC400年代後半（春秋晩期）

鉄製農具が使用される。新石器から春秋戦国にかけ砭石が出土。

＊周代後期各種の青銅鍼が多数出土する。

実際は、この時期以前から青銅鍼が用いられていたと思われる。

<秦>BC221年～BC207年

始皇帝により、中国最初の統一国家をなす。文字の書体を小篆に統一。

「足臂十一脈灸経」「陰陽十一脈灸経」（二種）「五十二病方」「脈方」（砭石の文字あり）等、帛書11種。他、木簡、竹簡あり。

馬王堆、前漢墓（BC168年入葬）より、出土したもの。小篆の文字で手書きされた帛書で、「五十二病方」以外には、書名はなく、発掘後命名されたもの。秦代以前のものと思われ各種の灸法、147種の薬物による湯液法。導引、気功など多様な治療法が記載。鍼術の記載はない。経絡学の先駆とみられる。

<前漢>BC206年～ＡＤ8年

「黄帝内経」18巻。（素問9巻、霊枢9巻）前漢末期（AD23年）以前にほぼ成立。

中国医学第一の基本的原典。経穴は、160穴をのせる。素問は、生理、病理など医の理論に詳しく、霊枢（古くは鍼経）は、特に鍼灸の手技、手法に詳しい。現存する最古のものは、仁和寺蔵の「黄帝内経太素」30巻。ついで、素問は、唐代の王氷が整理した「黄帝内経素問」24巻。（ＡＤ762年頃）霊枢は宋代の史崧が校訂した12巻である。

＊張家山漢墓の『脈書』、長江（揚子江）北岸の湖北省江陵県で、前漢初期の墳墓か

ら、東洋数学の起源を書き替えると目される『算数書』という竹簡などとともに、『脈書』が出土した。葬者は、楚国人で前漢王朝の下級文官、歿年は呂后2年(BC186年)もしくは、そのやや後である。

＊中山王の墓(BC113年)より、4本の金鍼、5本の銀鍼が出土。戦国～前漢にかけ金属製(鉄製のものも含めて)の鍼が徐々に使用される。

＜後漢＞25年～220年

「黄帝八十一難経」2巻。成立は「黄帝内経」以降秦越人扁鵲の著と言われるが、扁鵲はBC5世紀の人と推定される。内容的には、「内経」を中心に当時の書より問を起こし、注釈を加えたもの。成立は、「黄帝内経」以降。腎間の動悸、命門における先天の元気の作用、寸口の脈状、八会穴等、新しい記載があり、脈診法の基いをなす。

「神農本草経」中国最古の薬物書。薬草365種を示す。

500年代前半、梁の陶弘景が、「神農本草経」3巻を校訂し、ついで注釈書「本草経集註」7巻を著し、これが後世に伝わる最古の書となる。

「傷寒雑病論」16巻。(傷寒論10巻。金匱要略6巻) 196年～204年頃

張仲景。湯液(漢方薬)等に関する基本的原典。

＜六朝(魏晋南北朝)＞220年～589年

＊三国時代(魏・呉・蜀) 220年～265年

魏の曹操の時、華佗扁鵲(後漢～三国の人)「難経」を獄火に消失したという。麻沸散を用いた全身麻酔で開腹術を行った。

＊晋(西晋265年～316年、東晋317年～420年)

「脈経」10巻。270年頃の成立。(西晋)

王叔和(210年～285年)。現存最古の脈診専門書。種々の脈法を集めたもので24脈、寸、関、尺の脈などの記載がある。

「黄帝三部甲乙経」12巻。「脈経」と相前後して成立。(晋)

皇甫謐(215年～282年)。現存最古の鍼灸専門書。素問霊枢明堂の秦漢から三国の医書をまとめたもので、経穴349穴をのせる。

＊4世紀　東晋の葛洪(283年～343年)が医書『肘後備急方』を著した。

「黄帝内経素問」8巻。500年代。

全元起。(西晋～梁代の人)「素問」の最古の注釈書。現存しないが、北宋の時再編集された注の中にその一部が引用されている。

梁の陶弘景(452年～536年)が『神農本草経集注』を編纂した。

＜隋＞589年～617年

「諸病源候論」50巻。610年完成。巣元方。

勅命により、これを編集し各種の病名をあげる。病理と診断の書。その分類法は、後世に用いられる。医心方の原典。

「黄帝内経明堂類性」600年頃。楊上善。(隋～唐代の人)

全身の経穴が初めて経絡の走行線に示された経絡経穴図。

＜唐＞618年～907年

「黄帝内経太素」30巻。楊上善。

素問霊枢の内容を類別し、再構成したもので現存する「内経」最古の書。仁和寺に保存。

「備急千金要方」30巻。652年

「千金翼方」30巻。682年。孫思邈。

鍼灸理論の内容は、「甲乙経」を基礎としたもので、阿是穴、同身寸という新しい概念を示す。

「外台秘要方」40巻。752年。王燾。諸病源候論にならい20年間の苦心の末、完成したもの。

＜五代十国＞907年～960年

「脈訣」高陽生。

一説には、六朝の人。「王叔和、脈訣」とも呼ばれ、宋代以降に多数同系の書が排出。

＜宋＞960年～1279年

「黄帝明堂灸経」3巻。992年に完成。(北宋)

はじめ「大平聖恵方」の100巻に収められていたもの。後、元書1311年に刊行された「鍼灸四書」に含まれて広く用いられる。唐代までの灸法を収録したものである。

「銅人取穴鍼灸図経」3巻。1026年。王惟一。

＊宋の時代になると穴位や経脈を具体的に配列した「鍼灸銅人形」が誕生する。これによれば「穴に按じ鍼を刺しこむ。穴にあたらば鍼入りて水出づ。少しでも違えば鍼入らず…」と、ある。

「甲乙経」以後の鍼灸に関する著作を再度総括し、354穴を記載。「十四経発揮」を初め後代の経穴書の原典。

「太平恵民和剤局方」5巻。1110年。陳師文。

北宋の徽宋の勅命によって編集された書。臨床上すこぶる便利なもので、中国日本で広く用いられる。

「鍼灸資生経」1220年。王執中。

南宋中期。鍼灸学の専門書。歴代の鍼灸書より、経穴の部位と主治症を編録したもの。宋代までの経験の集大成で経穴357穴をのせる。

「察病指南」3巻。1241年。

施発聖教が編纂した脈書。診脈に関する事項と脈状について種々の脈書から引用し編集したもの。わが国にも、早い時期に伝わり影響を与えている。

＜金元＞1115年～1367年

『医経溯洄集』王履(安道)(1332年～1391年？)。「杉山流三部書」の『医学節用集』「脈のこと」に、本書に「弦・緊二脈」に詳しいとある。

＊劉張学派、李朱学派の台頭

「十四経発揮」1341年。滑伯仁。　李朱学派の医家。鍼灸臨床に通じ、経穴学にも詳しい。任脈、督脈の重要性を示し、「十四経」という考えを提唱した。現今の経絡、経穴の基をなす。

「診家枢要」1359年。滑伯仁。

小編ではあるが、脈診に関して簡にして要をえた脈書。

「難経本義」2巻。1361年。滑伯仁。

難経の注釈書で広く用いられる。

＜明＞1368年～1661年。

『勿聴子俗解八十一難経』1438年(正統3年)、医師・熊宗立(字は道軒)は『八十一難経』の注釈書を執筆。これ以前に『医書大全』(医学書全10冊)がある。日本では戦国時代の享禄元年(1528年)に、堺の医師・阿佐井野宗瑞が復刻し、世間に向けて本格的に刊行された医書では最古の書である。

『鍼灸大全』六巻、1439年、除鳳撰。第五巻に「金鍼賦」が掲載。

＊1515年 虞天民が『医学正伝』を著す。

「類経」32巻、1624年、張介賓。

「鍼灸聚英」1519年。「鍼灸節要」1529年。高武。

「十四経発揮」を経絡学の基本とすれば、経穴学、刺入法での現在の基である。

「古今医統大全」1556年(万治3年)。徐春甫。

医学全書的なもの。

『医学入門』1575年刊、李梃が著す。日本では近世中期以降『脈法手引き草』、『医学節用集』で、小児の診察に「額の脈」を用いている。

＊1578年　李時珍(1518年~1593年)は52巻の『本草綱目』(1590年刊行始~1596年完結)で1892種の薬、附方11916点を編纂した。

『脈語』2巻、1585年刊、呉崑撰。和刻本が複数あり、近世初期に用いられ、『医学節用集』の小児の脈診に応用されている。

＊1587年　龔延賢が医書『万病回春』を著した。

「鍼灸大成」1601年。楊継洲。　明代の鍼灸の集大成ともいわれ、これにより現代鍼灸の基礎が築かれたと目される。

＊東医宝鑑25巻、1613年刊行、許浚著。

李氏朝鮮時代の医書23編。明の李朱医学を基礎とし、朝鮮独自の医学を存分に織り込んでいる。また道教の影響を色濃く受けている。朝鮮第一の医書として評価が高く、中国・日本を含めて広く流布した。

〈参考文献〉「針灸学」(上海科学技術出版社)など。

「類経」32巻、「類経図翼」1624年。張介賓。

「内経」を類別とし、特に20、21、22巻に鍼灸に関する記載がある。

＜清＞1662年～1911年

＊清代に「鍼灸の一法、由来已に久し、然れども鍼を以って刺し火をもて灸とするのは、究むるところ奉君の宜しきところにあらず…永遠に停止と著す」と、鍼灸の廃止が発布される。

＜中華民国＞1912年～1948年

＜中華人民共和国＞1949年～現在

＊各地に中医学院が設けられ西医と中医が合作による鍼灸漢方薬の研究がすすめられている。中医学院でのテキストをはじめ多数の専門書が編纂されている。

3. 日本における鍼灸手技医籍年表

注：記載は鍼灸按摩に関する医書を中心に、時代、医書名、成立年代、著者名、医書の概要の順に示してある。尚、鍼灸に関連のある事象は、＊を付してある。

＜旧石器時代＞　約1万年前まで

＜縄文式文化時代＞　約1万年前～BC300年頃

＜弥生式文化時代＞　BC300年頃～300年頃

＜古墳時代＞　300年頃～600年頃

＜飛鳥時代＞　600年頃～709年

＊562年（欽明）
呉の知聡、内外典、薬書、明堂図等164巻を持ち渡来。

＊701年（大宝元年）
文武天皇、大宝律令を制定。あん摩、鍼、灸などを含めた、最初の医療制度が定められた。

＜奈良時代＞　710年～793年

＊718年（養老2年）
養老律令に大宝律令の医療制度が示されている。

＜平安＞　794年～1191年

「大同類聚方」100巻（808年）
平城天皇の御代、勅命により出雲広貞、阿部真直が著す。日本最初の医書であるが、現存せず内容は不明。

「金蘭方」50巻（869年）
菅原岑嗣が撰するが、現存しない。

「医心方」30巻（984年）
鍼博士、丹羽康頼（912年～995年）
現存する日本最古の医書。唐の「諸病源候論」を範とし、「千金方」をはじめ、隋、唐の医書100余種を参考にして選術。中国ではすでに散逸した文献も、多数含まれている。

＜鎌倉＞　1192年～1337年

「喫茶養生記」（1215年）　僧、栄西
仏教の医説に基づいて、病は五臓の不調の他に鬼魅をあげ、流行病をおこすこと。その治療に茶と桑を用い仏を念ずることを説く。

「医談抄」（1290年）　惟宗具俊
仏説によって医法を説く。

＊1261年　僧、良寛坊忍性（1217年～1303年）
鎌倉の極楽寺に施薬院悲田院を設け、貧者に治療を施す。

「頓医抄」50巻　（1303年）梶原性全（1265年～1337年）
梶原景時の子孫。僧籍に入り医を志す。和文で「諸病源候論」を参考に「千金方」や宋代の医書を基に選述する。五臓六腑図、十二経脈図をのせ解剖図は東洋最古のもの。和名の病名を用い、わが国での経験医術が発達したことを物語る。

「覆載萬安方」62巻（1315年）　梶原性全
ほぼ上記「頓医抄」と内容は類似するが漢文で選述。

＜室町＞　1338年～1573年

「福田方」12巻（1366年）　僧、有隣
原因、症候、診断、予後の順に示し、大陸の医書にみられない記載法をとる。

「五体身分集」3巻（南北朝かそれ以前）僧、生西
病名には和名を用い、医術の日本化がうかがわれる。

＊竹田昌慶　1369年、32才で明に渡り、初めて明医学を学び帰朝後、皇室幕府の侍医となる。

＊馬島清眼（1379年没）　馬島流眼科の祖。

「全九集」(1453年)　僧、月湖

明に渡り、この書を著す。名医の誉れ高く、後に田代三喜かの地で医を習う。

「捷術大成印可集」、「諸薬勢揃」、「当流和極集」、「直指篇」、「夜談義」、「薬種穏名」

田代三喜(1465年～1537年)

1498年、12年間にわたり明医学の、李朱医学をおさめる。関東地方を中心にこの李朱医学を広める。

「医書大全」(1525年)　阿佐井宋瑞

医書をはじめて翻刻刊行し、これを機に医書が出版されるようになる。

<u>＜安土桃山＞　1574年～1602年</u>

「道三切紙」(1566年)、「啓迪集」8巻(1574年)、「遐齢小児方」、「鍼灸集要」、「鍼灸指南集」、「診脈口伝集」(1577年)

曲直瀬道三(1507年～1594年)

田代三喜に李朱医学を学び、雝知苦斉と号す。京都において私塾「啓迪院」を建て、道三医学を教育する。広く、李朱医学を全国に広める。

「鍼灸秘伝」　御園意斉(1616年没)

打鍼術を世に広め意斉流打診と言われる。御園家、略伝によると花園天皇の御世(在位1308年～1318年)天皇の牡丹の衰えを、打鍼術をもって治した事から御園の姓を賜り意斉はその後えい。父、夢分に打鍼術を学び、これを完成する。将軍秀忠の病も治し、鍼博士ともなっている。(御園の姓、打鍼術の伝承に異説あり。)

＜江戸＞　1603年～1867年

＜江戸前期(元禄頃まで)＞1603年～1703年

＊永田徳本(1630年没)

関東地方において李朱医学(温補療法)に反対し、「傷寒雑病論」に立脚する異色ある治法を推奨する。古方派の祖。「鍼灸極秘抄」の遺著がある。

「南蛮流外科書」　沢野忠庵(1580年～1650年)

ポルトガル人。1610年に宣教師として来日。1633年に帰化。この書は腫瘍、金創の療法、その薬品の処方、用法を記したもの。

「本朝医考」3巻(1663年)黒川道祐(1691年没)

わが国医史学書の先駆け。

「導引体要論」(1648年)　林正且

あん摩術の停滞に感じ、書を著す。

「難経本義大鈔」(1678年)　森本玄閑

我が国で最も詳しい「難経本義」の注解書。

「医方問余」(1679年)、「丹水子」(1688年)

名古屋玄医(1628年～1696年)

「百病は、皆風、寒、湿より生ず」と古方を唱道し、江戸中期発展の基をなす。

「難経註疏」3巻(1684年)

「眼目名鑑」(1679年)　著者不明

眼科書の体裁を備えた最初の書。

「杉山三部書」(1680年頃)杉山和一(1610年～1694年)

盲人の鍼家。三部書は、「選鍼三要集」「療治之大概集」「医学節用集」で、管鍼法を発明する。

幕府より全国に鍼治講習所を設けることを許される。(子弟らにより全国45カ所を開く)

＊江ノ島に杉山和一遺徳を記念して4人の盲人が石碑を建てる。碑文中に和一著として『療治之大概集』、『三要集』の名を記す(1791年)。

＊「杉山流三部書」の『医学節用集』は、この後、後継者によって編纂された。

「鍼道秘訣集」(1685年刊行)　御園意斎の著作とされる。

鍼灸書で打鍼術を述べる。御園夢分の著作と言われる鍼灸書で、打鍼術を述べる。夢分は、御園意斉の父とも打鍼術を伝承する禅僧、夢分斉とも言われる。

「螽斯草」(1691 年)　稲生正治 (1715 年没)

金創医、産科も兼ね、胎児を養う法を述べる。

「婦人寿草」(1692 年)　香月牛山 (1656 年～ 1740 年)

中国の古医書により産前産後の病、出産の注意を説く。

「鍼灸遡回集」(1695 年) 高津松悦斎敬節

診察法に五臓腹診法を用いる。

「万病回春病因指南」注釈書。(1695 年)

岡本一抱 (1686 年～ 1754 年)

「局方発揮諺解」「医学正伝或問諺解」「十四経発揮和語抄」「難経本義諺解」「鍼灸抜粋大成」(1698 年)

「万病回春脈法指南」(1730 年) 注釈書。

曲直瀬道三の末弟子、近松門佐衛門の実弟、諸医書の諺解をなす。

＜江戸中期 (明和の頃まで) ＞　1704 年～ 1771 年

「養生訓」　貝原益軒 (1630 年～ 1714 年)

儒医養生科。この書において住所、衣服、家屋、飲食、浴場、睡眠、運動等、編を分けて教え、わが国衛生書の最初。この他に、「大和本草」(1709 年) があり、わが国薬物書の初め。

「古今導引集」(1707 年)　大久保道古

導引 (治療体操) の専門書。

「和漢三才図会」(1712 年)　寺島良安

「導引口訣抄」(1713 年)　宮脇仲策

江戸と京都で出版された導引の書。同系のものに、後に「導引秘伝指南書」(1793 年 著者不明　)

「あん摩一人稽古」(1793 年　著者不明) がある。

「鍼灸重宝記綱目」(1718 年)　本郷正豊

かって編集した「医道重宝記」について、この書を仮名書きでしるす「その(病) 計りごとのたのむところや鍼灸、薬して、しこうして薬治の及ばざるもの、鍼灸によらずんば、いかでかその希求を救わんや」と、鍼灸治法を説く。

「鍼灸要法指南」(1720 年)　岩田利斉

鍼灸の書、臨床上の諸注意、灸法のこころえ経穴部位、病床等を詳しく述べる。

＊後藤艮山 (1660 年～ 1733 年)

古法派の巨匠。「一気流帯論」を唱え、治療に熊の胃、灸と、温泉を用いた為、湯熊灸庵と称された。

「一本堂行余医言」30 巻 (完成は 22 巻)

香川修徳 (1684 年～ 1755 年) 古方派。艮山の高弟。

儒と医との基は一つ、即ち、儒医一本を唱える。あん摩術を治療法としてすすめる。他に、「一本堂薬選」3 巻がある。

「類聚方」(1751 年)　吉益東洞 (1702 年～ 1773 年)

古方派。東洋に認められ世にでる。万病一毒論を唱える。他に、「薬徴」1771 年、「方局傷寒論抜粋」などがある。

「蔵志」(1759 年)　山脇東洋 (1705 年～ 1762 年)

古方派。艮山の弟子。西洋解剖書を基に京都で刑死体解剖を試み、数枚の蔵志をつくる。近代解剖の最初である。

「産論」(1766 年)　賀川玄悦 (1700 年～ 1777 年)

古医方の説を産婦人科に広めると共に、自己の経験を加え、学的根拠を与える。賀川流産科の創始者。

＊「産論翼」(1775 年)　賀川玄迪 (1739 年～ 1779 年)

玄悦の養子となり、按腹の手法を継承する。

「鍼灸則」(1767 年)　管沼周圭 (1706 年～ 1764 年)

古方派。禁鍼灸穴はとらず、鉄鍼を用い要穴 70 穴を使って、経絡を排除する。

「脈法手引草」(1770 年)　山延年

先に撰されていた「医療手引草」の書に類して、この名が名ずけられ「目の見えぬ者が道行くに、その手をとりてそれがしは、ここにありと教え導びかば、たれの人か行いはばからぬやのごとく、病かくれたるを探るに脈を試みて、初めて学ぶ人のさとりがたきを導くために撰す」という。

＜江戸後期（幕末まで）＞　1772年～1867年頃

「解体新書」4巻（1774年）
杉田玄白（1733年～1817年）
前野良沢（1723年～1803年）
中川淳庵（1739年～1786年）

1771年に江戸小塚原での刑屍の腑分けに立ち会ったところ、オランダ書「ターヘルアナトミア」の正確さに感じ、翻訳を志す。

「鍼灸極秘抄」（1780年刊行）　木村太仲。

永田徳本の遺著とされる。経穴と鍼灸の注意、一部図解入りで示している。

「脉学集要」（1795年）　多紀元簡

江戸医学館の主催者で考証学派の代表が著した脉書。

「按摩手引」（1799年）　藤林良伯

あん摩術も経絡によるべきとし、その術を整理する。

「経穴彙解」（1803年）　原南陽

水戸藩の侍医。江戸後期の最も重要な経穴書。

＊華岡青洲、世界初の全身麻酔下における乳癌手術。

「かな文字文化版十四経発揮」（1805年）

鍼灸術普及のために「十四経発揮」を読み下しにし、仮名文字を付した翻訳書。

「名家灸選」（1805年）　和気惟享

伝来の灸法のうち、効果のあるものと認められたもののみを集める。

「正骨範」（1807年）　二宮彦可

オランダ医説を基に、筋、関節の損傷を治療することを示す。

「鍼灸十四経治法」（1809年）　津山彪

病いを40項目ほどにわけて説明し、その鍼灸治療の実際を述べる。

「正骨新書」（1810年）　各務文献

今日の整形外科の基いをなす。

「経穴纂用」（1810年）小坂元祐（亀山藩侍医）

経穴彙解とならぶ江戸後期の代表的な経穴書。

「鍼灸説約」（1812年）石坂宗哲（1770年～1841年）

甲府の人。徳川将軍10、11代の侍医。鍼家で初めてオランダ説をとる。骨度、経穴について述べるとともに石坂流独自の手技手法を示す。他に、
「内景備覧」「新選広狭神具集」（1819年）
「鍼灸知要一言」1巻（1826年）
「鍼灸12ヵ条提要」1巻（1826年）
「灸講義」1巻　などの著書がある。

「按腹図解」（1827年）太田晋斎

あん摩術の治療効果を論ずる。各種養生訓にも、長生の目的であん摩が推奨されている。

「鍼道発秘」（1831年）葦原英俊

盲人の著した鍼灸書、大瀉法、瀉法、補法の三法によって、三陵鍼、円利鍼、毫鍼を用いる。

＊華岡青洲（1760年～1835年）

漢蘭折衷派。1805年に自ら開発した麻酔薬、通仙散を用いて乳癌の手術を行う。著書はないが門弟1300名を数えたという。

「康治本傷寒論」（1849年）丹羽頼康

＜明治＞　1868年～1911年

「古今鍼治類集」（1909年）奥村三作
「鍼治新書、治療編」（1910年）大久保適斉
「鍼治新書、手術編」（1911年）

治療編より1章をおこし手術を述べる。

本居　宣長

＜春庭翁醫療鍼＞

＜４本の鍼＞

報　告　書

調　査　日

平成15年8月5日(火)

場　　所

本居 宣長記念館(三重県松坂市)

調　査　人

伊藤鍼灸医療器製作所

イトウメディカル

社長 伊藤勝則

岐阜県養老郡養老町高田159の3

Tel：0584－32－0482

春庭翁醫療鍼

調査物品

治療鍼（豪鍼）	Ⅰ　17本	Ⅱ　12本	合計　29本
はり箱	Ⅰ（黒檀のみ）	Ⅱ　象牙入	2ヶ
鍼管			1本

治療鍼（豪鍼）

≪鍼Ⅰ≫

17本（黒檀のみ使用の鍼箱）　写真Ⅰ－1、Ⅰ－2、Ⅰ－3、Ⅰ－4、Ⅰ－5

＜分類分け＞

	鍼の太さ(mm)	本数(本)	鍼の長さ(mm)	鍼柄(軸)長さ(mm)	全長(mm)
a	0.23～0.24	3	52.35	16.9	69.25
b	0.28～0.29	4	50.9	17.3	68.2
c	0.29～0.30	5	54.0	17.5	71.5
d	0.31	2	53.2	16.9	70.1
e	0.34	1	53.6	17.0	70.6
f	金　0.34	2	53.5	17.7	71.2

≪材質≫

ⓐ～ⓔ　　銀製

ⓕ　　　　金の合金

≪鍼先≫

柳刃～松刃

≪鍼柄（軸）≫

銀製

※分類分けで、鍼の太さ・鍼柄（軸）の形状が一致するため、各分類別で制作者が違うのではないだろうか。

又、ⓔとⓕの制作者は、同一人物ではないだろうか。

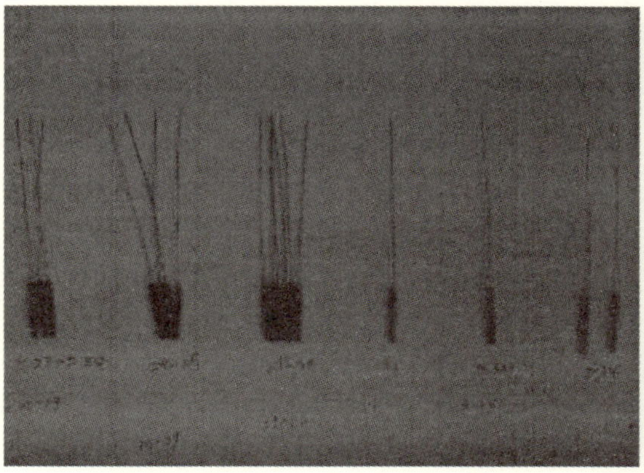

I－1

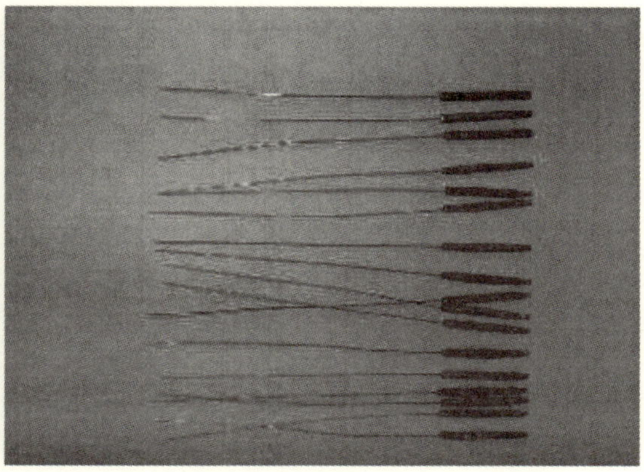

I－2

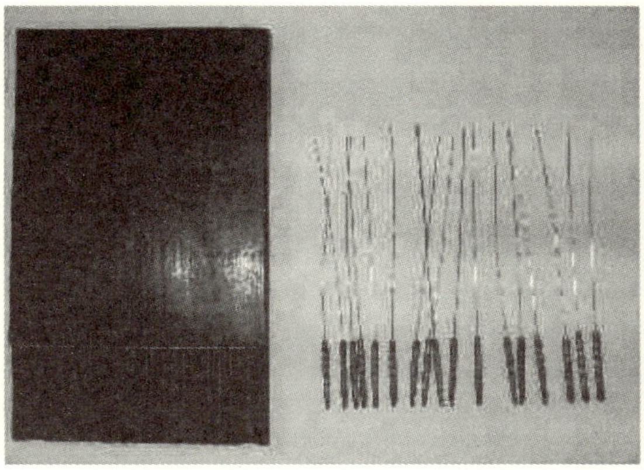

I－3

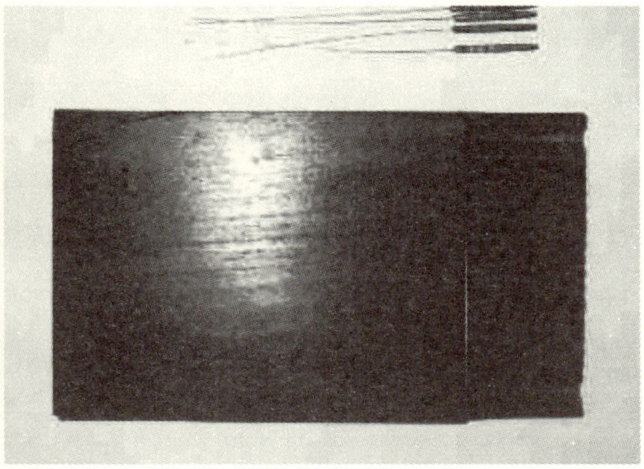

I－4

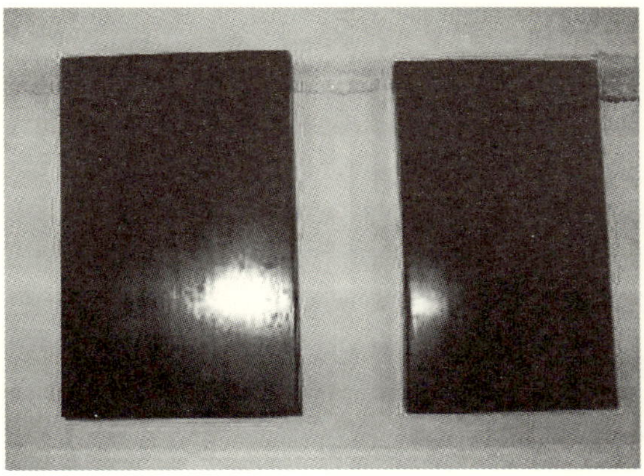

I－5

≪鍼Ⅱ≫

12本(黒檀・象牙使用の鍼箱)　写真Ⅱ－1、Ⅱ－2、Ⅱ－3

＜分類分け＞

	鍼の太さ(mm)	本数(本)	鍼の長さ(mm)	鍼柄(軸)長さ(mm)	全長(mm)
a	0.23	2	52.4	16.9	69.3
b	0.29	9	50.9	16.8	67.7
c	0.34	1	53.6	17.0	70.6

≪材質≫

ⓐ～ⓒ　銀製

ⓕ　金の合金

≪鍼先≫

柳刃～松刃

≪鍼柄(軸)≫

銀製

鍼Ⅰ、鍼Ⅱの中身は、多分入れ替わっていると思われます。

鍼Ⅰ、鍼Ⅱを混ぜ合わせて分類分けするとより一層、分類分けが出来るでしょう。

≪鍼箱≫

	A	B	C	D	E	F	G	H	I	J	K	L
Ⅰ	72mm	115mm	12mm	62mm	105mm	24mm	10mm	7mm	67mm	110mm	12mm	17mm
Ⅱ	66mm	114mm	10mm	56mm	104mm	24mm	7mm	4mm	61mm	109mm	9mm	15.5mm

材質：黒檀

種類：2種類(大きさの違いだけで内容は同じ)

厚さ：一律2mm

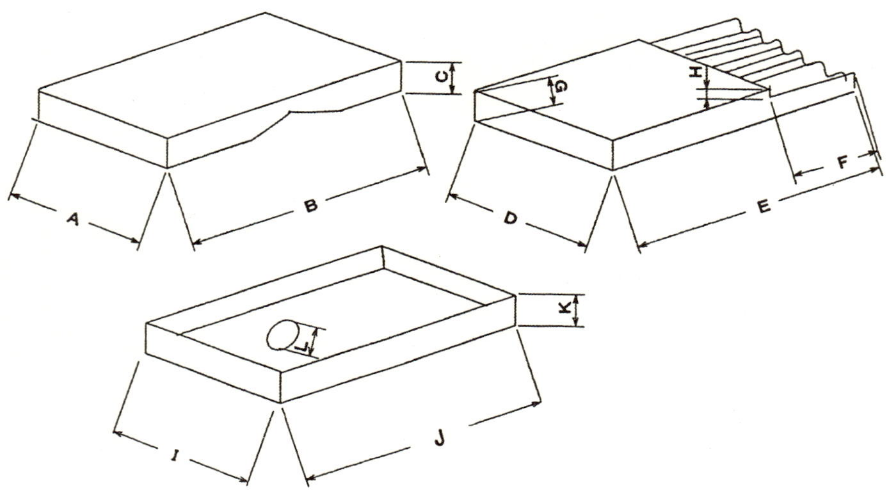

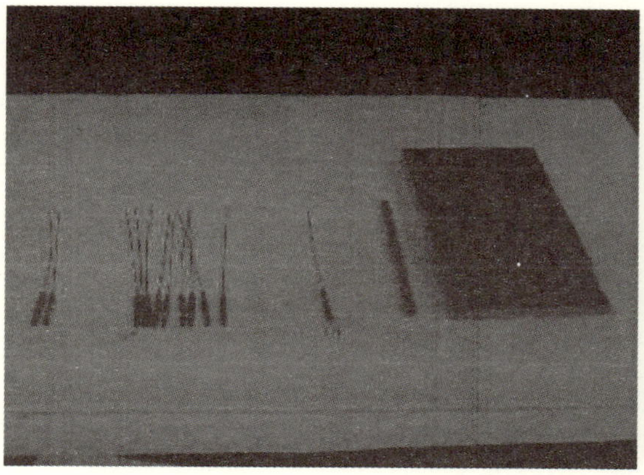

Ⅱ－1

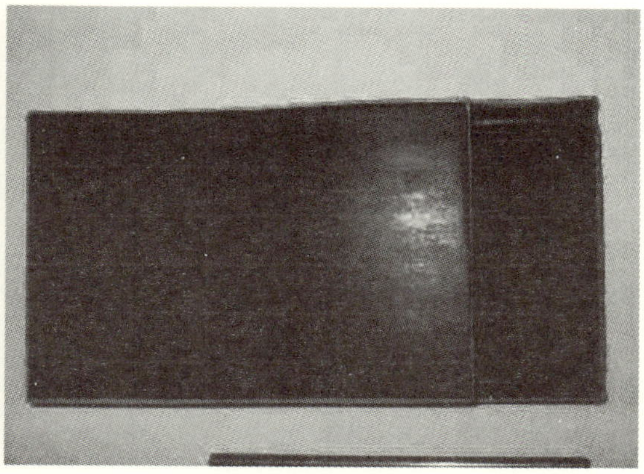

Ⅱ－2

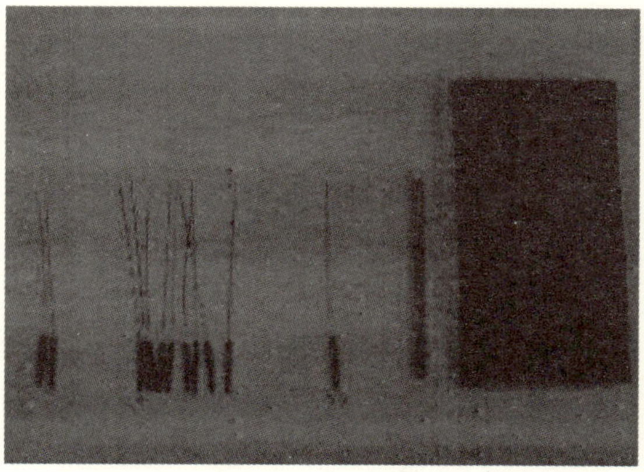

Ⅱ－3

鍼　管

写真Ⅲ－1、Ⅲ－2、Ⅲ－3

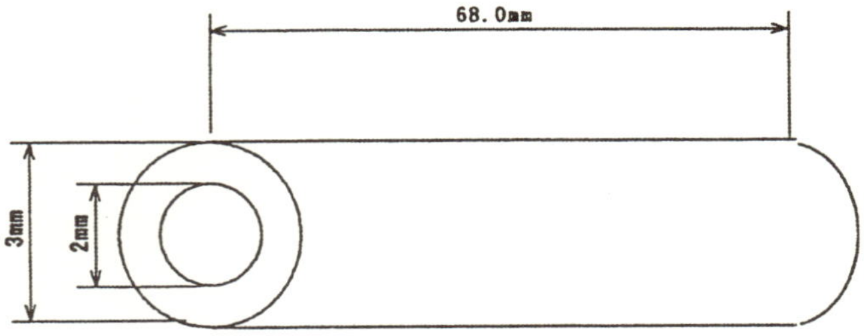

細丸鍼管	1.6寸用？
外　径	3.0mm
内　径	2.0mm
長　さ	68.0mm
重　さ	2.5g
材　質	銀製

※外面は、すみとぎ研磨及びへら押し研磨されているために滑らかになっています。
内面は、凹凸がある。内面の研磨はされていません。

※あわせ部分がわずかに分かれるために銀の板を丸く巻き、合わせ面をろう付けした物と思われます。

※基本的には、鍼管は鍼(鍼＋鍼柄の長さ)の全長より3mm短く製造する。
関西では3mm、関東では5mm短くする。経路では2mm短くすると言われています。

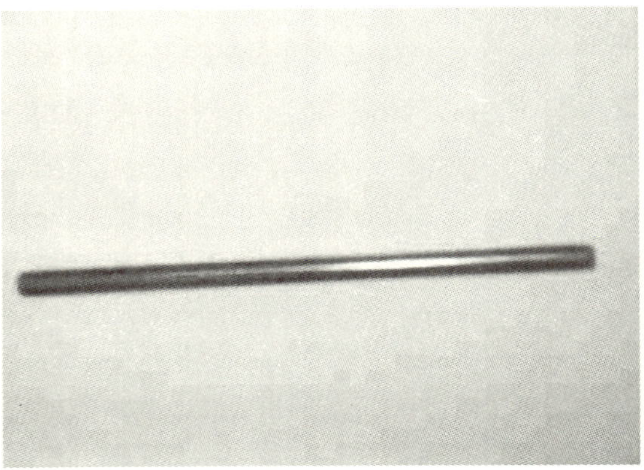

Ⅲ－1

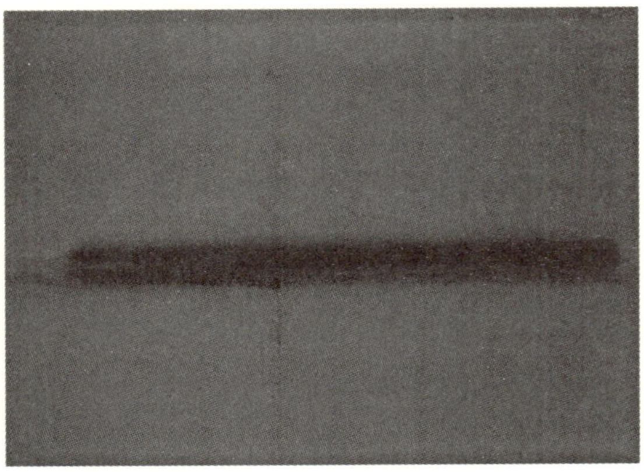

Ⅲ－2

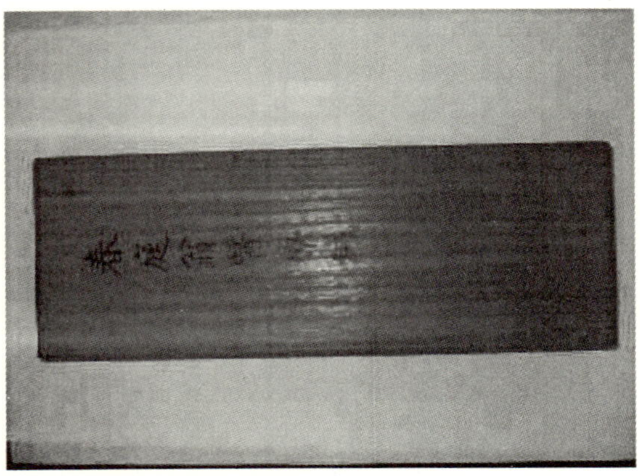

Ⅲ－3

本居 宣長の医療箱(鍼箱)と4本の鍼

治療鍼(豪鍼) 写真Ⅳ－1、Ⅳ－2、Ⅳ－3、Ⅳ－4、Ⅳ－5、Ⅳ－6

鍼A ＜銀の合金＞

鍼　　体	太　さ	0.33～0.365mm	[0.36mm]	16番
	長　さ	75.20mm	[75.20mm]	2.5寸
	すりおろし	3～5mm先端より鋭い		
鍼柄(軸)銀製	太　さ	1.55～1.76～1.24ømm		
	長　さ	17.25mm		

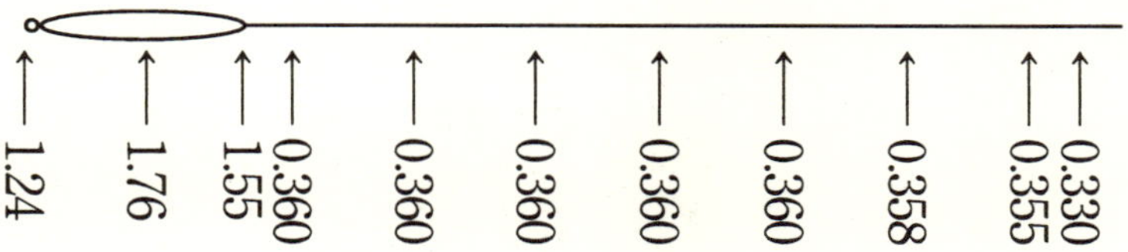

鍼B ＜金と銀の合金＞

鍼　　体	太　さ	0.28～0.30mm	[0.30mm]	10番
	長　さ	53.80mm	[53.80mm]	1.7寸
	すりおろし	3～5mm先端より鋭い		
鍼柄(軸)銀製	太　さ	1.20～1.68～1.05ømm		
	長　さ	17.20mm		

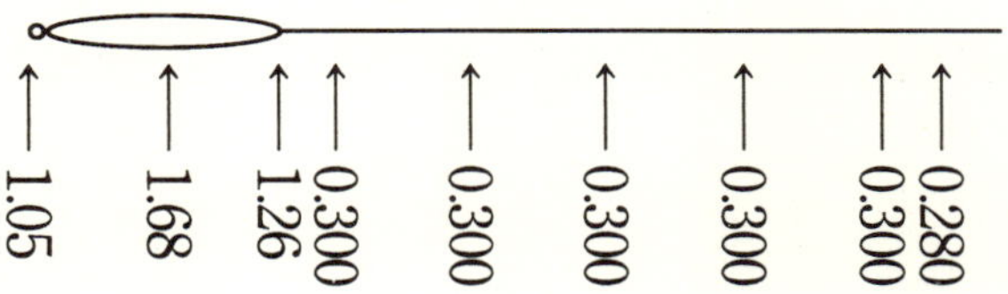

鍼C ＜金と銀の合金＞

(赤っぽい色をしている為、ピンクゴールド系ではないでしょうか)

鍼　　体	太　さ	0.30～0.31mm	[0.31mm]	11番
	長　さ	48.50mm	[48.50mm]	1.6寸
	すりおろし	3～5mm先端より鋭い		
鍼柄(軸)銀製	太　さ	1.66～1.90～1.21ømm		
	長　さ	16.80mm		

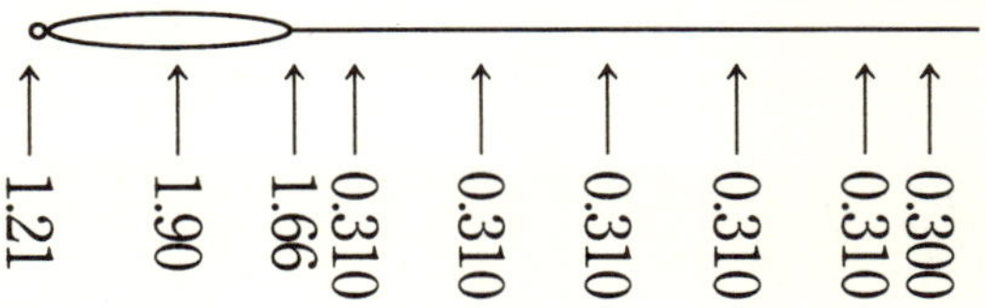

鍼D　＜銀の合金＞

鍼　　体	太　さ	0.28～0.31mm	[0.31mm]	11番
	長　さ	44.10mm	[44.10mm]	1.5寸
	すりおろし	3～5mm先端より鋭い		
鍼柄(軸)銀製	太　さ	1.53～1.76～1.19ømm		
	長　さ	16.60mm		

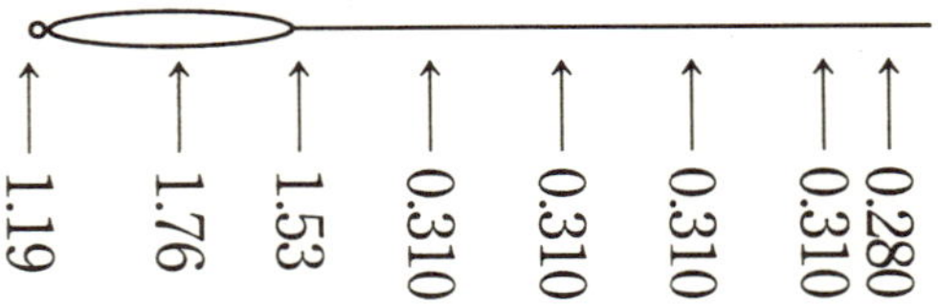

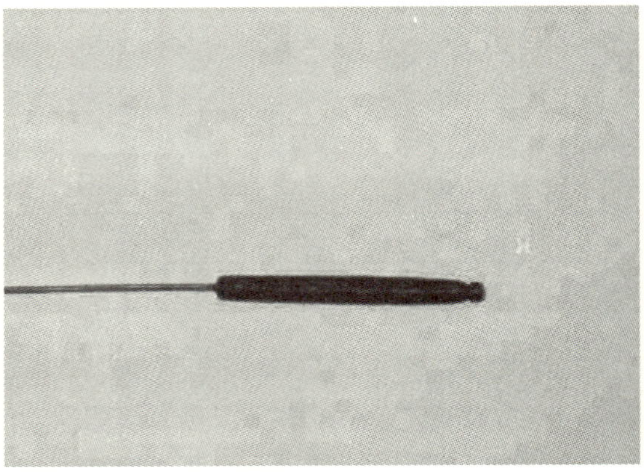

Ⅳ－1

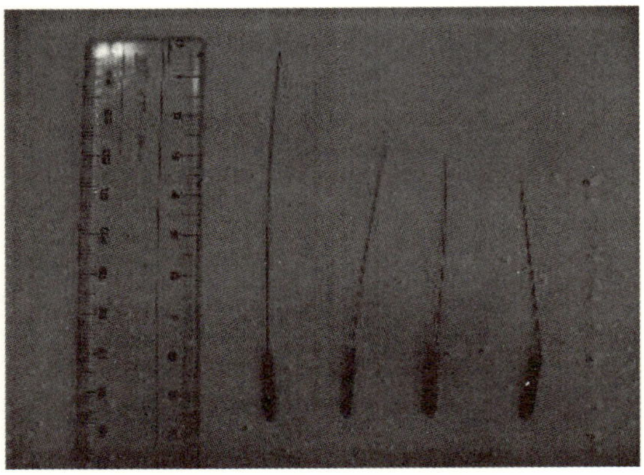

Ⅳ－2

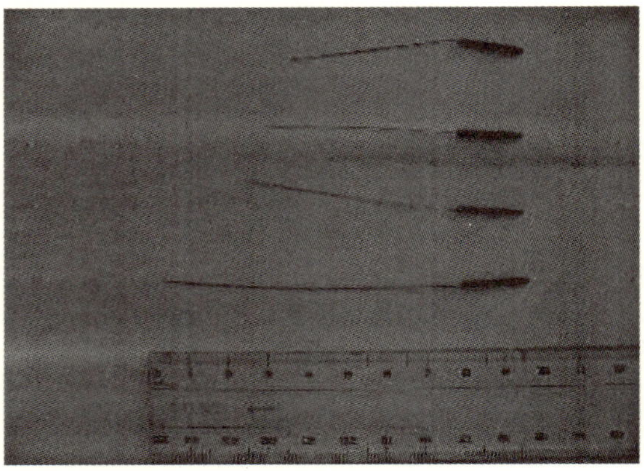

Ⅳ－3

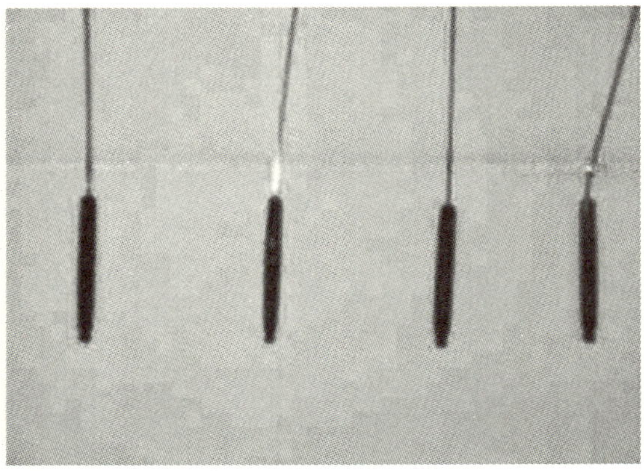

Ⅳ－4

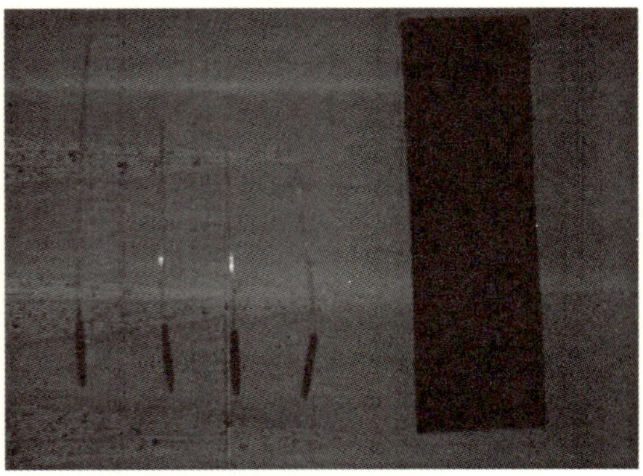

Ⅳ－5

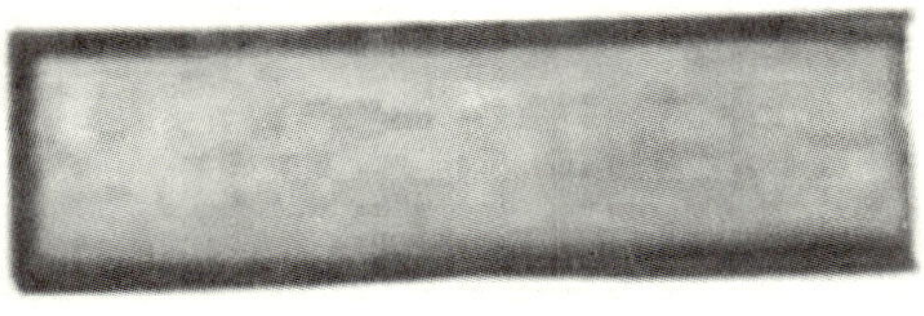

Ⅳ－6

【著者略歴】

昭和18年 9月　静岡県に生まれる。
昭和41年 3月　東京教育大学教育学部　特設教員養成部　卒業
昭和41年～平成 9年 3月
　学校法人 横浜訓盲学院、岐阜県立岐阜盲学校 教諭
昭和52年 3月　佛教大学文学部史学科東洋史専攻　卒業
平成 9年 4月～ 筑波技術短期大学視覚部鍼灸学科　勤務
平成17年10月　筑波技術大学保健科学部保健学科鍼灸学専攻　教授
平成18年 9月　佛教大学大学院　文学研究科日本史学博士課程修了　博士(文学)
平成19年 9月　財団法人杉山検校遺徳顕彰会　会長に就任

【著書】

・『ケルロッグ氏マスサージ学』監修、岐阜盲学校同窓会発行、1994年9月
・『鍼灸・手技療法史研究　古代中国における鍼灸・手技療法の発祥と発展』、前田印刷、2001年9月

【科学研究費報告書】

『視覚障害者のための医学典籍講読法の開発と鍼灸・手技療法の歴史的考察』、2004年6月

【主な研究】

・「ケロッグマッサージの理論とその手法」、日本温泉気候物理医学会雑誌、Vol.62、No.2、p80－p86、1999
・「黄帝内経からみた按摩療法」、日本東洋医学会雑誌、Vol.50、No.1、1999
・「高血圧症に対する古典鍼法の効果について」、全日本鍼灸学会雑誌、Vol.49、No.4、1999
・「古代中国における手技療法の発祥と発展」、日本東洋医学雑誌、Vol.53、No.1・2、2002
・「近代日本におけるマッサージ医療の導入」、日本医史学雑誌、第49巻第2号、2003

などがある。

鍼灸・手技療法史に関する研究
平成20年2月25日発行

著　者　和久田　哲司

発　行　社会福祉法人　桜雲会点字出版部
〒169-0075　東京都新宿区高田馬場4－11－14－102
Tel & Fax：03-5337-7866
URL http:/homepage2.nifty.com/ounkai/
E-mail ounkai@nifty.com

印　刷　有限会社　ア　レ　ス
〒300-3257　茨城県つくば市筑穂1-14-2
Tel：029-877-4888・Fax：029-877-0503

表 紙:鍼盤・裏表紙:按摩導引
共に、寺島良安『和漢三才図会』(1712年)